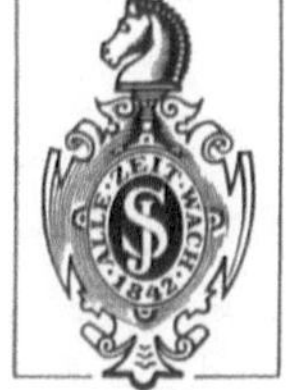

Konstantin B. Tichonow
Alexander Puff

Funktionelle Röntgenanatomie des Herzens

Mit 108 Abbildungen in 268 Einzeldarstellungen

Springer-Verlag
Berlin Heidelberg New York Tokyo

Prof. Dr. med. Konstantin Borisowitsch Tichonow
Leiter der Abteilung für Strahlendiagnostik am Zentralen
Forschungsinstitut für Röntgenologie und Radiologie des
Gesundheitsministeriums der UdSSR, Leningrad

Prof. Dr. med. Alexander Puff
Anatomisches Institut der Albert-Ludwigs-Universität,
Freiburg im Breisgau

ISBN-13:978-3-642-70448-2   e-ISBN-13:978-3-642-70447-5
DOI:10.1007/978-3-642-70447-5

CIP-Kurztitelaufnahme der Deutschen Bibliothek

Tichonow, Konstantin B.:
Funktionelle Röntgenanatomie des Herzens /
Konstantin B. Tichonow ; Alexander Puff. –
Berlin ; Heidelberg ; New York ; Tokyo : Springer, 1986.

NE: Puff, Alexander:

Texterfassung: Mit einem System der Springer Produktions-Gesellschaft, Berlin
Datenkonvertierung: Daten- und Lichtsatz-Service, Würzburg
Offsetdruck: Saladruck, Berlin. Bindearbeiten: Lüderitz & Bauer, Berlin
2121/3020-543210

Vorwort

In der Diagnostik der Herz- und Gefäßerkrankungen haben die
Methoden der röntgenologischen Untersuchung, besonders mit
Applikation von Kontrastmitteln, noch immer eine zentrale
Bedeutung. Die Kombination jodhaltiger Mittel mit gasförmi-
gen (CO_2) im „Doppelkontrast" kann die Aussagefähigkeit des
Röntgenbildes des Herzens wesentlich bereichern. Das Relief
der endokardialen Fläche des Herzens, das Klappenspiel und
die Funktion der Papillarmuskeln und der Chordae tendineae
können im Kineangiogramm mit dieser Technik studiert werden. Diese Untersuchungsmethode hat besondere Bedeutung
für die Erforschung der Klappeninsuffizienz und ihrer Ursachen. Die Interpretation solcher Bilder und Abläufe und ihre
Zuordnung zu den verschiedenen Phasen des Herzzyklus im
EKG, zum Kammerdruck und dem Druck in den Gefäßen
sowie zu anderen physiologischen und klinischen Parametern
vermittelt ein tieferes Verständnis der Herzfunktion. In seiner
Vielfältigkeit erscheint das Röntgenbild trotzdem ziemlich
kompliziert infolge funktionsbedingter Veränderungen und
technischer Faktoren. Insofern bedarf es spezieller Kenntnisse,
um die Technik sinnvoll einzusetzen.
Wenn das Pathologische als Abweichung von der Norm definiert wird, sind zur Erkennung morphologischer und funktioneller Besonderheiten genaue Kenntnisse der normalen Röntgenanatomie und -physiologie erforderlich; dies zu vermitteln,
soll das vorliegende Buch helfen. Abweichend von den Darstel-
lungen in den vorhandenen anatomischen Atlanten sind in diesem Buch die Abbildungen des Herzens in den Grundprojektio-
nen der Röntgenuntersuchungen wiedergegeben. Die Funktion
des Herzens wird mit Hilfe der Röntgenkymographie, der Angiokardiographie, der Koronarangiographie und unter Anwendung der Videotechnik und Kinematographie analysiert.
Das vorliegende Buch basiert auf der russischen Orginalaus-
gabe*; seit deren Erscheinen sich die technischen Möglichkeiten
der physikalischen Diagnostik (auch des Herz-Kreislauf-Sy-
stems) sprunghaft erweitert haben. Dennoch ist für unsere be-

---

* Die russische Ausgabe erschien 1978 im Verlag Medizina, Moskau,
unter dem Titel: K.B. Tichonow, Funkzionalnaja rentgenanatomija
serdza

sondere Problematik die Erforschung und Darstellung des anatomischen Substrates in seiner Funktion, die Zeitauflösung
mancher der neuen Techniken zu gering. Wir haben deshalb
hochfrequenzkinematographische Studien der freiliegenden
Herzoberfläche am Menschen und am Versuchstier durchgeführt. In der jetzt vorliegenden Ausgabe des Buches wurden die
neuen Techniken Computertomographie, Echokardiographie,
Szintigraphie des Myokards und der Herzinnenräume sowie die
Kernspintomographie (NMR, „nuclear magnetic resonance")
mit einbezogen, wobei ihr Informationsinhalt für eine funktionelle Analyse kritisch bewertet wird. Darüber hinaus schien es
uns sinnvoll, auch die Ultrahartstrahltechnik wegen ihres besonderen Aussagewertes im Nativröntgenbild mit einzubezie-
hen, obwohl nur in wenigen radiologischen Zentren die technischen Vorraussetzungen dafür gegeben sind. Wir möchten
den Professoren Cignolini (Genua), Kolessow (Mitglied der
Akademie der Wissenschaften, Leningrad), Lackner (Bonn),
Lichte (München), Neklassow (Leningrad), Lowjagin (Leningrad), Petrowski (Mitglied der Akademie der Wissenschaften,
Moskau) und Szamosi (Stockholm) sowie Herrn Dr. Fürmaier
(Freiburg i. Br.) für ihre Hilfe und das großzügige Überlassen
eigener Aufnahmen herzlich danken. Frau Sophia Iwanow
schulden wir großen Dank für ihre unermüdliche Hilfe und
ihren Rat bei der Übersetzung. Zu besonderm Dank sind wir
auch Frau Katica Vucikuja verpflichtet; sie war bei der Vorbe-
reitung des Manuskripts und der Abbildungen eine unentbehr-
liche sachkundige Mitarbeiterin.

Heidelberg, im April 1985   K. B. Tichonow (Leningrad)
                              A. Puff (Freiburg)

Inhaltsverzeichnis

**1 Röntgenanatomie des Herzens
und der großen Gefäße** 1

1.1 Vordere Projektion (p.-a.) 4
1.2 Linke seitliche Projektion 12
1.3 RAO-Projektion (1. schräge Projektion) 23
1.4 LAO-Projektion (2. schräge Projektion) 27

**2 Funktionelle Anatomie des Herzens und der großen
Gefäße und hämodynamische Mechanismen** 33

2.1 Rechte Kammer des Herzens, Hohlvenen,
Truncus pulmonalis 33
2.2 Linke Kammer des Herzens, Lungenvenen,
Aorta 44
2.3 Bewegung der Herzoberfläche
und der großen Gefäße 65
   2.3.1 Durchleuchtung 65
   2.3.2 Röntgenkymographie 65
   2.3.3 Kinematographie des
freiliegenden Herzens 73
2.4 Restblut und Schlagvolumen 77
2.5 Geschwindigkeit der Kontrastmittelpassage
durch die Herzkammern 79
2.6 Zusammenfassung der Grundergebnisse 81

3 Koronargefäße 89

3.1 Röntgenanatomie 89
3.2 Blutversorgung der Papillarmuskeln 103
3.3 Röntgenphysiologie der Koronargefäße 105

4 Gefäße der Lungenwurzel und der Lungenfelder 113

**5 Einfluß der Atmung auf die Herzarbeit.
Funktionelle Probe nach Valsalva/Weber** 135

**6 Reaktion des Herzens und der Gefäße
auf Veränderung der Körperlage** 151

7 Herzgröße und Bestimmungsmethoden 165

**8 Röntgenphysiologische Beurteilung der
funktionellen Aktivität der linken Kammer** 175

Literatur 191

Sachverzeichnis 201

1 Röntgenanatomie des Herzens und der großen Gefäße

Ein Verständnis des Mechanismus und der physiologischen Besonderheiten der Bewegung des Herzens und der großen Gefäße und eine Bewertung ihrer Veränderung bei pathologischen Zuständen ist nur bei genauer Kenntnis der Röntgenanatomie möglich.

Es ist notwendig, eine genaue Vorstellung von der Lokalisation einzelner Strukturelemente des Herzens in verschiedenen Körperlagen des Patienten und in bezug auf die Richtung des Zentralstrahls zu haben. Man muß wissen, in welcher Lage welche Herzteile übereinander projiziert werden. Dabei muß man sich überlegen, wie das Strahlenbündel zu richten ist, um den interessierenden anatomischen Teil auf dem Film oder Bildverstärker am vorteilhaftesten darzustellen. Die anatomischen Strukturen müssen in ihrer Bedeutung für die Bewegung der inneren oder äußeren Oberfläche des Herzens bestimmt werden.

Die unterschiedlichen Untersuchungsmethoden des Herzens in der Anatomie einerseits und in der Röntgenologie andererseits erleichtern diese Aufgabe keinesfalls. Um diese Schwierigkeiten zu überwinden, muß man von dem getrennten Studium der beiden Disziplinen abgehen.

Die vorhandenen anatomischen Atlanten stellen das Herz unter dem Aspekt des Studiums am herausgenommenen Leichenherzen dar. Der Blickwinkel des Röntgenologen wird weitgehend vernachlässigt, weshalb es oft schwer ist, das Röntgenbild richtig zu deuten. Außerdem muß man berücksichtigen, daß die Röntgenuntersuchung des Herzens nicht immer in jeder erwünschten Körperlage des Kranken durchgeführt werden kann. Das Herz soll in seiner Position zum Schirm so orientiert werden, daß sich in der Projektion die Schatten anderer röntgendichter Organe möglichst nicht mit ihm überlagern, so daß die Herzteile für die Beurteilung freigestellt sind.

Bei jeder der für die Untersuchung üblichen Körperlagen muß der Röntgenologe die anatomischen Details der Herzsilhouette differenzieren und deren Bewegungen dem zugehörigen Herzabschnitt zuordnen können. Das gilt ebenso für die Entstehung des Strukturbildes bei der Anwendung von Kontrastmitteln.

Die Zuordnung unserer Vorstellung vom anatomischen Bau und der Topographie des Herzens nach Modellen und Präparaten zu den Röntgenbildern ist nicht einfach. Für den Röntgenologen stellt sich das Herz in Bewegung dar, aber nicht für sich allein, sondern zusammen mit der benachbarten Lungenwurzel, ihren Gefäßen, den Lymphknoten und anderen Elementen. Zur optimalen Betrachtung und Deutung der Röntgenbilder werden die Untersuchungen in verschiedenen Körperlagen durchgeführt. Das alles beweist die Kompliziertheit der Röntgenuntersuchung des Herzens. Jedoch sind diese Schwierigkeiten durchaus zu überwinden, wenn man sich die Zeit nimmt, die Grundlagen der Röntgenanatomie und -physiologie intensiv zu studieren.

Die Basismethode der Herzuntersuchung ist heute noch die Röntgenaufnahme. Dabei ist man um eine minimale Strahlenbelastung des Patienten besorgt. Größte Exaktheit und Detailreichtum des Röngtenbildes schaffen die optimalen Bedingungen für die Interpretation. Besonderer Wert sollte dabei auf ein klares Bild der Lungengefäße und der bindegewebigen Lungenstrukturen gelegt werden, da nach Beurteilung des Zustands dieser Strukturelemente z.B. eine Hypertension im kleinen Kreislauf festgestellt werden kann. Weiterhin charakterisiert er die Arbeitsbedingungen der rechten Kammer sowie Stauungserscheinungen in bestimmten Abschnitten; eine interstitielle Stauung deutet bereits auf eine Insuffizienz der linken Kammer hin, noch bevor Zeichen einer Vergrößerung derselben vorhanden sind. Daher muß man *auch bei der Herzuntersuchung sehr gute Lungenaufnahmen* machen.

Die Röntgenuntersuchung des Brustkorbs geschieht sinnvollerweise bei großem Fokus-Film-Abstand: 2 m, nicht weniger als 1,50 m. Dadurch werden die unnatürlichen projektionsbedingten Größendifferenzen vermindert, die durch unterschiedliche Entfernung zwischen den anatomischen Teilen von Herz und Lunge und dem Film entstehen. Um die Grenzen des Herzens und der Gefäße am klarsten darzustellen, muß die Belichtungszeit möglichst kurz sein (nicht länger als 0,1 s) bei einer Röhrenspannung von 75–85 kV. Die beste Struktur des Herzbildes bekommt man bei härterer Strahlung von 115–120 kV. Eine Streustrahlenblende sorgt dabei für eine größere Detailtreue des Lungengefäßbildes. In letzter Zeit werden sogar Spannungen bis zu 350 kV empfohlen; dabei treten sehr viele anatomische Details des Mediastinums und pathologische Strukturen in den Lungenfeldern hervor. Ein großer Anteil der entstehenden Streustrahlen hat die gleiche Richtung wie der Zentralstrahl, was sowohl eine Verminderung der Patientendosis als auch eine Verkürzung der Belichtungszeit erlaubt. Den Anodenstrom muß man im Verhältnis zur Leistung des Hochspannungsgenerators und der Röhre wählen, jedoch bei minimaler Belichtungszeit (nicht über 0,1 s). Bei der Angiokardiographie mit Kontrastmitteln soll sie noch kürzer sein, nicht länger als 0,04 s, bei der Koronarographie 0,02–0,006 s.

Wenn man das gewöhnliche Teleröntgenogramm und das Serienangiokardiogramm vergleicht, muß man bedenken, daß durch die Veränderung des Fokusabstands die Bilder des Herzens unterschiedlich sind. Bei kleinerem Fokusabstand wird das Herz nicht nur insgesamt größer, sondern an der Bildung seiner Konturen werden auch andere Oberflächenabschnitte beteiligt. Für die sagittale (gerade) Projektion des Herzens hat das eine besondere Bedeutung; die Fernaufnahme wird allgemein in p.-a.-Projektion beim stehenden Patienten gemacht, wobei das Herz die kleinsten Abmessungen zeigt, während beim Angiokardiogramm der Patient auf dem Rücken liegt und schon deshalb das Herz größere Maße aufweist. So wird z.B. das Bild des Herzens in Rückenlage und *a.-p.-Strahlengang* (je nach apparativer Einrichtung) im Vergleich zur Fernröntgenaufnahme des stehenden Patienten aus 3 Gründen stark vergrößert:

1) Verminderung des Fokus-Film-Abstandes.
2) Vergrößerung der Entfernung Objekt-Film, weil das Herz näher zur vorderen Brustwand liegt und der Film sich näher an der hinteren Brustwand befindet.
3) Das Volumen des Herzens ist vergrößert, weil in horizontaler Lage mehr Blutrückfluß (d.h. eine ausgiebigere Füllung) vorhanden ist.

Das muß man bedenken, wenn man das Kontrastbild der Kammerhöhle mit dem gewöhnlichen Herzbild auf der Herzfernaufnahme vergleichen will.

Bei ausreichend großem Fokusabstand (Fernröntgenbild) von 2 m und mehr laufen die einzelnen Strahlenbündel fast parallel und daher sind Form und Größe der Röntgensilhouette des Herzens und der großen Gefäße in der a.-p.- und p.-a.-Projektion fast gleich. Bei kleinerem Fokusabstand kann jedoch der Unterschied sehr bedeutend sein. Wenn z.B. auf der p.-a.-Fernröntgenaufnahme im Stehen ein Teil der Herzkontur vom linken Herzohr gebildet wird, kann es sein, daß auf dem a.-p.-Röntgenbild in einem Abstand von 1 m oder sogar kürzer im Liegen die Kon-

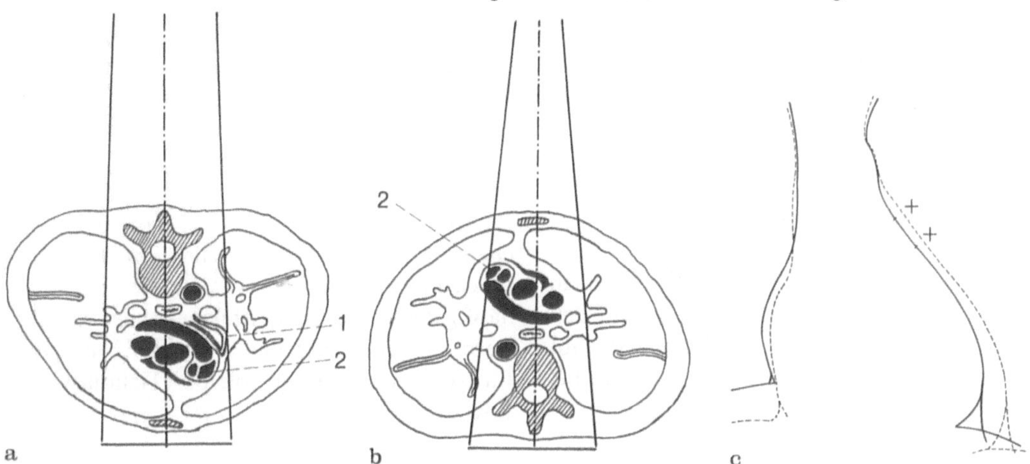

Abb. 1 a – c. Einfluß der Projektion und des Fokusabstands auf die Röntgenuntersuchung des Herzens. **a** p.-a.-Projektion bei 200 cm Fokusabstand für die gewöhnliche Herzaufnahme. **b** a.-p.-Projektion bei einem Fokusabstand von 100 cm (für Kontrastuntersuchungen der Herzhöhlen und Gefäße). **c** Röntgensilhouette (-----a.-p., ——— p.-a.) Beim Übergang von der p.-a.- zur a.-p.-Projektion und Verminderung des Fokusabstands wird die Herzkontur in einigen Teilen von jeweils anderen Oberflächenabschnitten des Herzens gebildet; z.B. wird die linke Herzkontur zwischen + + (c) in p.-a. (a) vom Herzohr (*1*) und in a.-p. (**b**) vom Conus pulmonalis (*2*) gebildet

tur in diesem Abschnitt vom Conus pulmonalis der rechten Kammer gebildet wird (Abb. 1a – c).

Trotzdem hat dies nur für die Bestimmung der relativen Größe und des Grades der Beweglichkeit bestimmter Herzteile eine Bedeutung. Die Topographie der Hauptteile wird sowohl auf der p.-a.- wie auf der a.-p.-Projektion gut erkannt. Es ist möglich, daß die Maß- bzw. Größenunterschiede nicht so scharf empfunden werden, weil das Fernröntgenbild mehr Silhouettencharakter hat, während das Angiokardiogramm überwiegend innere röntgenanatomische Strukturen wiedergibt. Im Gegensatz zum Blickwinkel der Röntgenanatomie ist es für die Physiologie viel wichtiger zu beachten, in welcher Körperlage die Untersuchung durchgeführt wird. Vergleicht man nämlich die Röntgenbilder des Herzens und der großen Gefäße in verschiedenen Lagen des Patienten, kann man dabei bestimmte physiologische Unterschiede registrieren. So läßt z.B. ein Vergleich der Röntgenuntersuchung ein und desselben Herzens in vertikaler und in horizontaler Lage eine entsprechende

Reaktion auf die Änderung der Hämodynamik erkennen. Im Liegen ist der Zufluß des Blutes zum Herzen bedeutend vergrößert; das bedingt einmal eine Änderung des Kontraktionsrhythmus und andererseits eine Veränderung des Schlagvolumens, des Restblutes, des Kammervolumens und anderer Parameter. Für die Gefäßstruktur der Lunge spielt es sogar eine Rolle, ob der Patient auf dem Rücken oder auf dem Bauch liegt. Wenn die Untersuchungsbedingungen auf diese Weise verändert werden, sind aber die Reaktionen bei gesunden und kranken Herzen verschieden. Solche funktionell bedingten, unterschiedlichen Befunde können als Qualitätskontrolle für diagnostische Kriterien gewertet werden. Es gibt 4 am häufigsten gebrauchte Projektionen für die Thoraxuntersuchung, bei denen man alle wesentlichen Herzabschnitte exakt studieren kann. In der p.-a.-Projektion verläuft der Strahl von hinten nach vorn, in der linken seitlichen Projektion (linkslateral) frontal von rechts nach links. Bei der Projektion im 1. schrägen Durchmesser (*RAO-Projektion*; „right anterior oblique") ist der Strahl von links hinten nach rechts vorn gerichtet, und im 2. schrägen Durchmesser (*LAO-Projektion*; „left anterior oblique") verläuft der Strahl von rechts hinten nach vorn links.

1.1 Vordere Projektion (p.-a.)

In der p.-a.-Projektion sieht man rechts oben (am Patienten) die obere Hohlvene und den rechten Vorhof. Die Vene tritt in den Vorhof im Bereich seiner hinteren Wand ein, wobei sich ihre Konturen teilweise überlagern.

Nach den Angaben von Fedorowa (zit. nach Masaew et al. 1971) zeigt die Weite der oberen Hohlvene dort, wo sie die rechte Lungenarterie überkreuzt, eine Schwankungsbreite von 7−22 mm. Diese Angaben sollte man aber nicht absolut nehmen. Die Variabilität der Lichtung der oberen Hohlvene bei der gleichen Person wird durch die verschiedenen Phasen des Herzzyklus erklärt. Dies kann am häufigsten in der Sagittalebene beobachtet werden, während in den anderen Ebenen die Lichtung unverändert bleibt (Tichonow u. Lowjagin 1969).

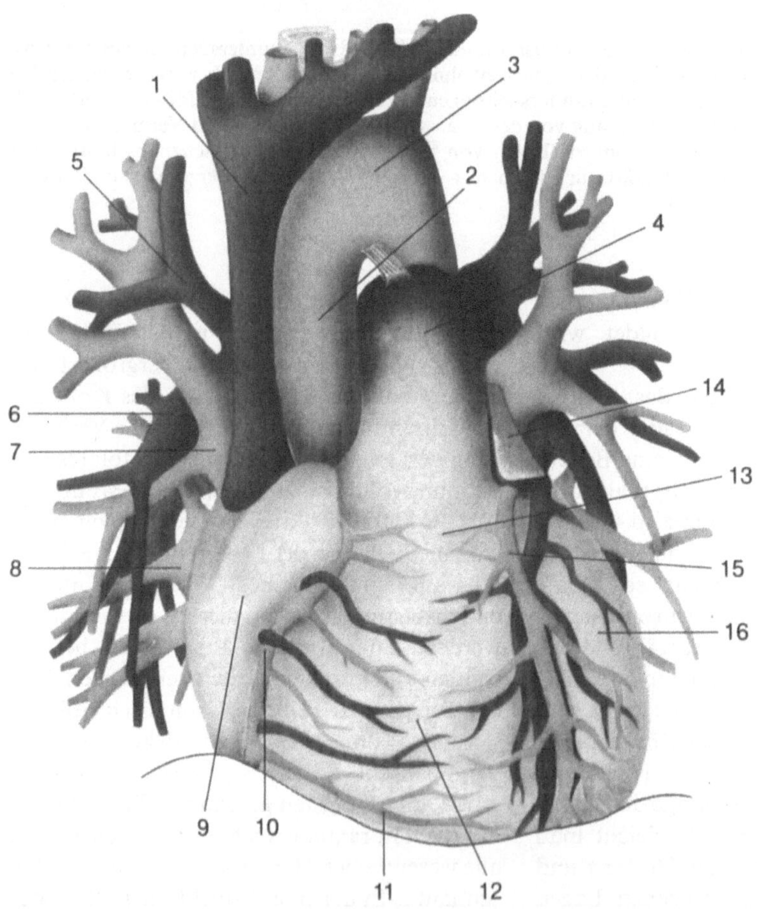

Abb. 2. Lage der Herzteile und der großen Gefäße in der p.-a.-Projektion; *1* obere Hohlvene; *2* aufsteigende Aorta; *3* Röntenbogen; *4* Truncus pulmonalis; *5* obere Äste der rechten Lungenarterie; *6* mittlere Äste der rechten Lungenarterie; *7* obere Lungenvenengruppe; *8* untere Lungenvenengruppe; *9* rechter Vorhof; *10* rechte Koronararterie; *11* marginaler Ast der rechten Kranzarterie; *12* rechte Kammer; *13* arterielle interkoronare Anastomose (Bogen des Visenius); *14* linkes Herzohr; *15* R. interventricularis anterior; *16* linke Kammer

Der größte Teil der Vorderfläche des Herzens wird vom rechten Ventrikel gebildet. Die Kammerbasis entspricht der Lage der Atrioventrikularfurche, die auf der Vorderfläche des Herzens verläuft; sie beginnt oben zwischen der Aortenwurzel und dem Truncus pulmonalis, verläuft dann abwärts und etwas nach rechts zwischen der rechten Kammer und dem Vorhof unter einem spitzen Winkel zur Körperlängsachse. In dieser Ebene liegt auch die rechte Atrioventrikular- (Trikuspidal-)klappe (Abb. 2 und 3).

Iwanizkaja u. Saweliew (1960) zeigen, daß der linke Rand des rechten Vorhofes vorn die Mittellinie der Wirbelsäule überschneidet.

Praktisch ist es aber nicht möglich, die Topographie dieser Grenze so exakt zu lokalisieren. In diese Zone der rechten Kammer projiziert sich die Trikuspidalklappe, deren Ring einen sehr großen Bewegungsumfang auf der Linie Kammerbasis-Herzspitze hat. Hier ist die beweglichste Zone des Herzens — ihre Bewegungsamplitude übersteigt manchmal 20 mm (s. auch Kap. 5).

Die 3 Segel der Klappe (anteriores, posteriores und septales) werden durch 3 zu ihnen gehörige Papillarmuskelgruppen bewegt und gehalten. Der größte dieser Papillarmuskeln ist der vordere, welcher der inneren Fläche der freien (vorderen) Wand anliegt und sich meist

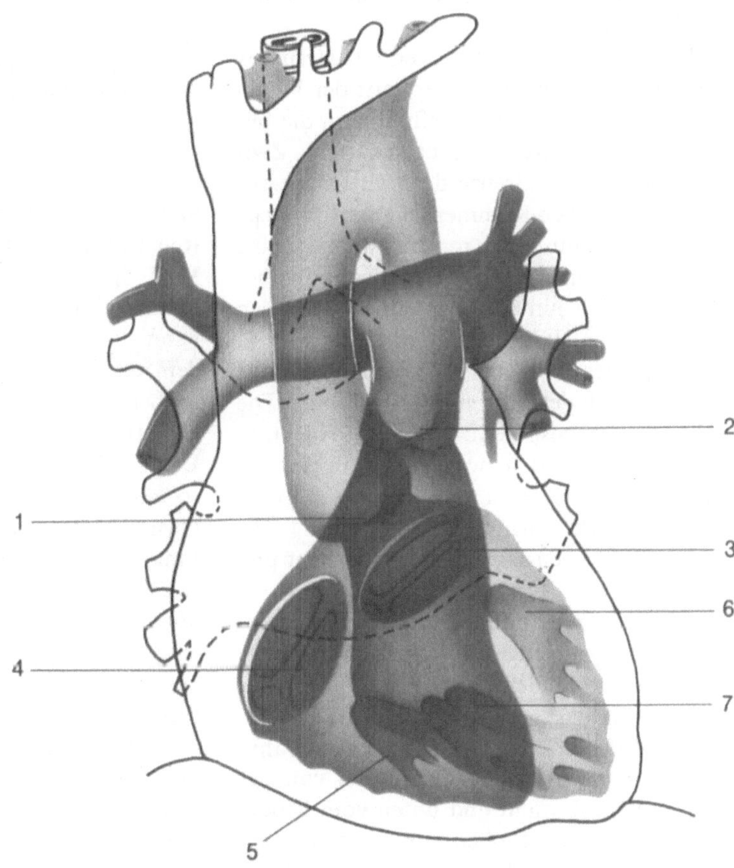

Abb. 3. Innere Struktur des Herzens in der p.-a.-Projektion (*dunkel* : rechte Kammer, Truncus und A. pulmonalis; *hell* : linke Kammer und Aorta). *1* Aortenklappe; *2* Pulmonalklappe; *3* Mitralklappe; *4* Trikuspidalklappe; *5* großer vorderer Papillarmuskel der rechten Kammer; *6* vorderer Papillarmuskel der linken Kammer; *7* hinterer Papillarmuskel der linken Kammer

in ihre Mitte projiziert. Der hintere Papillarmuskel entspringt an der Innenfläche im Winkel zwischen Hinterwand (Facies diaphragmatica) und Kammerseptum. Der septale Papillarmuskel ist von allen der kleinste. Der obere Teil der rechten Kammer ist gewölbt und hat eine konische Form, er wird deshalb als „arterieller oder pulmonaler Konus" bezeichnet. Der Konus selbst geht in den Truncus pulmonalis über und wird von ihm durch die Semilunarklappe getrennt. Sie liegt im rechten Winkel zur Achse des Truncus pulmonalis (s. auch Abb. 3). Im Angiokardiogramm (Dextrogramm) erscheint der vordere große Papillarmuskel der rechten Kammer als Füllungsdefekt der Kontrastmasse und zeichnet sich in der Austreibungsphase besonders scharf ab (s. auch Kap. 3).

Links vom vorderen Interventrikularsulkus findet sich ein schmaler Abschnitt der linken Kammer, ein Teil ihrer Ausflußbahn. Sie bildet die linke Kontur des Herzschattens. Zwischen der oberen Grenze des sichtbaren Abschnitts der linken Kammer und dem Truncus pulmonalis kann man manchmal das linke Herzohr erkennen (Herztaille); dies kann aber auch oft nach hinten durch einen der oben beschriebenen Herzabschnitte verdrängt sein. Oberhalb des Truncus pulmonalis wird die Kontur durch den Aortenbogen gebildet. Die Teile des Herzens, die in der p.-a.-Projektion die Herzfigur bilden, werden als Bögen beschrieben, rechts zwei (die obere Hohlvene und der rechte Vorhof) und links vier (Aortenbogen, Lungenstamm, linkes Herzohr und linke Kammer; Abb.4).

Eine jede Kammerhöhle hat zwei funktionell getrennte Abschnitte, die sich auch morphologisch unterscheiden (Puff 1954/55). Von der Atrioventrikularklappe bis zum Ostium bulbi (Brandt 1953) erstreckt sich die Einflußbahn. Das Ostium wird links und hinten von der Kammerscheidewand und unten vom Moderatorband begrenzt, oben von der Crista supraventricularis und ventral vom vorderen großen Papillarmuskel.

Hier strömt das Blut in die Kammerhöhle ein. In der Einflußbahn befinden sich die Papillar-

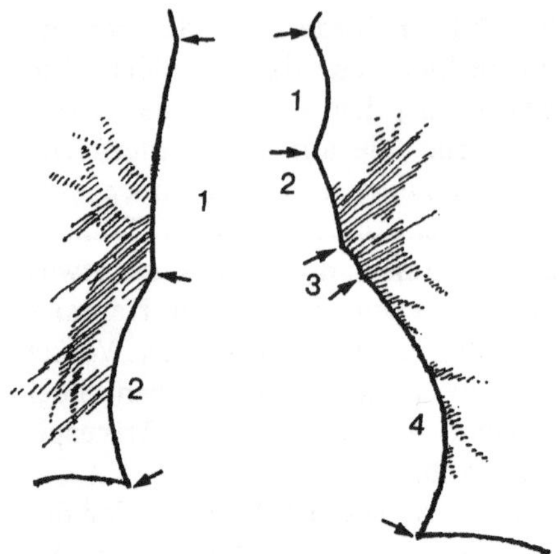

Abb. 4. Röntgensilhouette des Herzens und der Lungenwurzel in der p.-a.-Projektion. Die *Pfeile* bezeichnen die Grenzen zwischen den einzelnen Bögen. Rechter Herzrand: *1* obere Hohlvene (Gefäßschatten); *2* rechter Vorhof. Linker Herzrand: *1* Aortenbogen; *2* Pulmonalbogen; *3* linkes Herzohr; *4* linke Kammer

muskeln; die innere Oberfläche erhält hier ihr Relief durch Muskelbalken (Trabekel).

Vom Spitzenabschnitt der Kammer bis zur Pulmonalklappe erstreckt sich die Ausflußbahn. Es ist der Teil der Kammerhöhle, aus dem das Blut in die Pulmonalarterie ausgetrieben wird. Hier ist die Wand besonders glatt (Pars glabra).

Die Einflußbahn in der rechten Kammer ist so orientiert, daß sie sich in der Ansicht von vorn von der Atrioventrikularfurche in Richtung zum vorderen Interventrikularsulkus erstreckt und den unteren Teil der Herzsilhouette bildet. Sie ist fast horizontal eingestellt. Die Ausflußbahn dagegen ist nahezu vertikal orientiert und biegt etwas nach rechts ab. In der vorderen Projektion kann man die Ausflußbahn der rechten Kammer nur sehen, wenn sie erweitert ist. Sie ist am deutlichsten in der RAO-Projektion abgrenzbar, die Einflußbahn in der LAO-Projektion. In der linken Kammer liegt die Einflußbahn hinten und unten (Abb.5). Ihre Hauptachse erstreckt sich von der Mitralklappe zur Spitze durch den Interpapillarraum. Diese Strom-

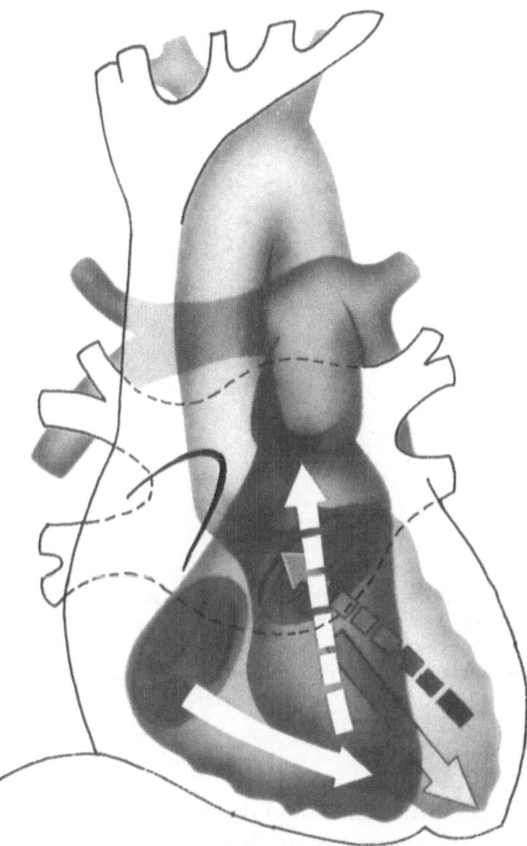

Abb. 5. Blutbahnen in den Kammern in der p.-a.-Projektion. *Durchgezogene Pfeile*: Einflußbahnen; *unterbrochene Pfeile*: Ausflußbahnen

bahn und ihre anatomische Struktur kann man nur in der diastolischen Phase gut studieren. In der Systole wird die Einflußbahn durch die Annäherung der Papillarmuskeln aneinander und die beträchtliche Verschmälerung des Interpapillarraums stark eingeengt. Das Innenrelief dieses Kammerabschnitts stellt sich am besten in der LAO-Projektion dar.

Die Ausflußbahn der linken Kammer, die sich von der Spitze zur Aortenklappe erstreckt, nimmt den Vorderabschnitt der linken Kammerwand in Nachbarschaft des Kammerseptums ein. Die besten Bedingungen zum Studium der Oberfläche im Bereich der linken

Ausflußbahn sind in der p.-a.-Projektion gegeben. Die bisherige anatomische Beschreibung beschränkte sich auf die konturbildenden Herzteile. Es ist aber notwendig, noch zu beschreiben, wie und in welchem Projektionswinkel sich die anderen Herzteile darstellen; wie und wohin sie sich in verschiedenen Körperlagen während der Untersuchung projizieren. Das ist deshalb wichtig, weil man bei der Kontrastfüllung der Herzhöhlen alle Herzabschnitte in jeder beliebigen Ebene sehen kann, und nicht nur die randbildenden. Bei der gewöhnlichen Röntgenuntersuchung (p.-a.-Projektion) des Herzens stellen diese Höhlen nur eine strukturlose Silhouette dar. Dabei ist es aber wichtig, auch etwas über jene Teile zu wissen und „zu erahnen", die in der gegebenen Projektion an der Bildung der Herzkonturen nicht beteiligt sind, sonst ist eine Beurteilung des Ausmaßes der Drehung in andere Lagen nicht möglich, und das Organ als Ganzes kann in seinen Eigenschaften nicht erfaßt werden.

Der linke Vorhof kann schon normalerweise auf der vorderen Übersichtsaufnahme, die in Hartstrahltechnik ausgeführt wurde, dargestellt werden (diese Technik ist für die Untersuchung der Thoraxorgane optimal. Wenn er nach seiner unteren Grenze hin vergrößert ist, kann man ihn immer auf dem Hintergrund (Projektion) des rechten Vorhofs differenzieren. Unter solchen Bedingungen ist auch der frontale Durchmesser des linken Vorhofs meßbar. Higgins et al. (1978) haben vorgeschlagen, seine Längsausdehnung von der Medialwand des linken Hauptbronchus in der Nähe des Abgangs des gleichnamigen Oberlappenbronchus bis zur unteren Kontur des Vorhofs an der rechten Seite zu messen (Abb. 6). In der Norm beträgt der frontale Durchmesser des linken Vorhofs bei Männern 5,1 – 8,0 cm; bei Frauen 4,3 – 7,7 cm. Auf dem Tomogramm ist der linke Vorhof zu erkennen, auch wenn er nicht vergrößert ist. Am besten ist dieser Herzteil jedoch in der Kontrastangiokardiographie darstellbar. Der Vorhof hat eine ovale Form, wobei die lange Achse horizontal orientiert und am Ende

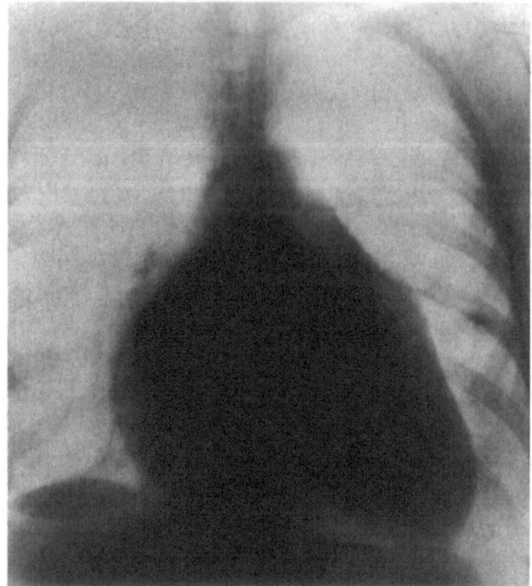 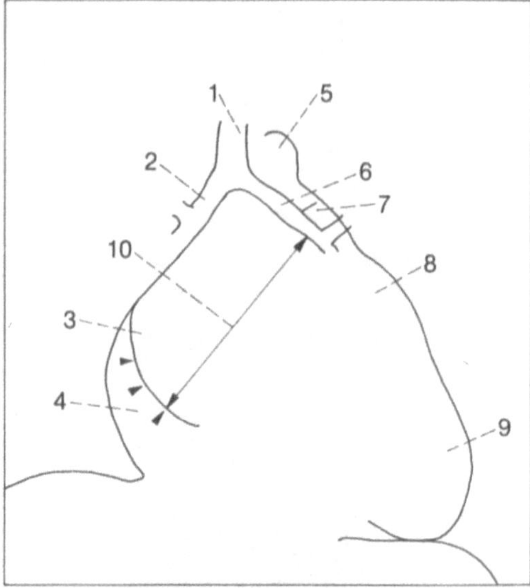

Abb. 6. Bestimmung des frontalen Durchmessers des linken Vorhofs aus dem konventionellen Röntgenbild: *1* Trachea; *2* Bronchus principalis dexter; *3* Rand des linken Vorhofs im Schatten des rechten Vorhofs (*Pfeilspitzen*); *4* Atrium dextrum; *5* Arcus aortae; *6* Bronchus principalis sinister; *7* A. pulmonalis sinistra; *8* Ausflußbahn der rechten Kammer; *9* Kontur der linken Kammer; *10* Frontaldurchmesser des linken Vorhofs. (Nach Higgins et al. 1978)

etwas nach rechts unten abgewinkelt ist. Er findet sich im oberen Teil der Herzfigur zur Mittellinie hin oder etwas links von dieser. Der rechte Teil des linken Vorhofs wird auf den Raum zwischen dem rechten Vorhof und der Ausflußbahn der rechten Kammer projiziert, der linke auf die Ausflußbahn der gleichen Kammer (Masaew et al. 1971).

Der Hohlraum der linken Kammer hat insgesamt die Form eines gebogenen Kegels, der mit seiner Spitze zum Apex hin und mit seiner Basis nach hinten rechts und oben ausgerichtet ist. Im basalen Teil des Kegels findet sich die Mitralklappe, durch die die Kammerhöhle mit ihrem Vorhof in Verbindung steht. Die Aortenklappe liegt oben, vorn und etwas höher; von ihr geht nach oben und rechts die Aortenwurzel ab (Abb. 3 und 5). In der p.-a.-Aufnahme projiziert sich die Aortenklappe in die Mitte des linken Vorhofs, der sich als am weitesten hinten und oben gelegener Teil des Herzens erweist. Hinter dem Vorhof befindet sich die Bifurkation der Trachea,

die Hauptbronchen und der Abgang der beiden Lungenarterien aus dem Truncus pulmonalis. Über die Gefäße, die die Lungenwurzel bilden, wird später gesprochen.

Der sichtbare Teil der linken Kammer wird vorn nur von einem Teil der Ausflußbahn gebildet. Ihre Hauptachse, der Lage der Aortenklappe entsprechend, ist in einem Winkel von 45° nach rechts geneigt und überkreuzt dabei die Ausflußbahn der rechten Kammer. Die Papillarmuskeln der linken Kammer liegen so, daß einer von ihnen (oder besser gesagt eine Gruppe, man kann nämlich oft zwei oder mehrere Papillarmuskeln erkennen) sich am unteren diaphragmalen Teil der linken Kammerwand befindet und dem Kammerseptum nahe anliegt. Das ist die rechte oder hintere Gruppe. An der freien Wand der linken Kammer befindet sich die linke oder vordere Papillarmuskelgruppe. Lopuchin u. Schjoltikow (1971) zeigen, daß außer der normalen hinteren medialen und vorderen lateralen Papillarmuskelgruppe in der linken Kammer fast immer ein dritter Muskel, ein hinterer mittlerer existiert, der seinen Ursprung an der hinteren Lateralwand der Kammer hat (Abb. 3). Nach Ansicht der Autoren ist die Anzahl der Papillarmuskeln häufig größer. Bei Kontrastfüllung der linken Kammer sieht man an der unteren Kontur der Kammerfigur eine Einkerbung (Defekt), die meist von der hinteren Papillarmuskelgruppe gebildet wird. Manchmal sind aber auch beide Muskelgruppen sichtbar. Bei der Darstellung der Anatomie und des Röntgenbildes des Herzens muß man berücksichtigen, daß all das bisher Gesagte nur für eine Phase des Herzzyklus, nämlich für die Diastole gilt. In Wirklichkeit ist die jeweilige Lage und Form der anatomischen Strukturen nur das Äquivalent der Formveränderung von einer zur anderen Phase des Herzzyklus, wobei die Veränderungen innerhalb der Herzhöhlen außerordentlich groß sind.

Die Herzspitze ist beim Lebenden stärker abgerundet als an der Leiche (weil sie Blut enthält). Die Vorderfläche des Herzens wird zwar von beiden Kammern gebildet, aber die anteilmäßige Zuordnung der Oberfläche und der Masse der Kammermuskulatur verändert sich während des Herzzyklus. In der Systole ist der Anteil der linken Kammer größer. Eine starke Lageverschiebung zeigt auch die Kammerscheidewand. Nach Redwood et al. (1974) ist sie in der Diastole mehr nach rechts ausgebogen und in der Systole fast gerade oder nach links in die linke Kammer hineingedrückt. Im Gegensatz dazu findet Puff (1960 c), daß sich die Kammerscheidewand zu Beginn der Systole (in der isovolumetrischen Phase) nach rechts bewegt und dadurch den Ausstrom des Blutes aus der rechten Kammer unterstützt. In der Austreibungsphase ist diese Bewegung wieder gegenläufig.

Die großen Arterienäste aus dem Aortenbogen und die obere Hohlvene sind voneinander durch die Trachea abgegrenzt und bis zu einem gewissen Grad zu unterscheiden. Diese Gefäßgruppe wird von Milne (1984) als „Gefäßfüßchen" („vascular pedicle") bezeichnet und ist sowohl auf dem p.-a.- wie

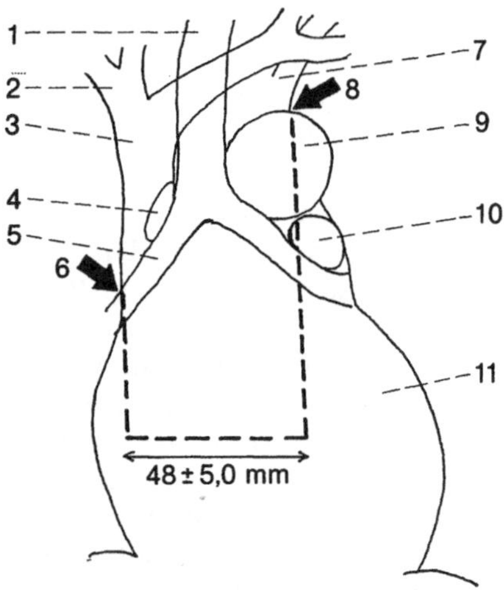

Abb. 7. Topographie der Gefäße, die das „Gefäßfüßchen" („vascular pedicle") bilden: *1* Trachea; *2* V. brachiocephalica dextra; *3* V. cava superior; *4* V. azygos; *5* Bronchus principalis dexter; *6* Kreuzung der Venen- und Bronchialkonturen; *7* A. subclavia sinistra; *8* Ursprung der A. subclavia sinistra; *9* Arcus aortae; *10* A. pulmonalis sinistra; *11* Grenze des linken Ventrikels. Zwischen den Ebenen der Punkte *6* und *8* liegt die größte Breite des „Gefäßfüßchens"

auch auf dem a.-p.-Röntgenbild gut zu erkennen (Abb. 1b). Die Breite der Gefäßfüßchen liegt zwischen der Ebene der Kreuzung der rechten Kontur der oberen Hohlvene mit dem rechten Hauptbronchus und der Ebene des Abgangs der äußeren Kontur der linken A. subclavia aus dem Aortenbogen (Abb. 7). Sie beträgt — abhängig von Konstitution und Größe des Patienten — um $48^{\pm}5$ mm (zwischen 38 und 58 mm). Im konkreten Fall muß der Röntgenologe die Breite der Gefäßfüßchen der Norm entsprechend bestimmen und dabei die Besonderheiten des Patienten hinsichtlich seines Körperbaus, Ernährungszustands etc. berücksichtigen. Ein- und Ausatmung zeigen wenig Einfluß auf die Breite der Gefäßfüßchen, jedoch die exspiratorische Druckerhöhung (Valsalva-Effekt) bewirkt eine deutliche Verbreiterung. Nach Ansicht von Milne et al. (1984) ist die Breite der Gefäßfüßchen ein Indikator für die Größe der zirkulierenden Blutmenge im Sinne einer Verbreiterung bei größerer Blutmenge. Die Autoren haben berechnet, daß eine Veränderung der Breite um nur 0,5 cm einer Veränderung der zirkulierenden Blutmenge um 1 *l* entspricht. Das ist ein sehr wichtiger röntgenfunktioneller Index, den man bei der Untersuchung des Herzkranken nutzen kann. Beim Gesunden kann man eine hohe Korrelation der Breite dieser Gefäßfüßchen mit anthropomorphen Parametern wie Körpergewicht, Körpergröße und Körperoberfläche finden. Beim Übergang aus der vertikalen in die horizontale Lage vergrößert sich die Breite der Gefäßfüßchen um 20%. Alle hier aufgeführten Berechnungen und Größen wurden auf p.-a.-Aufnahmen bestimmt, die mit einem Fokusabstand von 180 cm (Fernröntgenaufnahme) gewonnen wurden. Bei Verkürzung der Entfernung auf 100 cm vergrößert sich die Breite der Gefäßfüßchen in der Projektion um 5%. Die Richtung des Strahls bei der Röntgenaufnahme hat keine Bedeutung, weil die Gefäße, die die Füßchen bilden, in unterschiedlichem Abstand zur Frontalebene liegen. Die obere Hohlvene liegt vor den anderen Gefäßen und der linken A. subclavia und deshalb führt auch eine Neigung um 180° zu keiner Veränderung der Entfernung zwischen ihnen.

Der Truncus pulmonalis bildet in der Regel in der p.-a.-Projektion das „pulmonale Segment" und wird gelegentlich auch als zweiter Bogen bezeichnet. Aber nicht selten ist an der Bildung des Pulmonalsegments auch die vom Truncus pulmonalis abgehende, nach links

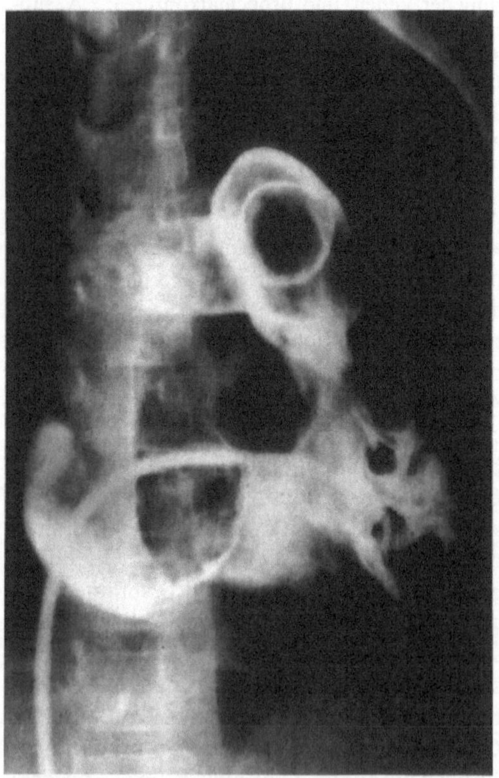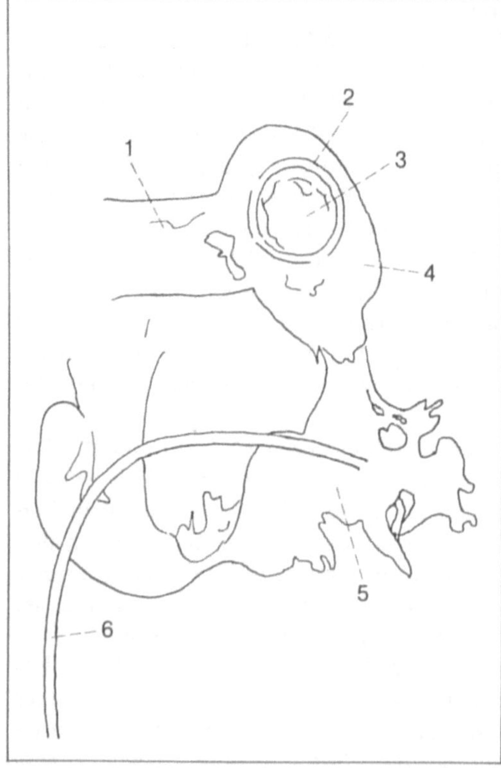

Abb. 8. Truncus pulmonalis und Pulmonalarterien (Doppelkontrastangiogramm): *1* A. pulmonalis dextra; *2* Wand der linken Lungenarterie; *3* Arterienlumen mit CO_2-Gas; *4* Truncus pulmonalis; *5* rechte Kammerhöhle; *6* Kontrastkatheter

hinten unten verlaufende Lungenarterie beteiligt (Iwanizkaja u. Saweliew 1960). Vom Stamm des Truncus pulmonalis gehen kraniodorsal und später dorsal unter den Aortenbogen die 2 Hauptstämme ab: rechte und linke Lungenarterie. Nach den Angaben von Schermuly et al. (1969) weicht die Kontur des Truncus pulmonalis im p.-a.-Röntgenbild bei Personen zwischen 30 und 50 Jahren (150 cm Fokusabstand) von der Mittellinie durchschnittlich um 3.51 cm ab, mit einer Streuungsbreite von 2,48−4,54 cm. Trotzdem halten es viele Autoren bei der Beurteilung der Schwere eines Mitralschadens für aussichtsreicher, die relative Größe zu bestimmen. So zeigten noch 1959 Moore et al., daß bei Mitralstenose eine eindeutige, feste Relation zwischen der größten Breite des pulmonalen Segments (Truncus pulmonalis) und dem halben Durchmesser des Brustkorbs besteht. Diese linearen Beziehungen gestatten auch, den Druck im Truncus pulmonalis nach dem Diagramm dieser Autoren zu bestimmen. Die Topographie des Verzweigungstyps des Truncus pulmonalis in die beiden Lungenarterien beim Lebenden muß mittels der Kontrastangiokardiographie studiert werden. Beim Kippen der Röhre um 30° nach unten kann man erkennen, daß die Arterien, die aus dem Lungenstamm entspringen mit diesem eine T- oder Y-förmige Figur bilden (Kattan 1970). Die linke Lungenarterie, die unter dem Aortenbogen hindurchzieht, überkreuzt die vordere und obere Kontur des linken Stammbronchus. Indem sich die linke Lungenarterie vom Truncus pulmonalis nach hinten und links entfernt, bildet sie in der p.-a.-Projektion einen rundlichen Schatten. Ihre obere Kontur erhebt sich über die rechte Lungenarterie um 10−20 mm (Masajew et al. 1971). Bei Doppelkontrastierung der rechten Kammer (wenn nacheinander 2 Kontrastmittel injiziert werden, ein jodhaltiges und ein CO_2-haltiges) stellt sich die Aufzweigung des Truncus pulmonalis an der Basis der Lungenarterien, v.a. bei Abbildung der linken Lungenarterie in orthograder Projektion, besonders klar dar (Abb. 8). Die rechte Lungenarterie wird von

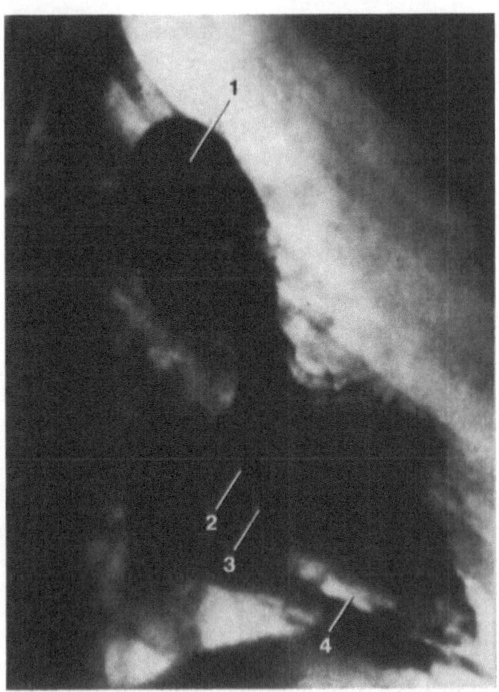

Abb. 9. Niveau des Abgangs der Lungenarterien aus dem Lungenstamm in der p.-a.-Projektion. Doppelkontrastierung der rechten Kammer. *1* Truncus pulmonalis; *2* rechte Lungenarterie; *3* rechte Kammer; *4* vorderer Papillarmuskel der rechten Kammer

der aufsteigenden Aorta und von der oberen Hohlvene überdeckt. Von der Abgangsstelle verläuft sie horizontal zur rechten Randkontur (Abb. 9). Auf dem üblichen Röntgenbild kann man die Lungenarterie nur im Bereich der Lungenwurzel erkennen, d.h. eigentlich noch nicht die Lungenarterie selbst, sondern ihre oberen und mittleren Äste. In der Norm bildet die Lungenarterie das anatomische Substrat der Lungenwurzel im Röntgenbild. Die Aufteilung der Lappen- in Segmentarterien erfolgt genauso wie die des Bronchialsystems für die Lungensegmente. Im System der Lungenvenen ist eine derartige Beziehung nicht erkennbar. Anatomisch unterscheidet man auf beiden Seiten eine obere und untere Venengruppe, die alle in den linken Vorhof münden. Die größeren Äste der oberen Venengruppe verlaufen dorsokranial unterhalb der Arteriengruppe und münden in den venösen Sinus des linken Vorhofs. Die untere Venengruppe liegt etwas mehr kaudal und dorsal. Ihre Äste verlaufen nahezu horizontal und ventral zum linken Vorhof, wobei die zentralen Abschnitte vollkommen vom Herzen, und zwar besonders vom linken bedeckt sind. Eine exakte Analyse der Lungenarterien und ihrer Äste ist nur im Tomogramm möglich.

1.2 Linke seitliche Projektion

Bei der anatomischen Betrachtung der Organe des Brustkorbs muß man berücksichtigen, daß die topograhischen Nachbarschaftsbeziehungen beim lebenden Menschen etwas anders sind als bei der Leiche. In der Seitenansicht des geöffneten Thorax läßt sich eine dichte Lage anatomischer Strukturen erkennen. Die Röntgenbilder beim lebenden Menschen werden im Zustand tiefster Einatmung gemacht. Die durch die Luft geblähten Lungen haben ein großes Volumen und trennen die Organe natürlich weiter voneinander. Lungengefäße und Bronchien werden stärker erweitert. An der Leiche, aber auch in anatomischen Zeichnungen, erscheint der retrosternale Raum sehr eng, ebenso wie der retrokardiale („Holzknecht'sche Raum"), so daß die hintere Grenze des Herzens fast die Wirbelsäule erreicht. Ein solches Bild bei einer seitlichen Röntgenaufnahme vom lebenden Menschen würde bereits bedeutende pathologische Veränderungen anzeigen.

Bei der Untersuchung in der linken Seitenprojektion ist die Oberfläche der linken Kammer parallel zum Schirm bzw. zum Film ausgerichtet und zwar jener Kammerabschnitt, der auch die Herzspitze bildet.

Die Kammerbasis, die Ebene, in der sich die Klappen befinden (Ventilebene), wird vom linken Vorhof überlagert. Sie liegt tiefer, näher zur medianen Sagittalebene des Brustkorbs und etwas weiter nach hinten. Der größte Teil der linken Kammer hat Kontakt

zum Zwerchfell (Kontaktfeld). Dieser Abschnitt der Herzwand hebt sich bei tiefer Einatmung vom Zwerchfell ab und vermindert damit die Berührung mit demselben. In diesem hinteren Herz-Zwerchfell-Winkel kann man ein Stück der unteren Hohlvene sehen. Ein gesundes Herz liegt zwar frei im Perikard, es kann, muß aber nicht unbedingt dem Abstieg des Zwerchfells bei der tiefen Einatmung folgen. Ein vergrößertes Herz zeigt keine Lageveränderung. So wird die hintere Kontur der Herzsilhouette von verschiedenen Teilen gebildet, die in verschiedenen Ebenen liegen, d.h. sie befinden sich in unterschiedlicher Entfernung vom Film. Den oberen Teil der hinteren Kontur bildet der linke Vorhof, seine Abgrenzung ist nur deutlich, wenn die Speiseröhre mit Kontrastmittel gefüllt ist. Nur ein kleiner Abschnitt der hinteren Kontur, nicht mehr als ein Drittel, ist der linken Kammer selbst (Abb. 10 und 11) zuzurechnen.

Rabkin u. Grigorjan (1973) zeigen, daß in der linken seitlichen Röntgenaufnahme normalerweise die Berührungsfläche der rechten Kammer mit der vorderen Brustwand genauso lang ist wie die Kontaktzone der linken Kammer mit dem Zwerchfell. Schon in den Anfängen der Röntgenologie hatte man bemerkt, daß bei einer Vergrößerung des linken Vorhofs die Speiseröhre verlagert ist. Assmann (1929) zeigt in seinem *Lehrbuch der klinischen Röntgendiagnostik* klassische Bilder der Verlagerung der Speiseröhre bei Mitralinsuffizienz. Gleichzeitig bemerkt der Autor jedoch, daß man dieses Zeichen nicht für die Diagnostik von Herzfehlern verwenden könne. Über die Verlagerung der Speiseröhre bei Mitralfehlern wird in jenem Buch nur im Kapitel über die Röntgendiagnostik der Verdauungsorgane berichtet. Erst in späterer Zeit wird die Verlagerung der Speiseröhre als wichtiges Zeichen für die Vergrößerung des linken Vorhofs beachtet.

Ungeachtet der Tatsache, daß die Speiseröhre an der hinteren Wand des linken Vorhofs verläuft, hatten es Assmann und andere Untersucher für möglich gehalten, ihre Lage nicht nur

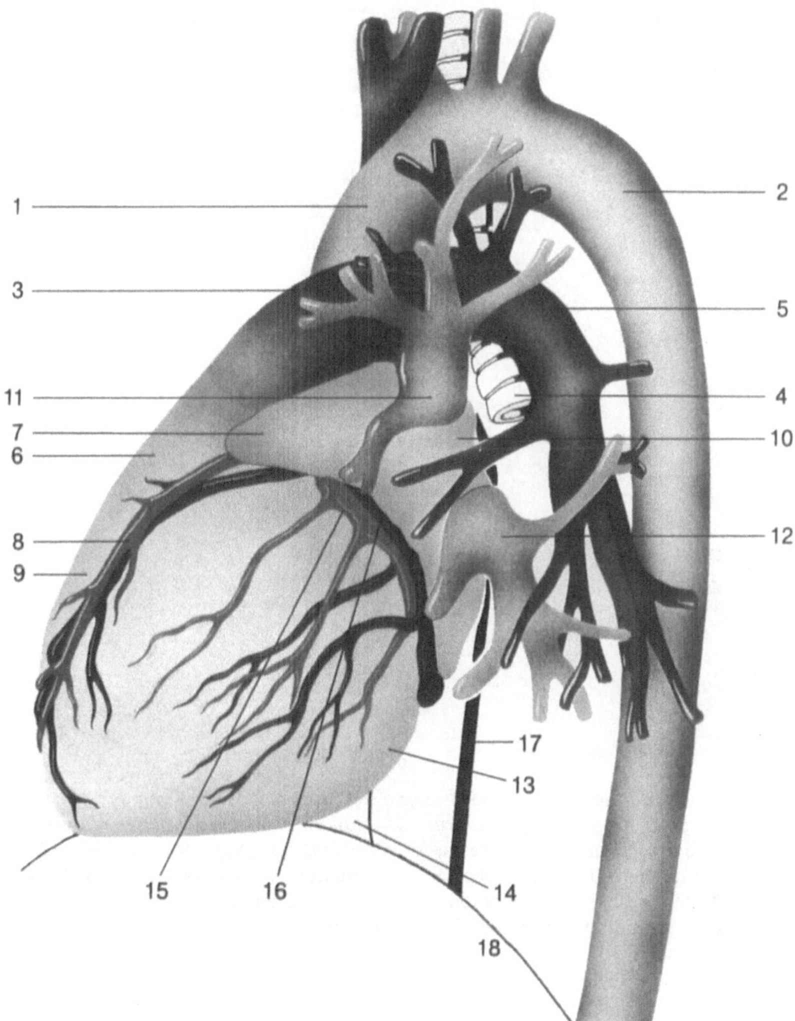

Abb. 10. Topographie des Herzens in der linken seitlichen Projektion. *1* aufsteigende Aorta; *2* Aorten-bogen; *3* Truncus pulmonalis; *4* linker Hauptbronchus; *5* linke Lungenarterie; *6* Conus pulmonalis; *7* linkes Herzohr; *8* vordere interventrikulare Arterie; *9* rechte Kammer; *10* linker Vorhof; *11* obere Venengruppe; *12* untere Venengruppe der linken Lunge; *13* linke Kammer; *14* untere Hohlvene; *15* R. circumflexus und von ihm abgehende diagonale Äste; *16* V. cordis magna; *17* Kontrastfüllung der Speiseröhre; *18* Zwerchfell

in der seitlichen Projektion darzustellen, sondern auch in der RAO-Projektion. Iwanizkaja (1963) hat empfohlen, in dieser Projektion das Ausmaß der Abweichung der Speiseröhre in Zahlen (Graden) auszudrücken. Es wird als Regel angenommen, daß eine seitliche Ausbiegung der Speiseröhre mit einem zugehörigen Radius von 3—6 cm als ein Symptom der

Mitralstenose zu werten ist. Bei einem größeren Radius (7—11 cm) nimmt man eine Mitralinsuffizienz an. Dieser Vorstellung liegt die Vermutung zugrunde, daß die Regurgitation des Blutes in den linken Vorhof in größerem Maße an der Verlagerung der Speiseröhre beteiligt ist als die Druckerhöhung im linken Vorhof bei der Mitralstenose. Gelstein u. Go-

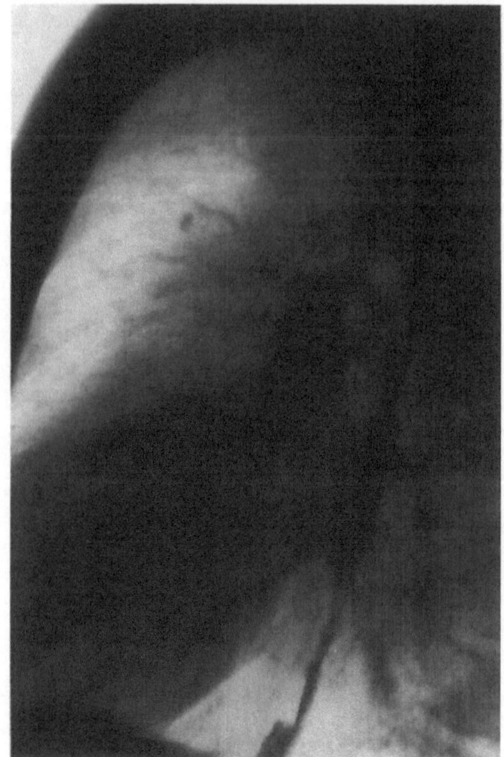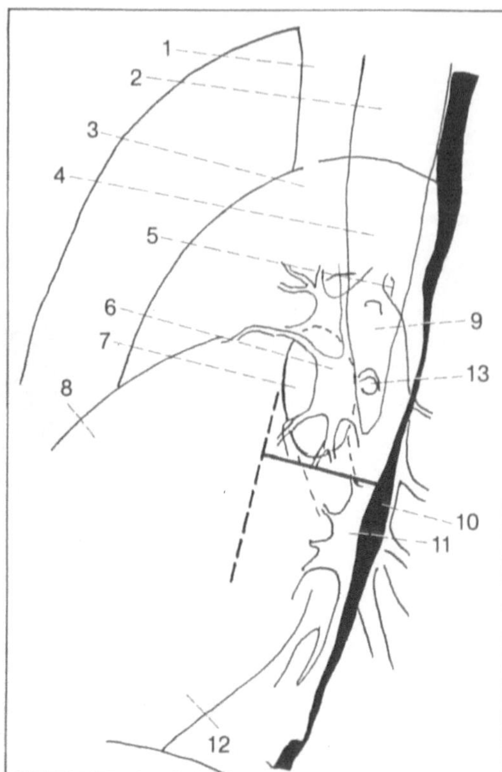

Abb. 11. Linke seitliche Röntgenaufnahme des Brustkorbs. Füllung der Speiseröhre mit Kontrastbrei zur Darstellung der Begrenzung (Kontur) des linken Vorhofs (hintere Wand). In der Norm verläuft die Speiseröhre in dieser Ebene praktisch geradlinig. *1* „vascular pedicle"; *2* Trachea; *3* Arcus aortae; *4* Stammbronchen; *5* rechter Oberlappenbronchus; *6* V. pulmonalis superior sinistra; *7* A. pulmonalis dextra; *8* Ausflußbahn der rechten Kammer; *9* Bogen der linken Pulmonalarterie; *10* Ösophagus mit Bariumbrei gefüllt; *11* V. pulmonalis inferior sinistra; *12* linker Ventrikel; *13* linker Oberlappenbronchus („rundes Fenster")

lubewa (1973) haben gezeigt, daß Verlagerungen der Speiseröhre nach hinten bei verschiedenen Herzkrankheiten zu beobachten sind, z.B. bei Myokarderkrankungen ohne Klappenfehler. Jedoch sind bei verschiedenen Arten von Herzfehlern Ebene und Grad der Abweichung der Speiseröhre nicht identisch. Auf diese Weise kann man das Symptom der Verdrängung der Speiseröhre bei der Diagnostik sowohl von Herzfehlern als auch von Myokardschäden nutzen. Man muß jedoch berücksichtigen, daß die Größe des Krümmungsradius bei der Stenose wie bei Insuffizienz der Mitralklappe sehr verschieden sein kann.

Es ist heute allgemein als richtig anerkannt, daß man die Lage der Speiseröhre in der linken seitlichen Projektion am besten untersuchen kann (Thurn 1961, 1968; Woods 1969; Musshoff 1965). Dies ist durch Fakten wohl begründet. Die Speiseröhre verläuft von oben nach unten über die Mitte des linken Vorhofs dicht an seiner hinteren Wand (Abb. 12). Die Lage der Speiseröhre ist von der Erweiterung des linken Vorhofs nach hinten in Richtung zur Wirbelsäule abhängig.

Für eine optimale Darstellung der Speiseröhre soll der Zentralstrahl im rechten Winkel zur Verlagerung ausgerichtet sein, und das ist in der Seitenprojektion der Fall (Abb. 13 und

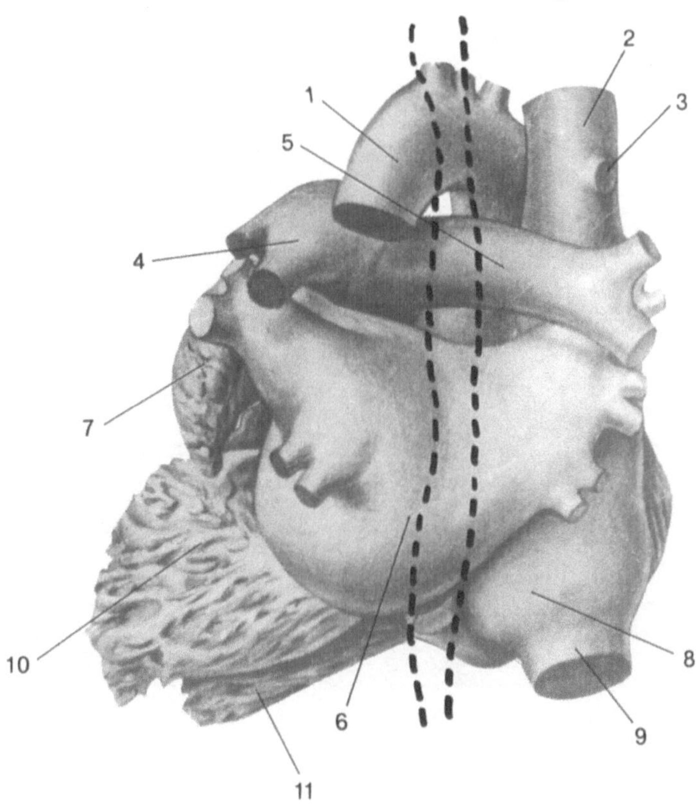

Abb. 12. Die Lage der Speiseröhre (*punktierte Linien*) in Bezug zum linken Vorhof (Dorsalansicht). Ausgußpräparat der Herzhöhle und der großen Gefäße. *1* Aortenbogen; *2* obere Hohlvene; *3* V. azygos; *4* linke Lungenarterie; *5* rechte Lungenarterie; *6* linker Vorhof mit einmündenden Lungenvenen; *7* linkes Herzohr; *8* rechter Vorhof; *9* untere Hohlvene; *10* linke Kammer; *11* rechte Kammer. (Nach Pernkopf 1964)

14). Jede Drehung des Patienten um seine vertikale Achse verzerrt die Form des Krümmungsbogens der Speiseröhre (Abb. 15). Darum ist eine geometrische Bestimmung der Biegung in RAO-Projektion nicht möglich. Die Fixierung des Patienten in der Seitenlage (für die seitliche Projektion) ist durch gute Orientierungsmöglichkeiten (Brustbein, Wirbelsäule und Rippen) leichter als bei der schrägen Lage, wodurch Genauigkeit und Reproduzierbarkeit der Einstellung garantiert werden. Das ist sehr wichtig für eine dynamische Betrachtung und für Messungen. Es besteht *deshalb* keine einheitliche Meinung über die Schräglage, weil die verschiedenen Autoren verschieden große Winkel der Drehung angeben. Die Verbreiterung des linken Vorhofs nach rechts beeinflußt die Lage der Speiseröhre nur wenig, es sei denn, der Vorhof ist auch gleichzeitig nach hinten dilatiert

In den letzten Jahren wurde eine neue Methode zur qualitativen Bestimmung des sagittalen Durchmessers des linken Vorhofs erarbeitet. Zusammen mit der oben (s. Abb. 6) beschriebenen Methode zur Bestimmung des frontalen Durchmessers nach Higgins et al. (1978) gestattet sie eine exaktere Größenbestimmung des linken Vorhofs, v.a. bei der röntgenologischen Verlaufskontrolle eines kranken Herzens. Die Bestimmung des sagit-

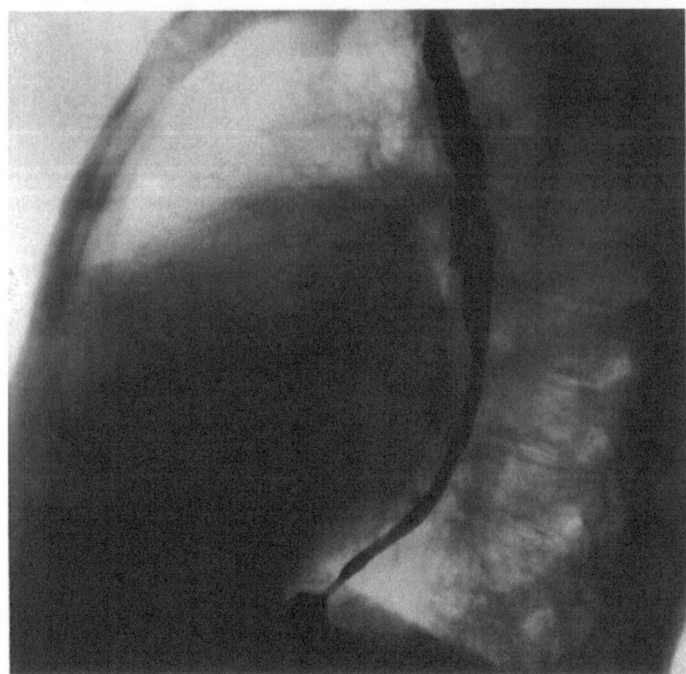

Abb. 13. Abweichung der Speiseröhre zur Wirbelsäule durch vergrößerten linken Vorhof (linke seitliche Projektion)

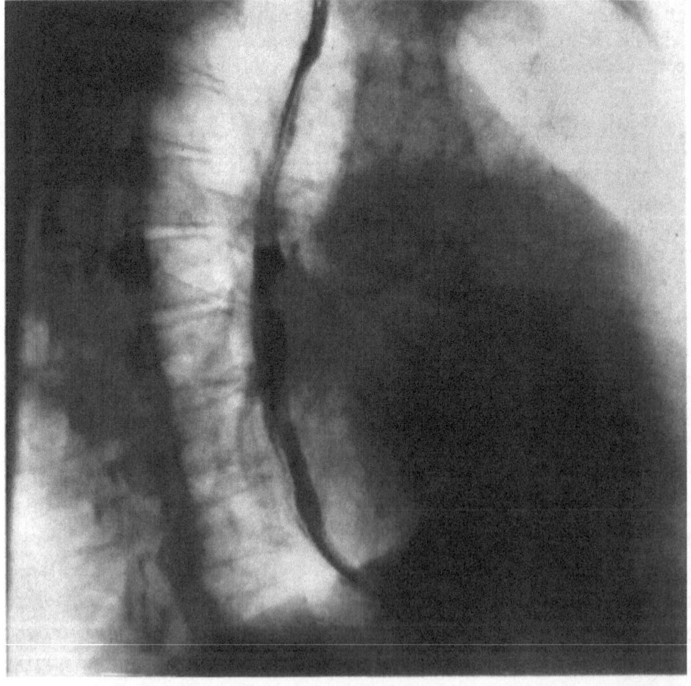

Abb. 14. RAO-Projektion des Befundes von Abb. 13. Die projektionsbedingte Abweichung des Krümmungsradius der Speiseröhre ist in der RAO-Projektion größer als in linker seitlicher Projektion

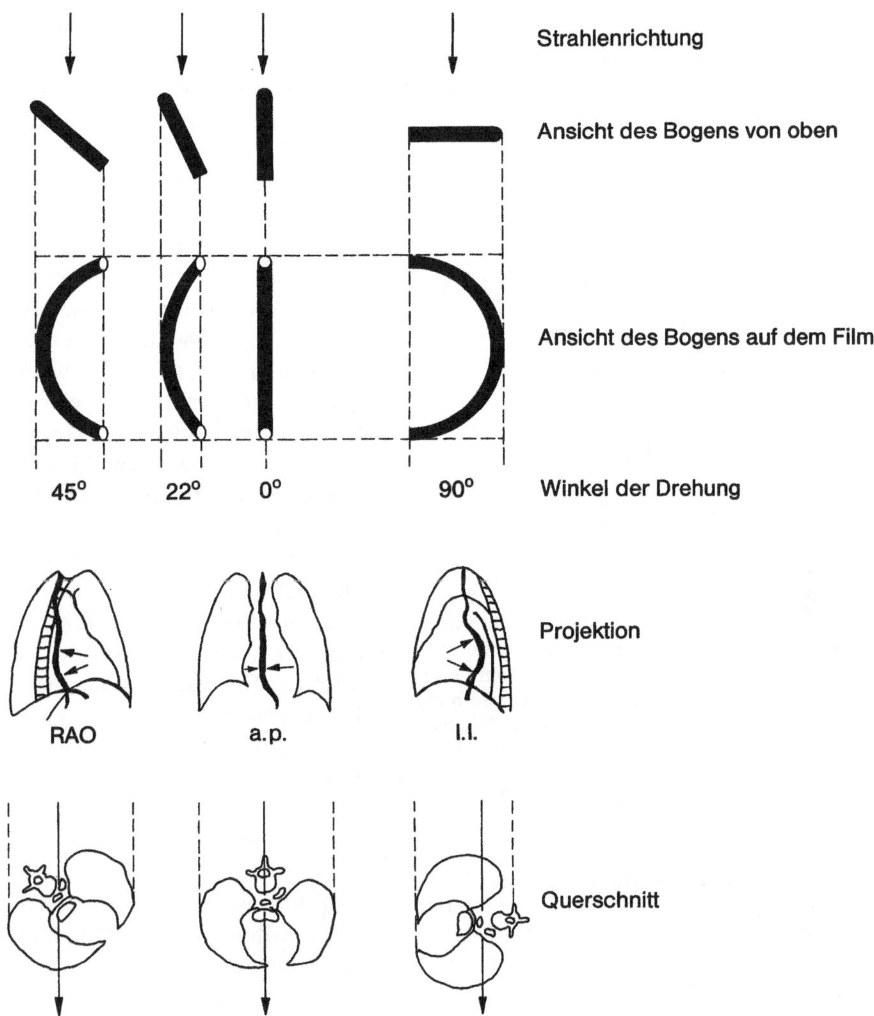

Abb. 15. Schema zur projektionsbedingten Veränderung der Speiseröhre, bei einer Vergrößerung des linken Vorhofs. Die Drehung des Patienten um seine Längsachse führt zur Verzerrung der Form der Speiseröhre. Der maximale Krümmungsradius wird in linker seitlicher Projektion sichtbar

talen Durchmessers des linken Vorhofs in der linken seitlichen Projekton zwischen definierten anatomischen Punkten wurde von Westkott u. Ferguson (1976) entwickelt. Die Autoren gehen davon aus, daß sich neben der an der hinteren Vorhofwand vorbeilaufenden Aorta ascendens die rechte Lungenarterie orthograd projiziert und als Oval erscheint. Ihr gleichmäßiger Schatten wird teilweise von dem der linken oberen Venengruppe überschichtet. Die vordere Begrenzung dieses Ovals entspricht der vorderen Wand des linken Vorhofs; das kann durch eine vom Oval nach unten abgehende Achsenlinie, die parallel der Richtung der mit Bariumbrei gefüllten Speiseröhre verläuft, bestimmt werden. Der Abstand zwischen dieser Linie und der Speiseröhre in Höhe des linken Vorhofs ist sein sagittaler Durchmeser (Abb. 16). Diese Achsenlinie, die an der vorderen Kontur des Schattens der rechten Lungenarterie zur Speiseröhre verläuft, befindet sich im Zentrum des

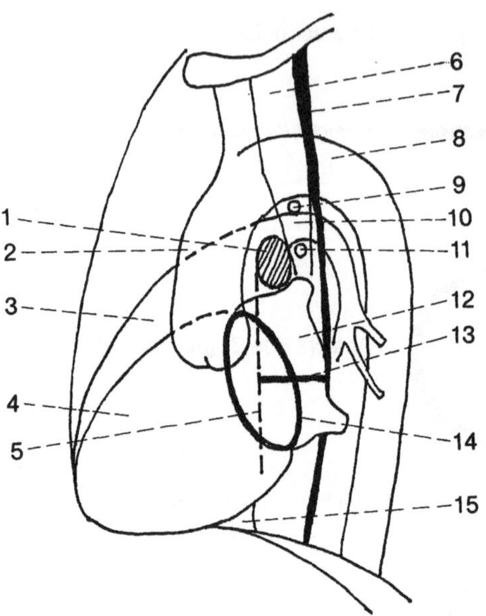

Abb. 16. Projektion der Wand des linken Vorhofs (elliptische Form) auf der linken seitlichen Röntgenaufnahme: *1* orthograde Projektion der A. pulmonalis dextra; *2* Aorta ascendens; *3* Austreibungsbahn der rechten Kammer; *4* linker Ventrikel; *5* Achsenlinie zur Bestimmung der Sagittaldimension des linken Vorhofs; *6* Trachea; *7* Ösophagus mit Bariumbrei; *8* Aortenbogen; *9* rechter Oberlappenbronchus; *10* A. pulmonalis sinistra; *11* linker Oberlappenbronchus; *12* linker Vorhof; *13* Sagittaldurchmesser des linken Vorhofs; *14* Ebene der Vorderwand des linken Vorhofs; *15* V. cava inferior

linken Vorhofs. Der linke Vorhof liegt im Verhältnis zur Sagittalebene schräg, und deshalb befindet sich in der linken seitlichen Projektion der rechte Teil seiner Vorderwand vor dieser Achsenlinie, der linke hinten (Abb. 16). Das wird durch ein Bild eines Angiokardiogramms mit gleichzeitiger Darstellung des linken Vorhofs und der linken Kammer nach transseptaler Punktion durch die Vorhofscheidewand bestätigt (Abb. 17).
Die abgerundete Begrenzung des rechten Teils der Vorderwand des linken Vorhofs wurde von Szamosi (1978) mit und ohne Anwendung von Kontrastmittel mit der von ihm ausgearbeiteten Methode der Hartstrahltechnik („high tension roentgenography") gezeigt (Abb. 18 a,b). Für eine exakte Bestimmung

der Form und des Volumens der Herzhöhlen werden durch die sich schnell weiterentwikkelnden Methoden der Computertomographie neue Möglichkeiten geschaffen. Diese Methode liefert elektronisch errechnete Querschnittsbilder des Körpers, die auf der unterschiedlichen Strahlenabsorption der Gewebe basieren, wenn ein schmales Röntgenstrahlenbündel unter verschiedenen Winkeln den Körper durchdringt. Ein sich so schnell bewegendes Organ wie das Herz muß mit hochfrequenten Einschaltungen vieler Strahlungsquellen gleichzeitig in einer Anzahl von Querschnitten, die seine ganze Länge umfassen, untersucht werden. An einer solchen Apparatur arbeitet man (Robb. u. Ritman 1979). Aber auch die derzeitigen Untersuchungen des Herzens mit Hilfe der Computertomographiemethode sind von Bedeutung. Um bei der Herzuntersuchung Artefakte zu vermeiden und einen mittleren Schnitt zu erhalten, erfolgt die Einschaltung der Röhre, durch das EKG gesteuert, nur in einer bestimmten Phase des Herzzyklus, meist in Systole oder Diastole. Damit die Herzhöhlen gut sichtbar sind und von der Muskelwand der Kammer abgrenzbar, wird ein Kontrastmittel injiziert Lackner u. Thurn (1980) zeigen, daß die Computertomographie eine wertvolle Ergänzung der gewöhnlichen Röntgenuntersuchung darstellt und dazu beiträgt, die Änderung des Kammervolumens und die Verlagerung des Septums bei veschiedenen Herzfehlern, bei muskulärer Wandhyperthrophie, bei Druck- und Volumenüberlastung, sowie bei der Diagnostik von Infarktzeichen und anderen Veränderungen zu bestimmen. Analoge Beobachtung finden sich auch in der Arbeit Masuda et al. (1982). Schon ohne Anwendung einer EKG-Synchronisation erlaubt das normale Computertomogramm bei Injektion von Kontrastmittel in der Einatmungsphase, Maße und Form des Herzens, seinen Durchmesser und die Lage der Kammer zu bestimmen, sowie Kalzifizierung von Koronararterien und perikardiale Exsudate zu diagnostizieren. Ein Computertomogramm einer gesunden Person zeigt Abb. 19a. Deutlich

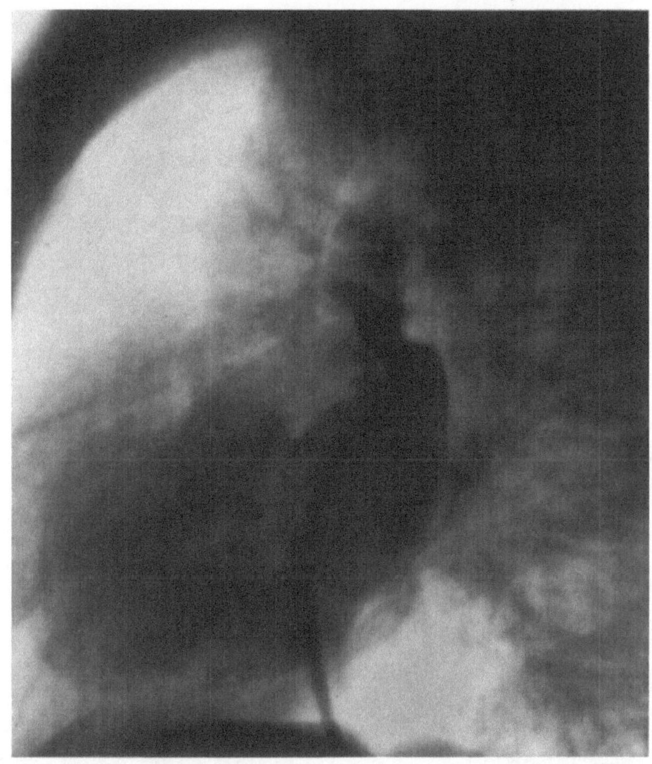

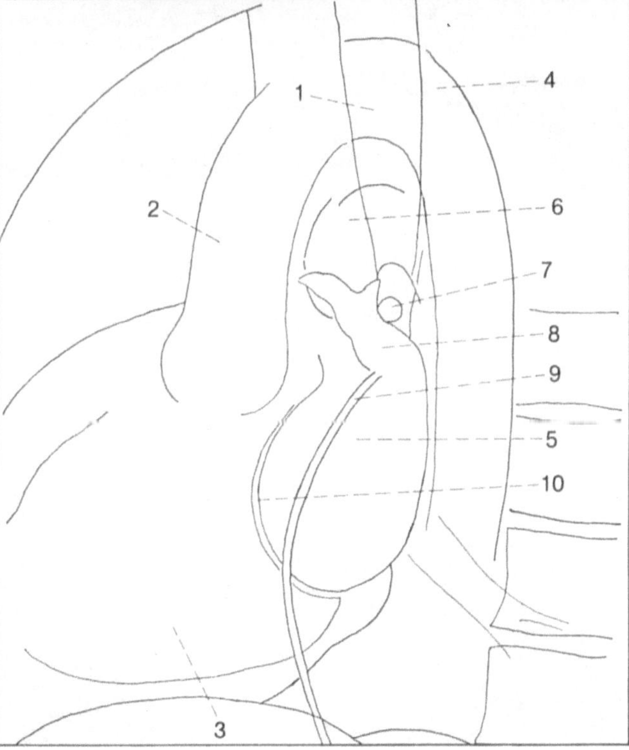

Abb. 17. Angiogramm mit Kontrastinjektion in den linken Vorhof über transseptale Punktion. Die Katheterspitze liegt neben der linken oberen Venengruppe. *1* Aortenbogen; *2* Aorta ascendens; *3* linker Ventrikel; *4* Trachea; *5* linker Vorhof; *6* Bogen der linken Pulmonalarterie; *7* linker Oberlappenbronchus; *8* linke obere Lungenvenengruppe; *9* Katheter; *10* Grenze zwischen dem linken Vorhof und der linken Kammer (Atrioventrikularfurche). Dies ist ein Teil des elliptischen Bezirkes, der in Abb. 16 beschrieben wurde

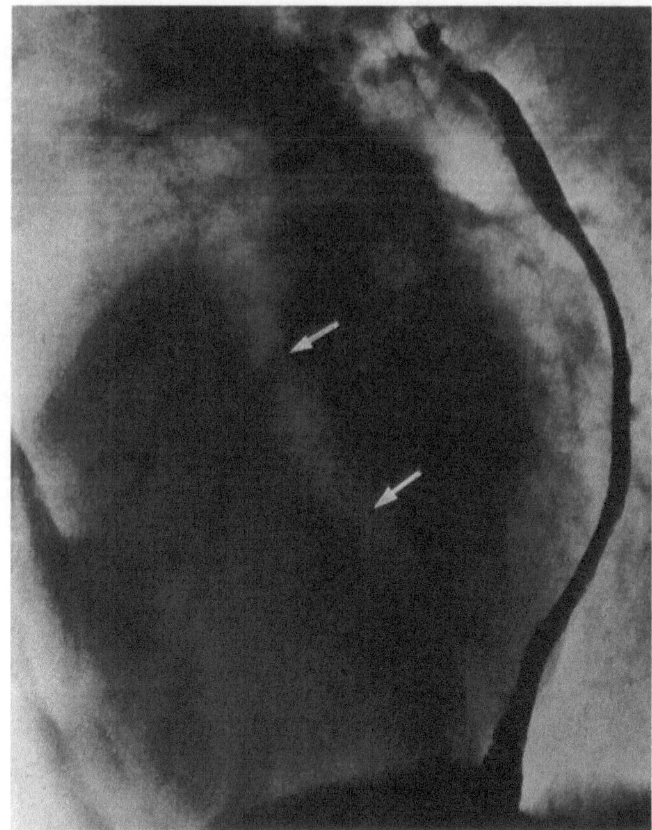

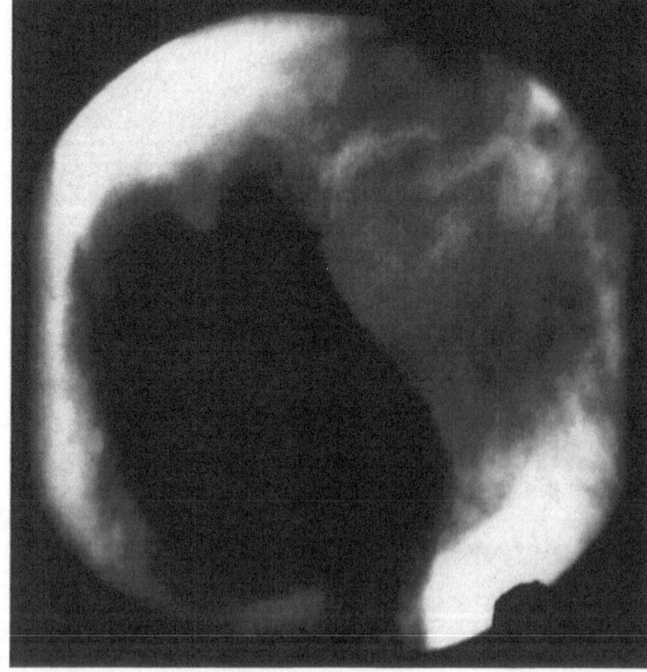

Abb. 18. a Vorderwand des linken Vorhofs (l↙) auf normalen Herzaufnahmen (190 kV, Hartstrahltechnik). (Nach Szamosi 1978). **b** Filmbild: Darstellung des rechten Vorhofs. Die Vorwölbung des linken Vorhofs in die konkave Fläche der hinteren rechten Vorhofswand ist deutlich erkennbar

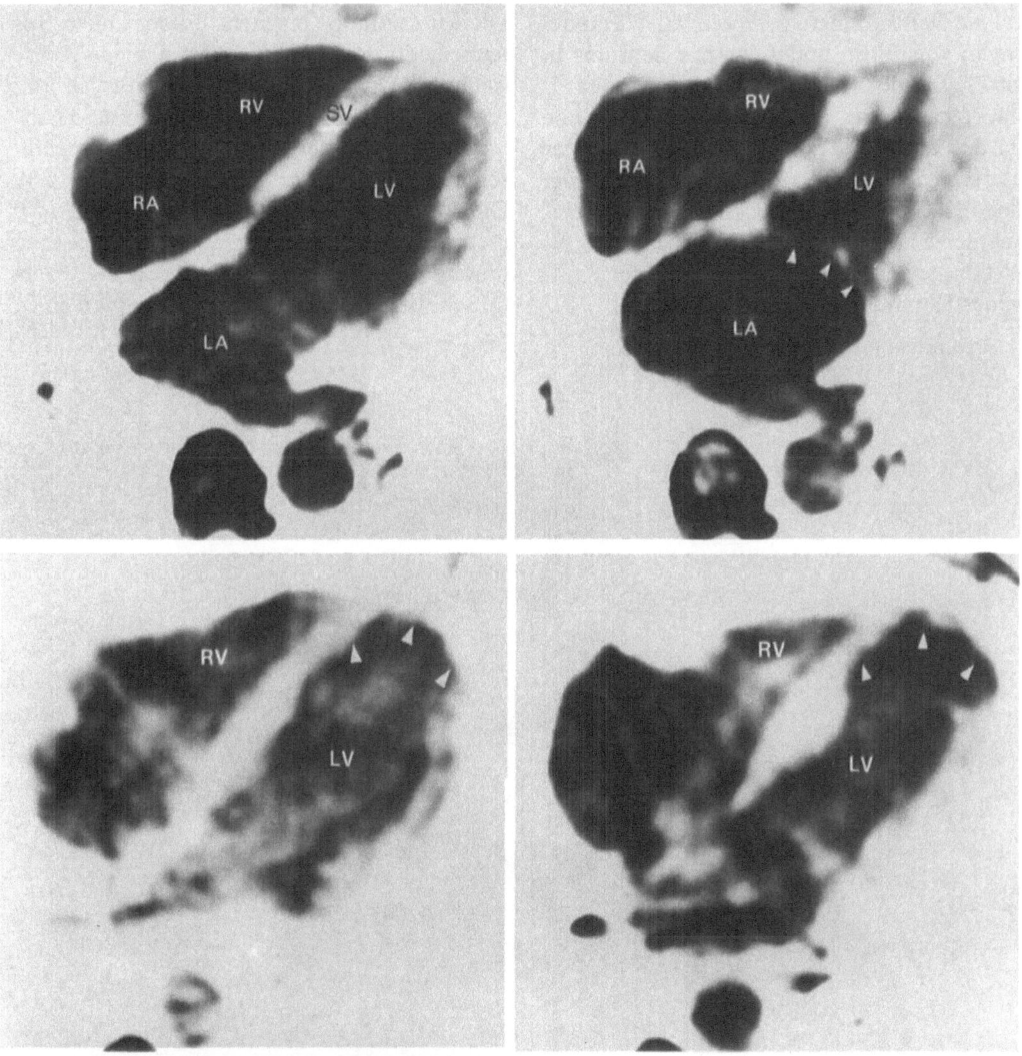

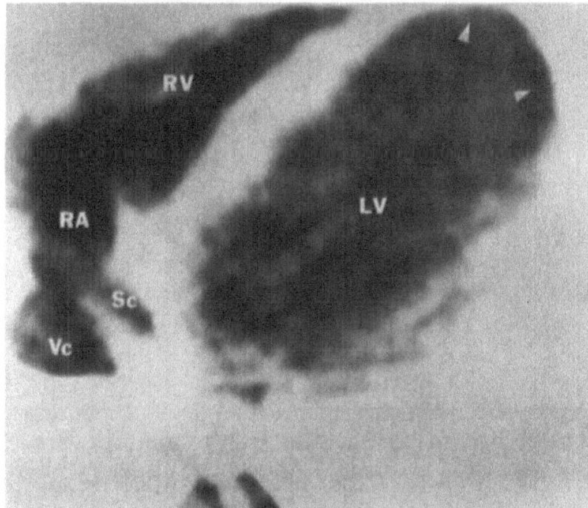

Abb. 19. a Computertomogramme bei normalen Erwachsenen. Herzkammern und Septen sind gut zu sehen. Typische Formveränderung der Höhlen in Systole und Diastole. *RA* rechter Vorhof; *RV* rechter Ventrikel; *LA* linker Vorhof; *LV* linker Ventrikel; *SV* Kammerscheidewand. (Nach Lackner u. Thurn 1980). **b** Computertomogramm bei Myokardinfarkt. Die geschädigte Zone ist mit *Pfeilspitzen* markiert (Vorderwand der linken Kammer). (Nach Lackner u. Thurn 1980). **c** Computertomogramm ohne EKG-Kontrolle. Der Infarktbezirk zeigt keine Bewegung und ist daher deutlicher begrenzt als die anderen Abschnitte der Kammerhöhle. (Nach Lackner u. Thurn 1980)

sind die Herzkammern zu erkennen, Veränderungen von Form und Lage des Septums in den Phasen des Herzzyklus. Beim Myokardinfarkt kann man eine hypokinetische Zone von den anderen Teilen der linken Kammer unterscheiden (Abb. 19b). Im Tomogramm ohne EKG-Synchronisation ist die Infarktzone der linken Kammer ebenfalls gut sichtbar infolge der geringen Bewegung der Kontur der Kammerlichtung (Abb. 19c).

Die Mitralklappe erscheint in der linken Seitenprojektion als Ellipse, deren lange Achse (nicht wirklich, aber infolge der Projektion) schräg liegt — von vorn nach hinten und nach unten — im hinteren Drittel des Herzgefäßschattens in seiner mittleren Höhe (Abb. 20). Die Aortenklappe liegt etwas höher und wird in ihrem Zentrum auf die Grenze zwischen hinterem und mittlerem Drittel des Herzgefäßschattens projiziert. Vorn sieht man einen

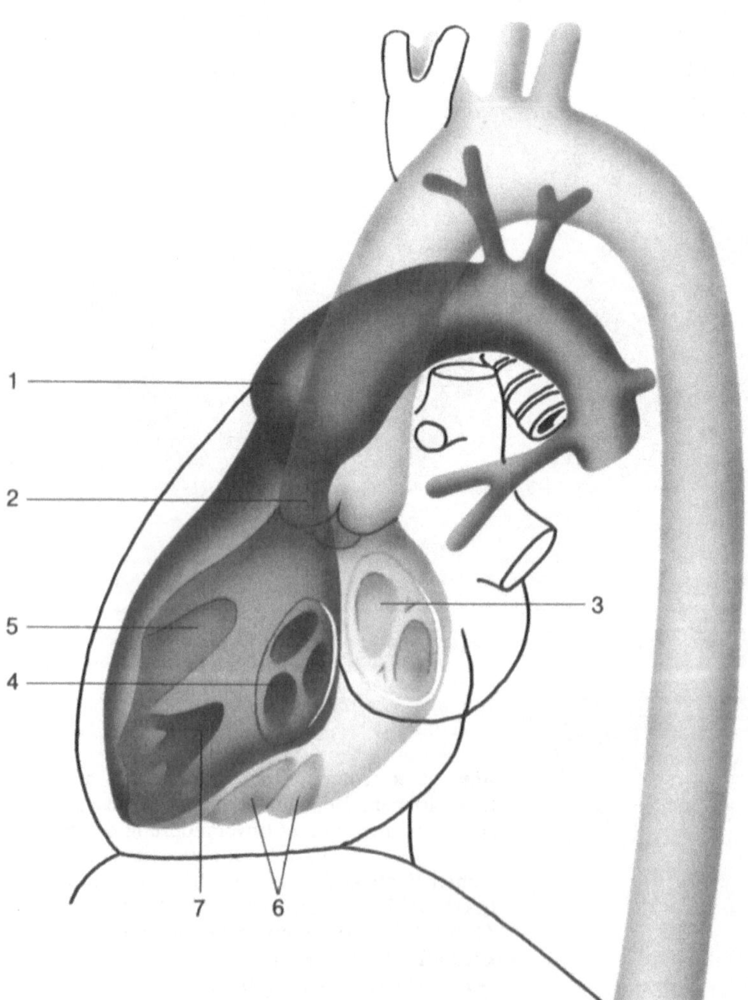

Abb. 20. Topographie der Klappen und Papillarmuskeln in der linken seitlichen Projektion. *1* Pulmonalklappe; *2* Aortenklappe; *3* Mitralklappe; *4* Trikuspidalklappe; *5* vorderer Papillarmuskel der linken Kammer; *6* hintere Gruppe der Papillarmuskeln der linken Kammer; *7* vorderer Papillarmuskel der rechten Kammer

verhältnismäßig schmalen Teil der rechten Kammer, der oben in den Truncus pulmonalis übergeht. Hinter ihm, aus der Tiefe der linken Kammer (an der Basis) erhebt sich die aufsteigende Aorta, die dann weiter oben in den Bogen übergeht. Der am weitesten vom Schirm entfernte Herzteil ist der rechte Vorhof. Die Trikuspidalklappe, durch beide Kammern hindurchprojiziert, erscheint ebenso wie die Mitralklappe schräg als Ellipse. Diese Klappe liegt unterhalb und vor der Mitralklappe im vorderen Drittel des Herzgefäßschattens. Die Pulmonalklappe (Valva trunci pulmonalis) liegt höher als alle anderen. In der Vertikalen liegt sie in einer Linie zusammen mit der Trikuspidalklappe und erscheint genau wie diese in der linken Seitenprojektion abgewinkelt als Ellipse. Sie überschneidet sich etwas mit der Projektionsfigur der aufsteigenden Aorta.

Der Aortenbogen ist auf der seitlichen Aufnahme weniger offen als in LAO-Projektion, weil seine Fläche nicht parallel zur Sagittalebene verläuft und in der linken Seitenprojektion die aufsteigende Aorta weiter vom Schirm entfernt ist als die absteigende. Diese ist im Retrokardialraum ventral vor der Wirbelsäule zu erkennen.

In der Seitenprojektion liegen die Herzhöhlen und die Kammerscheidewand schräg zur Bildebene. Auf dem Röntgenbild eines Herzpräparates verläuft die Achse der Papillarmuskeln fast parallel zur linken Kammerwand. Im Ventrikulogramm sieht man den hinteren Papillarmuskel der linken Kammer, der auf der unteren Wand in der Nähe des Kammerseptums liegt, fast immer als eine diagonale Aufhellung in der Systole. Den vorderen Papillarmuskel sieht man nicht, er ist durch die ganze Herzmasse und das Kontrastmittel im Hintergrund verdeckt. Die Form der Herzhöhle ist in Abhängigkeit vom Herzzyklus außerordentlich unterschiedlich. In der Diastole erscheint die Form der linken Kammerhöhle einem Parallelogramm ähnlich; der am weitesten ausgezogene Winkel ist zur Herzspitze gerichtet. Nicht selten hat sie auch die Form eines Projektils, dessen Spitze zur Herzspitze

orientiert ist. Die Serienbilder der Formveränderung der Kammerhöhle werden in Kap. 2 abgehandelt.

1.3 RAO-Projektion (1. schräge Projektion)

Der Patient wird aus der vorderen Lage nach links gedreht. Das Röntgenbild ist in hohem Maße vom Drehungswinkel abhängig; i. allg. beträgt dieser Winkel 40° in aufrechter Körperhaltung – bei Rückenlage jedoch nur 30°. Wenn sich die hintere (hintere rechte) Grenze des Herzens nicht mit der Wirbelsäule überlagert und zwischen ihr und dem Herz sich die helle Retrokardialzone darstellt, kann man in diesem Feld gut die hintere rechte Kontur erkennen, die hauptsächlich von den Vorhöfen gebildet wird. Je größer der Drehwinkel nach links ist, umso mehr ist der linke Vorhof flächenmäßig beteiligt und wird randbildend; der rechte löst sich von ihm und verschwindet im Herzschatten. Parallel zum thorakalen Abschnitt der Wirbelsäule verläuft der zarte geradlinige Schatten der absteigenden Aorta. Bei der Einatmung sieht man dorsal vom rechten Vorhof auf dem Zwerchfell die untere Hohlvene (Abb. 21a,b).

Die Analyse und Identifizierung der großen Gefäßstämme, die in das Herz eintreten (Venen) und vom Herzen kommen (Arterien), ist auf dem Übersichtsbild in RAO-Projektion oft sehr schwierig, weil sich ihre Schatten gegenseitig überlagern.

Der Aortenbogen, der fast rechtwinklig zur Filmebene liegt, wird von der vertikal verlaufenden und in den rechten Vorhof einmündenden oberen Hohlvene überkreuzt. Bei Kontrastdarstellung oder bei Anwendung des Pneumomediastinums ist die Topographie der Thoraxgefäße deutlich zu differenzieren. Die rechte Kontur des Gefäßbandes wird von der oberen Hohlvene gebildet; gleich dahinter folgen die Äste der rechten Lungenarterie, und unterhalb von ihnen die in den linken Vorhof einmündenden oberen und unteren Lungenvenengruppen.

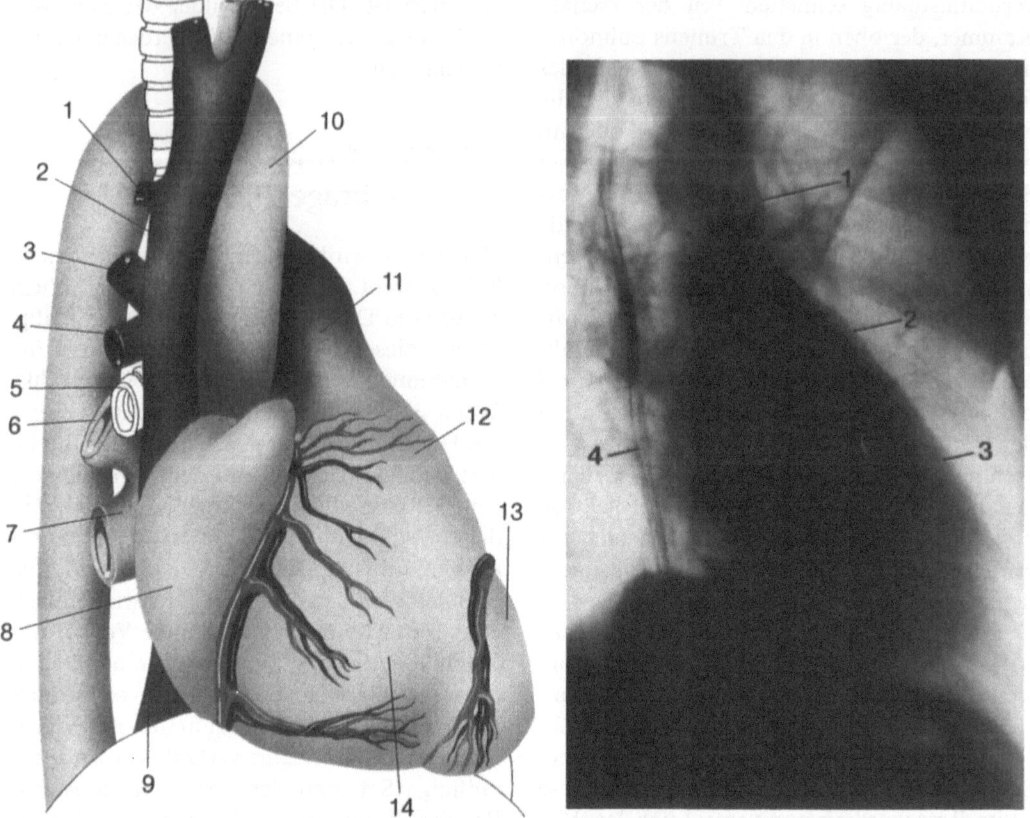

Abb. 21. a Ansicht des Herzens und der großen Gefäße in RAO. *1* Vena azygos; *2* obere Hohlvene; *3* rechte Oberlappenarterie; *4* Zwischenlappenarterie; *5* rechter Hauptbronchus; *6* obere Venengruppe; *7* untere Venengruppe; *8* rechter Vorhof; *9* untere Hohlvene; *10* aufsteigende Aorta; *11* Truncus pulmonalis; *12* Conus pulmonalis; *13* linke Kammer (Spitzenabschnitt); *14* rechte Kammer. **b** Röntgenbild des Herzens (Fernröntgenaufnahme in RAO). *1* aufsteigende Aorta; *2* Truncus pulmonalis; *3* rechte Kammer; *4* Speiseröhre

Die vordere (besser gesagt: die vordere obere) Kontur wird von der aufsteigenden Aorta gebildet, etwas darunter verläuft der Truncus pulmonalis. Nahe dem Überkreuzungspunkt dieser Gefäße findet sich ein Bogen, der dadurch entsteht, daß hier der Truncus pulmonalis aus dem schrägen in den horizontalen Verlauf übergeht. Unmittelbar vor diesem Bogen liegt die Pulmonalklappe (Abb. 22). Im vorderen Herz-Zwerchfell-Winkel sieht man einen dreieckigen Schatten, eine Ansammlung von Fett. Einen bedeutenden Teil der diaphragmalen Herzgrenze (an der Leiche ist das der Margo acutus) nimmt der rechte Ventrikel ein, der die ganze sichtbare Vorderfläche des Herzens bildet. Als schmaler und enger Streifen im vorderen Teil schaut die linke Kammer heraus. Von der Spitze läuft die Oberfläche der rechten Kammer schräg nach oben und dorsal. Auf der lang ausgestreckten Kontur der Herzfigur wird diese vom Conus pulmonalis gebildet.

Im Angiokardiogramm in RAO-Projektion stellt sich die rechte Kammerhöhle in der diastolischen Phase als ein Dreieck dar. Seine Basis liegt horizontal und wird von der Einflußbahn gebildet. Der vorderen Kathete dieses Dreiecks entspricht die Ausflußbahn, der hin-

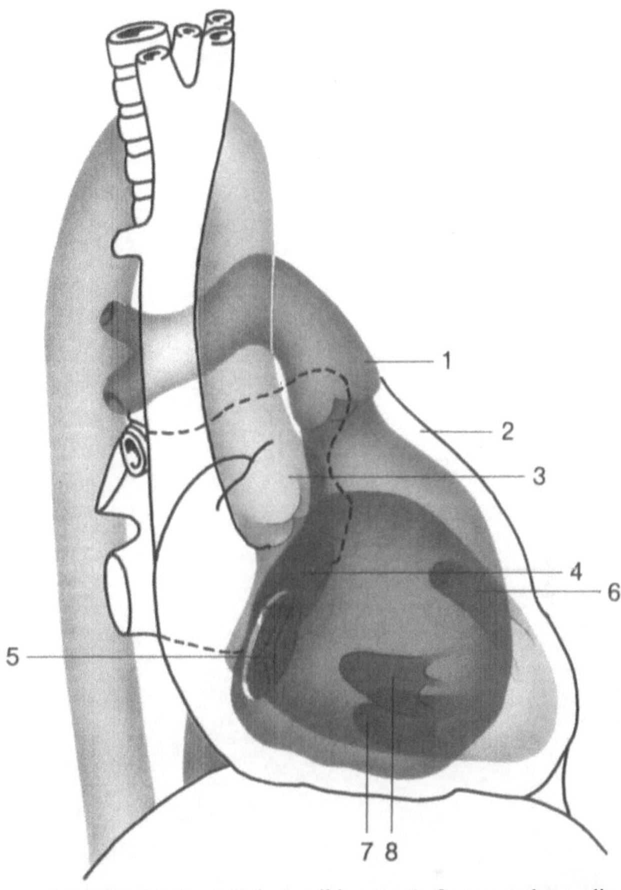

Abb. 22. Lage der Klappen und Papillarmuskeln in RAO. *1* Pulmonalklappe; *2* Conus pulmonalis; *3* Aortenklappe; *4* Mitralklappe; *5* Trikuspidalklappe; *6* vorderer Papillarmuskel der linken Kammer; *7* hintere Gruppe der Papillarmuskeln der linken Kammer; *8* vorderer großer Papillarmuskel der rechten Kammer

teren die Stelle, an der sich die Trikuspidalklappe befindet. Die Papillarmuskeln liegen auf der diaphragmalen Seite im Bereich der vorderen Kontur der Höhle. Die linke Kammer hat in der Diastole in dieser Projektion eine Form, die dem Gesamtbild des Herzens ähnlich ist oder besser gesagt die Form eines abgestumpften Ellipsoids, dessen schmaler Teil zur Spitze hin ausgerichtet ist. Die Längsachse der linken Kammer, wie auch die Kammerscheidewand, liegt im rechten Winkel zum Strahlengang (also parallel zur Filmebene), und man kann sie deshalb in ihrer ganzen Länge übersehen. Die Kontrastmasse

gibt das Bild der aufsteigenden Aorta wieder. Mit ihrem Bulbusabschnitt schließt sie sich direkt der Höhle der linken Kammer — im oberen Teil der Basis — an und liegt schräg zu ihr. Der Abgang dieses Gefäßes befindet sich im Zentrum des Herzbildes.

Nach Sosman (1943) ist bei einer kleinen Drehung des Patienten (um 15−20°) nach rechts in der RAO-Projektion die Projektion der Aortenklappe im zentralen Teil des Herzschattens auf einer Linie zu finden, die durch die Kammerbasis vom unteren Punkt der Kontur des Truncus pulmonalis zum rechten Herz-Zwerchfell-Winkel verläuft. Die Klap-

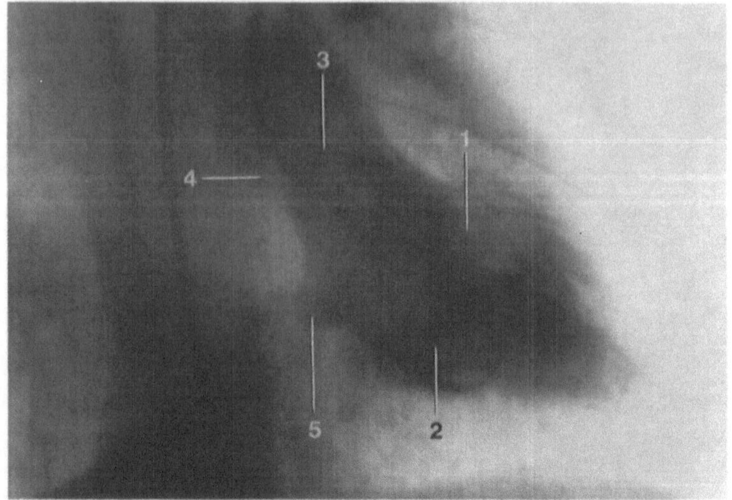

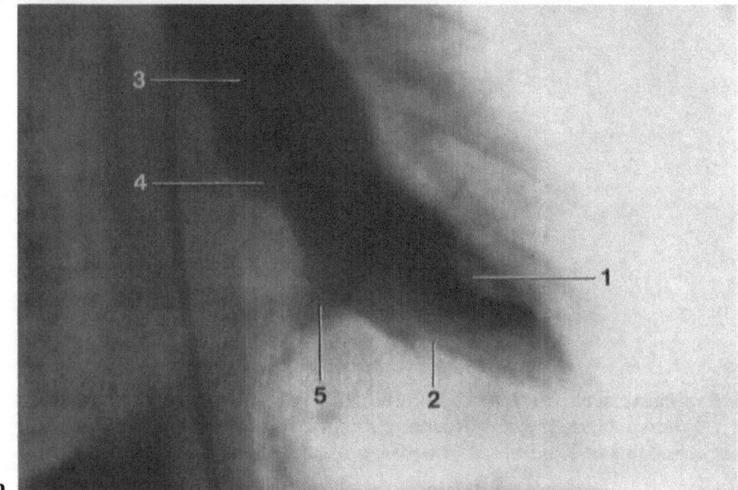

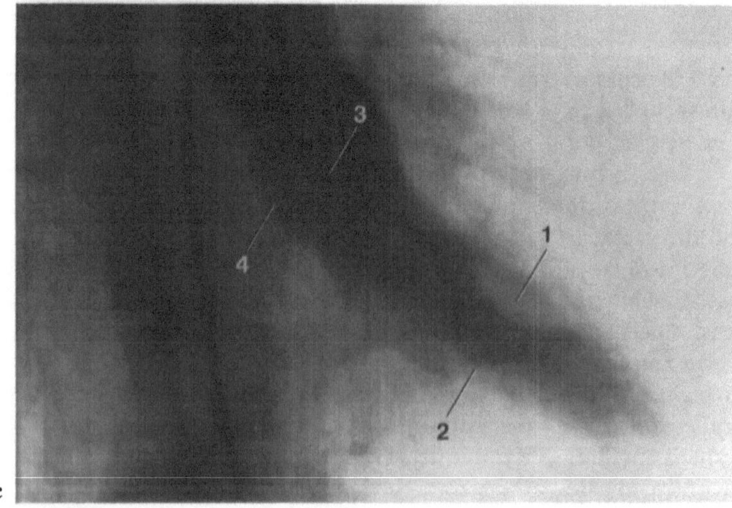

Abb. 23. Lävogramm in Diastole (**a**), Systole (**b**) und im Anfang der nächstfolgenden Diastole (**c**) in RAO. Deutlich erkennt man die Eindellungen durch die vordere (*1*) und hintere (*2*) Papillarmuskelgruppe; *3* Bulbus aortae; *4* hinterer Aortensinus; *5* Mitralklappe

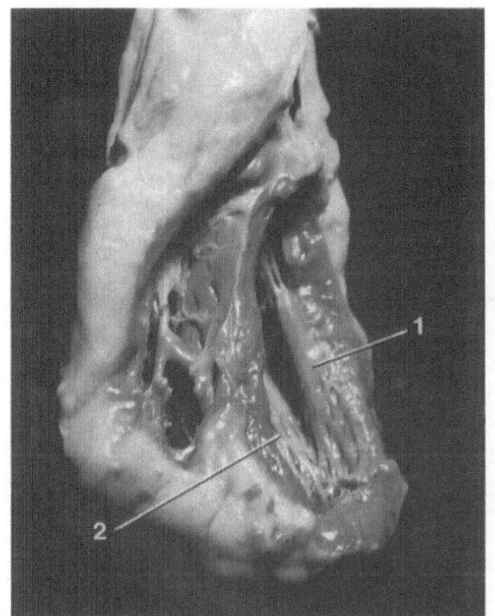
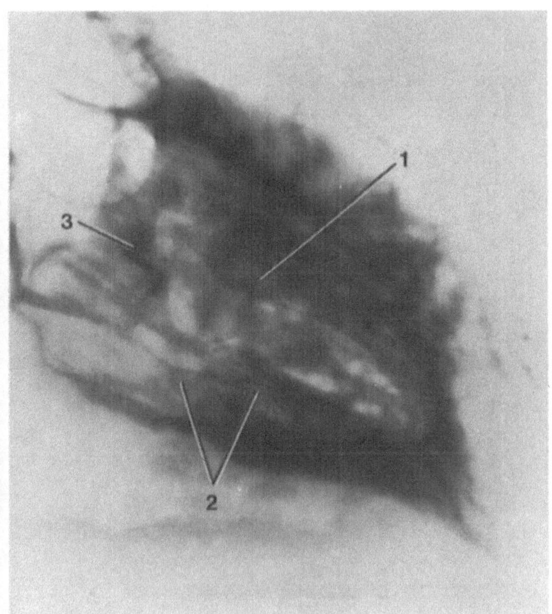

a   b

Abb. 24. Die Papillarmuskeln der linken Kammer — vorderer (*1*) und hinterer (*2*) — in RAO-Projektion am Herzpräparat (**a**) und im Röntgenogramm des Herzpräparates, mit Luft gefüllt (**b**). Segel der Mitralklappe (*3*) und die Chorden sind gut zu differenzieren

penebene liegt in dieser Projektion rechtwinklig zum Schirm bzw. zur Filmebene. Die Papillarmuskeln auf der diaphragmalen (unteren) Wand der linken Kammer sind in der Systole gut zu sehen, nicht selten sogar beide Muskelgruppen (Abb. 23 – 25).

1.4 LAO-Projektion (2. schräge Projektion)

Der Patient wird aus der vorderen Position nach rechts gedreht. Hier (wie auch in der RAO-Projektion) hat der Winkel der Drehung eine große Bedeutung. Bei einem Winkel von 45° verläuft der Zentralstrahl ungefähr durch die Ebene des mittleren Teils der Kammerscheidewand. Der basale Teil und der spitzenwärtige Abschnitt der Kammerscheidewand sind anders orientiert. Am nächsten zum Schirm findet sich der Spitzenteil der linken Kammer. Die Hauptmasse liegt tiefer und mehr zur Basis hin. Der gewölbte Teil der linken Kammer ist etwa in seiner Mitte am

breitesten (Abb. 26). Im Bereich der Kammerbasis, wo sich Mitral- und Aortenklappe befinden, ist der Kammerdurchmesser kleiner. Noch höher über die linke Kammer erhebt sich der linke Vorhof, der mit seiner Seitenfläche und dem Herzohr rechtwinklig zum Schirm hin orientiert ist. An der linken Kontur der Herzfigur wird diese im oberen Drittel vom linken Vorhof und in den unteren zwei Dritteln von der linken Kammer gebildet. Hier sieht man die Einflußbahn der linken Kammer aber nicht in ihrer ganzen Ausdehnung, sondern nur soweit, wie diese für den Blick von der Herzspitze her freigegeben wird. Eine genaue Abgrenzung der Kammer ist nur im Röntgentomogramm möglich. In dieser Projektion ist die linke (oder hintere) Kontur des Herzens (Margo obtusus cordis) mehr abgerundet als die vordere. Bei einer Rechtsdrehung um 60° und tiefer Inspiration sieht man im Winkel zwischen Zwerchfell und linker Kammer einen Abschnitt der unteren Hohlvene. In die Mitte der Höhe der linken Kammer — nahe der Hinterwand — projiziert sich die Mitralklappe und etwas höher und ventral

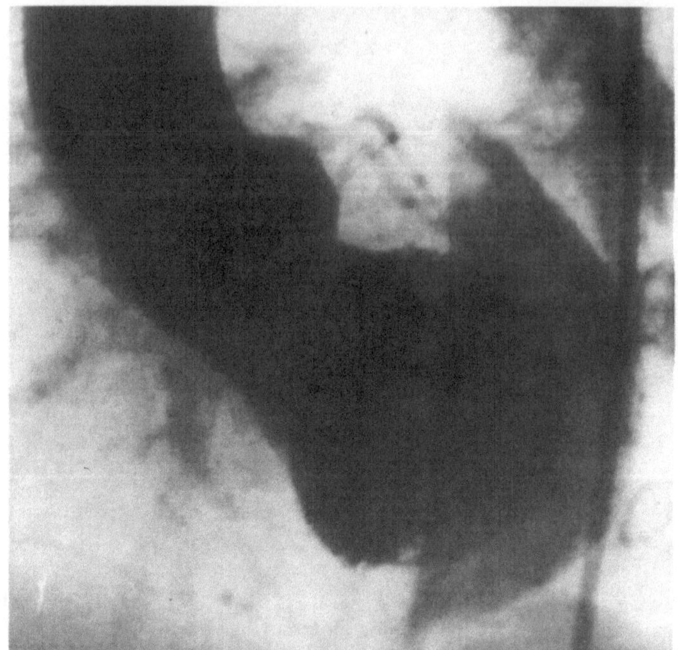

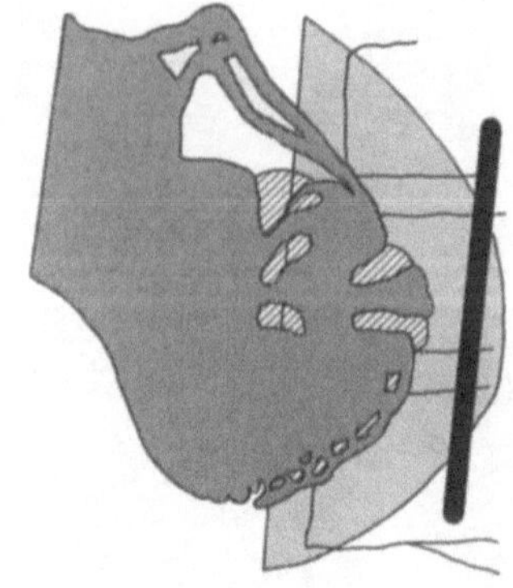

a

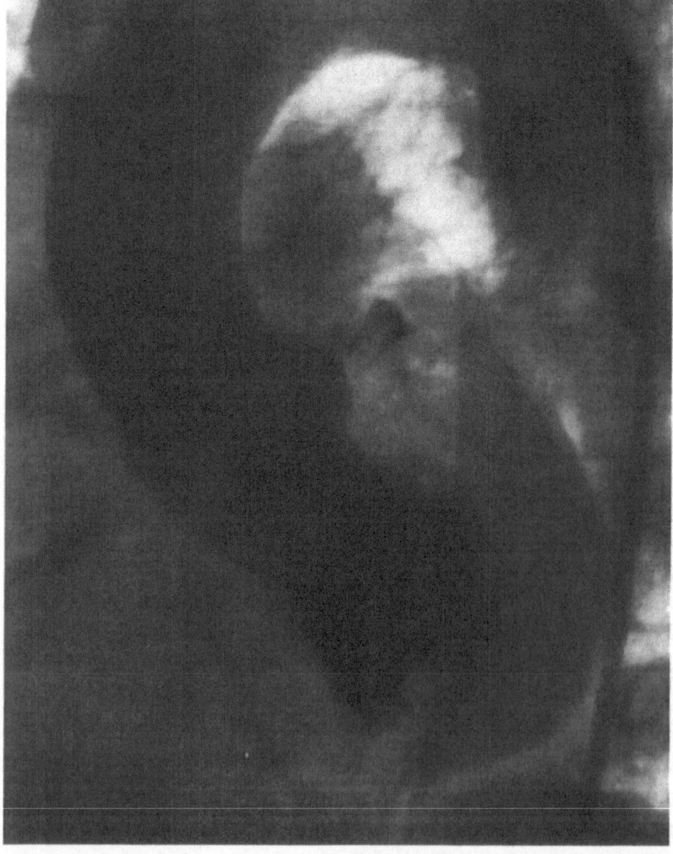

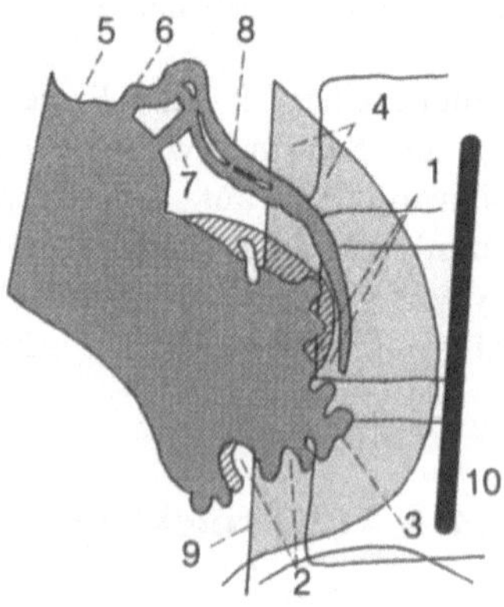

b

Abb. 25 a, b

Abb. 25 a,b. Kontur der Höhle der linken Kammer in verschiedenen Phasen des Herzzyklus auf dem Ventrikulogramm in LAO. **a** Diastole; **b** Systole. Deutlich ist die Formation des vorderen (*1*) und hinteren (*2*) Papillarmuskels und die Verengerung des interpapillären Raumes (*3*) in der Systole zu erkennen. In dieser Phase ist das Myokard (*4*) der linken Kammer verdickt. Kontrastmasse im Bereich des Aortenbulbus (*5*), linke Koronararterie (*6*), vordere Interventrikulararterie (*7*), R. circumflexus (*8*). Die Wand der linken Kammer sieht man nur in dem Bereich, wo sich ihr Schatten mit dem der Wirbelsäule und der Aorta thoracica überlagert, ihr Vorderrand bildet eine fast gerade vertikale Linie (*9*). Dorsal sieht man den Schatten des Katheters (*10*), der in der thorakalen Aorta liegt

Abb. 26. Außenansicht des Herzens entsprechend der LAO-Projektion. *1* aufsteigende Aorta; *2* Truncus pulmonalis; *3* Conus pulmonalis; *4* rechtes Herzohr; *5* Visenius-Ring (Gefäßanastomose zwischen rechter und linker Kranzarterie); *6* rechte Kammer; *7* linke Lungenarterie; *8* obere Lungenvenengruppe; *9* linkes Herzohr; *10* untere Lungenvenengruppe; *11* linke Kammer; *12* R. interventricularis anterior der linken Kranzarterie

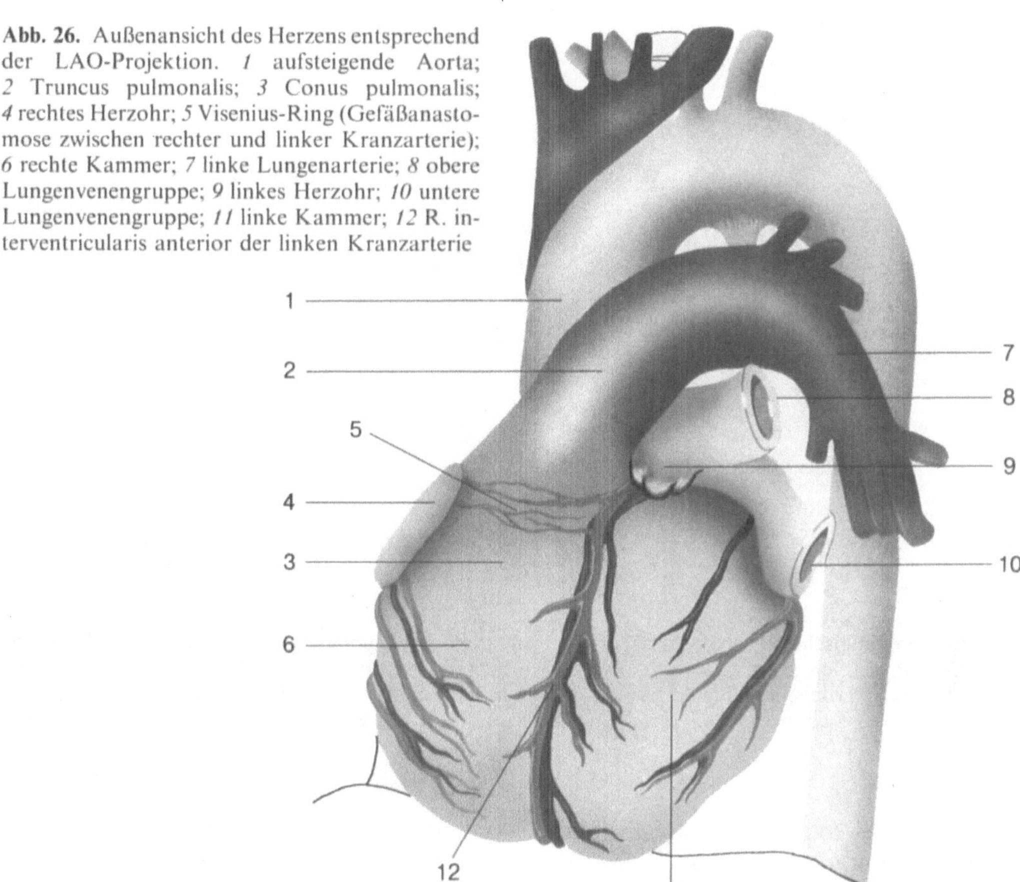

davon — nahe dem Kammerseptum — die Aortenklappe (Abb. 27). Der hintere Papillarmuskel, der teilweise der Kammerscheidewand anliegt, ist in seinem Längsverlauf parallel zur Herzachse ausgerichtet. Der vordere Papillarmuskel ist dagegen etwas abgewinkelt, was der Richtung der inneren Fläche der linken Kammerwand entspricht. Er projiziert sich über die hinteren Papillarmuskeln und etwas links davon (Abb. 28a,b).

Die rechte Kammer liegt mit ihrem Spitzenabschnitt auch schirmnah. Ihre Kontur wird von der Oberfläche der Einflußbahn gebildet, setzt sich nach oben fort und geht ohne scharfe Grenze in den infundibulären Abschnitt (arterieller Lungenkonus) über und weiter in den Truncus pulmonalis. Die obere Kontur bildet das rechte Herzohr, dessen Vorderrand zum Schirm hin gerichtet ist und nur als schmaler Streifen in Höhe des infundibulären Teils der

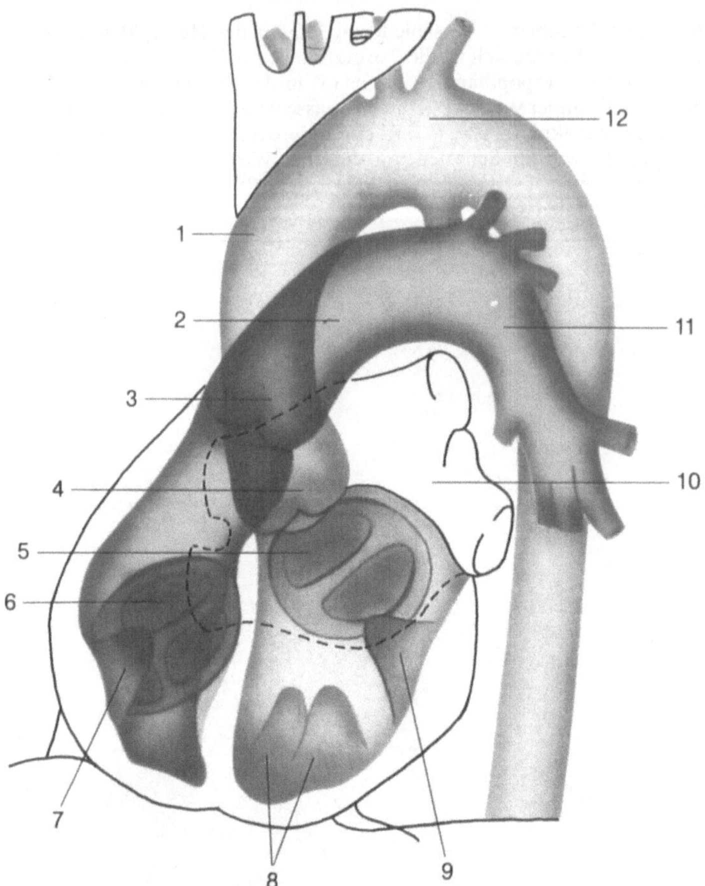

Abb. 27. Topographische Nachbarschaftsbeziehungen zwischen Kammer, Papillarmuskeln und Herzklappen in LAO-Projektion. *1* aufsteigende Aorta; *2* Truncus pulmonalis; *3* Pulmonalklappe; *4* Aortenklappe; *5* Mitralklappe; *6* Trikuspidalklappe; *7* vorderer Papillarmuskel der rechten Kammer; *8* hinterer Papillarmuskel der linken Kammer; *9* vorderer Papillarmuskel der linken Kammer; *10* linker Vorhof; *11* linke Lungenarterie; *12* Aortenbogen

rechten Kammer erkennbar wird. So wird die vordere Kontur des Herzens zum Diaphragma hin von der rechten Kammer und oben vom rechten Vorhof und Herzohr gebildet. Der vordere Papillarmuskel der rechten Kammer verläuft in der LAO-Projektion fast senkrecht zum Schirm und befindet sich im unteren Drittel der Kontur der rechten Kammer (Abb. 27). Der hintere untere Papillarmuskel, der auf dem unteren diaphragmalen Wandabschnitt der rechten Kammer liegt, verläuft etwa parallel zur Kammerscheidewand. Der septale Papillarmuskel sitzt der Kammerscheidewand auf, seine Längsachse verläuft spitzwinklig zur Oberfläche der Kammerscheidewand und nahezu parallel der Schirmebene (er wird vom rechten Tawara-Schenkel unterkreuzt).

Bei Drehung des Patienten von der vorderen Lage nach rechts um 40° bei Asthenikern und um 50° bei Pyknikern und Athleten stellt sich die Kammerscheidewand orthograd getroffen dar, und beide Kammern sind fast im gleichen Ausmaß an der Bildung der Herzfigur beteiligt. Bis zu einem gewissen Grad kann man sogar sagen, daß sie fast symmetrisch angeordnet sind, wobei die ventrale Kontur der rechten Kammer und die dorsale der linken

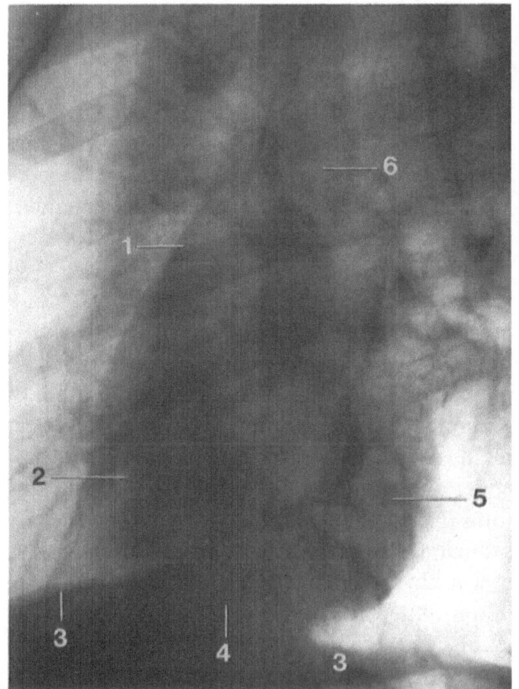
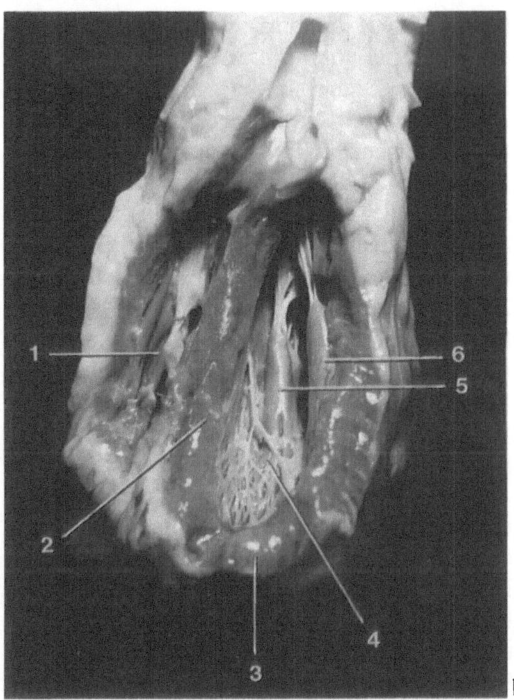

Abb. 28 a,b. Die Röntgenuntersuchung des Herzens und seines Präparates in LAO-Projektion. **a** Teleröntgenogramm. *1* aufsteigende Aorta; *2* rechte Kammer; *3* Diaphragma; *4* Herzspitze; *5* linke Kammer; *6* Bifurkation der Trachea. **b** Präparat. *1* rechte Kammer; *2* Kammerscheidewand; *3* Herzspitze; *4* linke Kammer; *5* hintere Papillarmuskelgruppe der linken Kammer; *6* vordere Papillarmuskelgruppe der linken Kammer

zuzuordnen ist. Eine absolute Größenbestimmung der Kammer über den größten horizontalen Durchmesser ist unmöglich, weil die Kammerscheidewand auf dem gewöhnlichen Röntgenbild nicht zu sehen ist. Die empfohlenen planimetrischen Methoden, von denen die beste die Methode nach Fray (zit. bei Fanardjan 1958) ist, geben nur Orientierungswerte.

Die topographische Lage des Herzens und seiner Kammerscheidewand kann sich in Abhängigkeit von der Lage des Diaphragmas verändern. Beim Zwerchfellhochstand und Drehung der Herzachse bekommt das Herz einen größeren Durchmesser und dabei wird auch die Scheidewand nach links verlagert. Ein niedriger Zwerchfellstand dreht das Herz nach rechts. Um gleichzeitig die pulsierenden Konturen beider Kammern in LAO-Projektion übersehen zu können, ist deshalb bei Asthenikern und Normosthenikern eine Drehung von

40–45° ausreichend, bei Pyknikern muß man sie jedoch auf 50° und mehr vergrößern.

Pathologische Veränderungen mit vermehrter diastolischer Füllung der Kammern führen zu einer Verlagerung der Kammerscheidewand in Richtung auf den gesunden Ventrikel und dabei kann die nicht vergrößerte Kammer durch die vergrößerte verdrängt werden. Das Ausmaß und die Richtung der Rotation des Herzens bei Volumenüberlastung haben große Bedeutung für die topographische Lage der Kammerscheidewand. Unter pathologischen Bedingungen (bei Herzfehlern) überlagern sich Vorhof und Kammer gegenseitig und die quantitative Bestimmung wird dabei noch schwieriger.

Die Trikuspidalklappe projiziert sich über die Mitte der vertikalen Achse der rechten Kammer etwa in Höhe der Ebene der Mitralis oder etwas niedriger und weiter vorn als diese. Am höchsten liegt die Pulmonalklappe; sie bildet einen Winkel von 45° zur Vertikalen. Direkt hinter dem Truncus pulmonalis befindet sich die aufsteigende Aorta, die dann in den Bogen und absteigenden Teil übergeht. In der LAO-Projektion ist der Aortenbogen am vollständigsten und steht frontal (parallel) zur Filmebene. In der Höhe des Aortenbogens und unter ihm verläuft vertikal die Trachea. In der Aufhellung unter dem Aortenbogen (Aortenfenster) liegt der Truncus pulmonalis fast horizontal. Hier erfolgt seine Teilung. Der rechte Abschnitt taucht tief in das „Fenster" ein, und der linke Abgang setzt sich fast geradlinig in die Lungenarterien fort. In den Bereich des „aortalen Fensters" wird. auch die Bifurkation der Trachea und der proximale Abschnitt des linken Stammbronchus projiziert. Ein Herz von normaler Größe bedeckt in vertikaler Lage (im Stehen oder Sitzen) niemals die absteigende Aorta, die hier parallel zur Wirbelsäule verläuft.

Auf den üblichen Röntgenbildern ist es unmöglich, die Elemente des Gefäßbündels zu differenzieren, das in gerader Richtung nach oben aus dem Herzen abgeht. Mit einer weiteren Drehung nach rechts wird das Gefäßbündel breiter, weil jetzt die aufsteigende Aorta nach rechts abweicht. Im Gegensatz zur relativen Deutlichkeit der vorderen Kontur der aufsteigenden Aorta ist ihre hintere Grenze undeutlich. Die sich teilende Trachea und der linke Hauptbronchus enthalten viel Luft und lassen eine große Strahlenmenge passieren, daher leuchtet in dieser Zone der Schirm außerordentlich hell auf, was sich nachteilig auf die Abgrenzung der Gefäße auswirkt und die Sichtbarkeit der unteren Aortenkontur verschlechtert. Dorsal von der Trachea befindet sich der distale Abschnitt des Aortenbogens, der sich dann in die absteigende Aorta fortsetzt, die man vor der Wirbelsäule sieht. In der LAO-Projektion ist dieser Abschnitt und die eigentliche thorakale Aorta am klarsten zu übersehen. Der Aortenbulbus und der proximale Teil der Aorta ascendens wird auf den mittleren und oberen Herzabschnitt projiziert und vom Lungenstamm und teilweise von der Ausflußbahn der rechten Kammer überlagert. Die rechte Lungenschlagader erkennt man dorsal von der aufsteigenden Aorta als ovalen Schatten. Die obere Hohlvene ist bei 45° Drehung teilweise und bei 60° vollständig von der aufsteigenden Aorta bedeckt. Die obere Hohlvene selbst oder die V. brachiocephalica befinden sich im vorderen Abschnitt des Gefäßbündels oberhalb der Aorta.

Bei der Angiokardiographie mit Kontrastmittel sieht man die Struktur und die wechselseitigen Lagebeziehungen der Herzhöhlen zueinander und zu den großen Gefäßen. Die linke Kammerhöhle ist breiter als die rechte aber nicht so hoch. Die rechte Kammerhöhle ist enger aber höher. Die beiden Höhlen sind in ihrer Form und der Lage ihrer Achsen verschieden. In der Diastole hat die linke Kammerhöhle die Form eines nach vorn links und unten abgewinkelten Konus oder eines Projektils. Die Höhle der rechten Kammer stellt sich als Pyramidenstumpf dar, dessen Spitze zur Pulmonalklappe hin gerichtet ist. Der Aortenbulbus und seine Klappe sind tief in die Herzmasse eingetaucht. Die LAO-Projektion ist für die Beurteilung einer Ventralverlagerung der rechten Kammer und einer dorsalen Verdrängung der linken Kammer geeignet. Die Größe des linken Vorhofs läßt sich weniger gut beurteilen. Eine isolierte Verbreiterung der vorderen und oberen Kontur des Herzens spricht dafür, daß der rechte Vorhof vergrößert ist.

Eine scharfe Betonung der ganzen rechten Vorderwand ist entweder durch eine allgemeine Vergrößerung des rechten Vorhofs und der Kammer oder aber durch eine isolierte starke Ausweitung eines dieser beiden Abschnitte bedingt. Eine starke Auswölbung der hinteren linken Kontur über dem Zwerchfell wird durch eine Vergrößerung der linken Kammer verursacht. Jedoch kann bei einer bedeutenden Dilatation der rechten Kammer, besonders wenn sie in die Tiefe erfolgt, die normal große linke Kammer, nach hinten verdrängt werden. Trotzdem ist die LAO-Projektion für die Beurteilung der linken Kammer und der Aorta von großem Wert.

2 Funktionelle Anatomie des Herzens und der großen Gefäße und hämodynamische Mechanismen

In den letzten 3 Jahrzehnten sind im Rahmen der Grundlagenforschung neue Erkenntnisse über die Bewegung des Herzens gewonnen worden. Dabei wurde besonders die Rolle der anatomischen Strukturen, durch welche diese Funktionen vollzogen werden, studiert. Viele dieser Arbeiten wurden jeweils nur in Zeitschriften publiziert und haben fast nie Eingang in die Klinik gefunden. Diese Ergebnisse unterscheiden sich in mancher Beziehung wesentlich von den Vorstellungen derjenigen, die heute damit arbeiten. Um den Mechanismus der Bewegung des ganzen Herzens und sein röntgenologisches Bild zu verstehen, muß man die Hämodynamik aller Herzabschnitte und der großen Gefäße studieren. Das gilt auch für die unterschiedlichen Faktoren, die den Blutstrom beeinflussen.

2.1 Rechte Kammer des Herzens, Hohlvenen, Truncus pulmonalis

Im rechten Ventrikel ist eine deutlichere Trennung zwischen Ein- und Ausflußbahn als im linken zu beobachten. Diese Bahnen werden hier von dem Ostium bulbi, das in der Funktion der Systole entsteht, voneinander getrennt. Dieses „Tor" wird oben von der Crista supraventricularis gebildet und vorn und unten vom vorderen großen Papillarmuskel. Vom Kammerseptum her wird der kaudale Rand dieser Öffnung durch einen Muskelstrang (Trabecula septomarginalis) begrenzt. Dieser Strang hat muskuläre und bindegewe-

bige Anteile und erscheint damit als Leitstruktur für das Reizleitungssystem, das als rechter Tawara-Schenkel vom His-Bündel zum vorderen Papillarmuskel führt. Nach Ansicht von Brandt (1953) scheint dieses „Ostium bulbi" zumindest in der Embryonalzeit als eine Art Sphinkter (Ringmuskel) zu funktionieren. Im Tierexperiment konnte diese Sphinkterfunktion durch Fixation des vorderen Papillarmuskels an der Vorderwand nachgewiesen werden. Dabei wird in der Austreibungsphase ein Teil des Blutvolumens wieder in die Einflußbahn zurückgedrängt und entfaltet diese „paradoxerweise" nochmals (Puff 1960a,b).

Die Innenfläche der Einflußbahn ist nicht glatt und wird von herausragenden muskulösen Bälkchen, den Trabekeln gebildet. Die Ausflußbahn besteht aus 2 völlig verschiedenen Teilen. Der Spitzenabschnitt der rechten Kammer zum einen hat, genau wie die Einflußbahn, an der Innenfläche ein trabekuläres Relief. Der Conus pulmonalis zum anderen hat glatte Wände. Funktionell ist interessant, daß es im Konusbereich keine Fortsetzung der Fasern vom rechten Schenkel des His-Bündels gibt. (Puff 1958 a).

Die Blutwege in der rechten Kammer stehen fast rechtwinklig zueinander. Streng genommen kann man eigentlich nicht von einer Längsachse der rechten Kammer sprechen. Traditionsgemäß wird zwar dafür die Achse der Einflußbahn, die horizontal ausgerichtet ist, so bezeichnet, das ist aber problematisch. Der rechtwinklige Verlauf des Blutwegs macht es unmöglich, daß sich die Muskelfasern der rechten Kammer gleichzeitig kontrahieren können, weil die gleichzeitige Tätigkeit

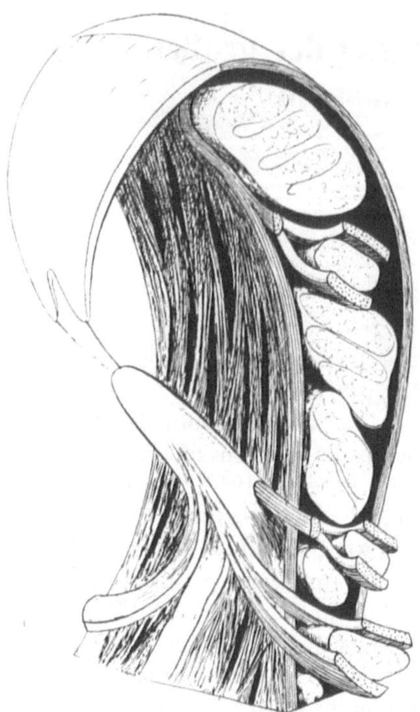

Abb. 29. Schematische Darstellung der Bildung der Wurzelfasern des vorderen rechten großen Papillarmuskels

aller Muskeln ihre Wirkung gegenseitig aufheben würde (Puff 1954/55, 1965b). Die Ein- und Ausflußbahnen kontrahieren sich nicht gleichzeitig, sondern nach einem bestimmten raum-zeitlichen Plan nacheinander. Die Kontraktionsfolge in den verschiedenen Abschnitten der Kammer wird durch die besondere Anordnung der Muskelsysteme und der Erregungsleitungsbahn bewirkt. Das Kammermyokard wird aus 3 Hauptfaserschichten gebildet, von denen die äußere und innere jeweils einen mehr längsachsenparallelen Verlauf und die mittlere dagegen mehr einen zirkulären erkennen läßt (Abb. 29).

Diese Klassifizierung ist in der linken Kammer klarer als in der rechten, da es in der rechten Kammer wie gesagt schwierig ist, eine Längsachse zu definieren. Es gibt aber auch Fasern, die von der rechten auf die linke Kammer übergehen; so wird der vordere Papillarmuskel der linken Kammer von Fasern

gebildet, die auch den Spitzenabschnitt der rechten Kammer umkreisen. Der Verlauf der Reizleitungsfasern ist dergestalt, daß die Papillarmuskeln zuerst erreicht und erregt werden, der Conus pulmonalis dagegen praktisch keine Purkinje-Fasern besitzt. So ist es klar, daß die Kontraktion bei den Papillarmuskeln beginnen muß und nur ganz am Ende der Systole den Bereich des Konus erreicht. Nur so wird die notwendige Richtung des Blutstroms gewährleistet. Lewis u. Rothschild (1915) fanden, daß zuerst die Wand der linken Kammer von der Kammerscheidewand her erregt wird. Darauf folgt die äußere Oberfläche der Vorderwand der rechten Kammer auch nahe der Kammerscheidewand. Diese Stelle an der Basis des vorderen Papillarmuskels entspricht der Verzweigung des rechten Schenkels des His-Bündels (Puff 1954/55).

Im Tierexperiment am Schafherzen war es mit Hilfe eines komplizierten Siegelsystems gelungen, rechte und linke Herzkammer eines operativ freigelegten Herzens gleichzeitig mit dem korrespondierenden EKG in Hochfrequenzzeitlupe (Puff 1958, 1960b) zu filmen. Danach ist die Zone der ersten Erregung über dem Fußpunkt des vorderen großen rechten Papillarmuskels zu suchen („Quellpunkt" Schäfer 1951). Wenige Millisekunden später folgen die linken Papillaren und die linke Einflußbahn, so daß nun beide Ausflußbahnen gleichzeitig entfaltet und vorgedehnt werden. Diese Zeitphasenfolge konnte auch Meyer-Waarden (1970) durch Versuche am isolierten Hundeherzen bestätigen.

Die Erforschung der phasenhaften Folge der Bewegungabläufe in verschiedenen Herzteilen hat eine lange Geschichte. Ludwig (1849; zit. nach Puff 1960), Henke (1872, zit. nach Brecher 1956) Albrecht (1903, zit. nach Puff 1960 b), Tandler (1913), Koch (1922), Benninghoff (1948), Brandt (1953) und andere trugen in ihren Studien wichtige Fakten zur Diskussion der Kontraktionsphasen des Herzens bei. Besonders viele Hinweise zu dieser Problematik ergaben sich unter Verwendung kinematographischer Technik (Puff 1954/55, 1957). Durch optische Synchronisation war auf jedem einzelnen Filmbild im gleichen Moment die Kontraktion des Herzens und das EKG einander zuzuordnen. Die Bewegungsabläufe des Herzens (eines gesunden männlichen Schafs) wurden auf einem Film mit 500 Bildern/s aufgenommen. Die nachfolgende kinematographische Analyse und Einzelbildauswertung erlaubten sichere Angaben über die Bewegung des Herzens zu machen und erbrachten wichtige physiologische Konsequenzen. Nach diesen grundlegenden Erkenntnissen ist das Bild der Bewegung der rechten Kammer jetzt deutlich umrissen. Die Erregung, die vom Aschoff-Tawara-Knoten über den rechten Schenkel des His-Bündels weiter geleitet wird, erreicht zuerst den vorderen Papillarmuskel und wird erst danach auf die Vorderwand der rechten Kammer nach einem bestimmten Plan übertragen. Die zeitliche Ordnung der Kontraktionsfolge führt dazu, daß sich die Spitze des Papillarmuskels apikalwärts bewegt, die Chordae tendineae des vorderen Trikuspidalsegels spannt und den Rezessus der Einflußbahn vordehnt. Die Folge ist eine schnelle Kontraktion der Spiralfasersysteme, die das Trikuspidalostium umfassen. Dabei wird jetzt gleichzeitig die ganze Klappenebene zur Spitze hin verlagert. Das Blut, das sich in der Einströmungsbahn befindet (Restblut und das Blut aus dem Vorhof) wird ziemlich schnell in die Ausflußbahn verschoben und entfaltet diese. Die Verlagerung des Blutes wird durch die Verdickung der Papillarmuskeln und der inneren Längsmuskelschichten unterstützt. Dies wird weiterhin bewirkt durch die Blähung des Kammerseptums in Richtung auf die Einflußbahn der rechten Kammer, bedingt durch die Entfaltung der linken Ausflußbahn — also einem Mechanismus der linken Kammer. Alle diese verschiedenen Mechanismen sind an der Verengung des Ostiums bulbi beteiligt (Puff 1960 b, c). Die mittlere Ringfaserschicht des Spitzenabschnitts der rechten Kammer, die in der isovolumetrischen Umformungsphase durch das einströmende Blut gedehnt wurde, kontrahiert sich jetzt isometrisch, bis der Druck in der Ausflußbahn so weit angestiegen ist, daß

sich die Pulmonalklappe öffnet. Die Verkürzung der Längsfasern im Pulmonalkonus führt zur Austreibung des Blutes in den Truncus pulmonalis. Als Folge der Verbreiterung und Verlängerung des Truncus pulmonalis verlagert sich dann die Pulmonalklappe in vielen Fällen herzspitzenwärts. Wenn sich das ganze Muskelfasersystem der Kammer in maximaler Kontraktion befindet, bleibt es für eine kurze Zeit in diesem Zustand („Verharrungszeit"; Abb. 30 a,b). In der gleichen Reihenfolge erfolgt auch die Erschlaffung der Kammermuskulatur. Zu Beginn erschlaffen die Papillarmuskeln und danach die Wand der Einflußbahn. In diesem Moment verharrt die Ausflußbahn noch im Kontraktionszustand und darum wird das noch in der Kammer verbliebene Blut (Restblut) zurück in die erschlaffte Einflußbahn verschoben, was wiederum deren Entfaltung unterstützt. Die Kammerbasis (Ventilebene) mit der Trikuspidalklappe bewegt sich jetzt wieder vorhofwärts. Die Bewegung dieses Ventilebenenabschnitts ist der Bewegung eines Türflügels vergleichbar, dessen Angeln sich am Kammerseptum befinden. Die sich dabei öffnende Trikuspidalklappe und die Erschlaffung der basalen Spiralfasern lassen das Blut aus dem Vorhof in die Kammer strömen. Bei der nächstfolgenden systolischen Bewegung der Trikuspidalebene zur Herzspitze hin vermindert sich der Druck im Vorhof stark, was zu einem Ansaugmechanismus des Blutes aus der Hohlvene in den rechten Vorhof führt. Das Einströmen des Blutes in die rechte Kammer wird weiter unterstützt durch den Saugeffekt der Verkürzung des Truncus pulmonalis, der in der vorausgehenden Systole gedehnt worden war. Seine rückläufige Verkürzung zieht dabei die rechte Kammer harmonikaartig etwas auseinander. Im gleichen Sinne wirkt auch die wieder rückläufige Verlagerung der Kammerscheidewand in Richtung auf die linke Kammer in der Diastole. Die Kammerscheidewand hat (wie auch die übrigen Myokardanteile der Kammer) in ihren verschiedenen Abschnitten eine unterschiedliche Struktur. Im wesentlichen wird sie

PM
ET
AB
R
Q S
T
P
Q S
a
Fpb 1
100
200
255
b
Systole
475
590
640
690
Diastole

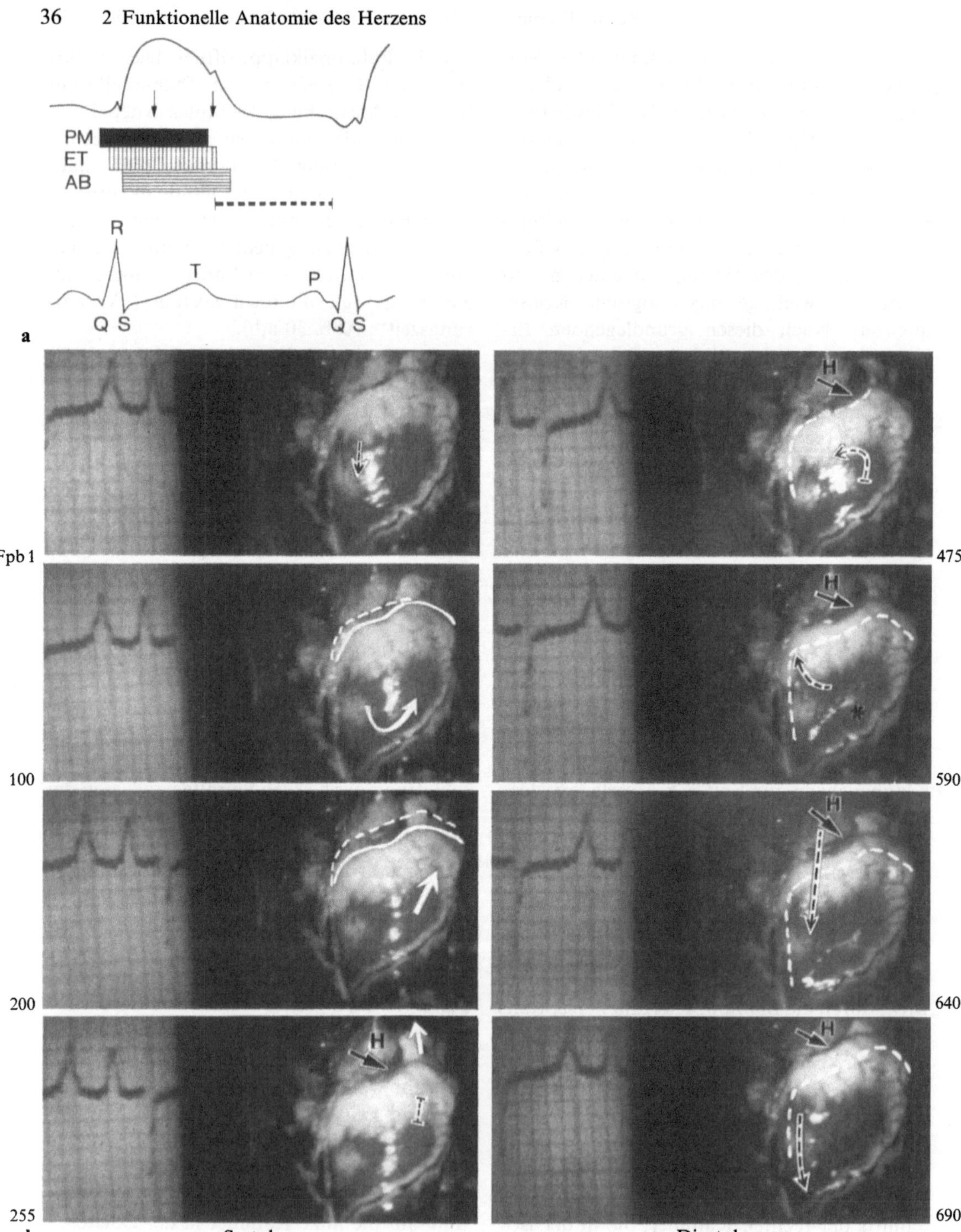

Abb. 30 a, b

Abb. 30. a Zeitlicher Ablauf der Kontraktion verschiedener Abschnitte der rechten Kammer in Bezug zu Kammerdruckkurve und EKG (II. Ableitung). *PM* Papillarmuskel; *ET* Einflußbahn; *AB* Ausflußbahn; ↓↓ Periode der „Verharrungszeit". ⊢–⊣ Entfaltung und Füllung der Kammer. (Nach Puff 1960 b). **b** Zeitlupenaufnahmen eines freigelegten Schafherzens (1000 Bilder/s mit optischer EKG-Synchronisation, Herzfrequenz 90/min), rechte Herzkammer. Filmphasenbild (FPB) 1: Diastole. FPB 100: – – – – diastolischer Stand der Ventilebenen (VE). *Pfeil* bezeichnet die Verlagerung des Blutvolumens in der Kammer aus der Einstrombahn (*EB*) in die Austreibungsbahn (*AB*). FPB 200: – – – diastolischer Stand der VE. Blutvolumen in der Austreibungsbahn; Pulmonalkonus noch breit. FPB 255: Pulmonalkonus verschmälert, Querkontraktion der Austreibungsbahn. ⊢⊣ Restblut; *H* Herzohr. Vorhof durch die systolische Verschiebung gefüllt. FPB 335: Maximale Kontraktion. ⊢⊣ Restblut. FPB 475: – – – – systolischer Stand der VE. Rückpendeln des Restbluts durch das Ostium bulbi (*Pfeil*). *H* Herzohr. FPB 590: Restblut und systolisch angesaugtes Blut haben den Einströmungsteil vollständig entfaltet. * Delle in der Austreibungsbahn, *H* Herzohr. FPB 640: Beginnende Vorhofsentleerung „Zurückschlüpfen" des Herzohrs (*H*). FPB 690: Einströmungsbahn und Spitzenabschnitt gefüllt. *H* Herzohr (Vorhof) kontrahiert

◄───

aus den Muskelfasersystemen der linken Kammer gebildet. Aber es nehmen an ihrem Aufbau auch Muskelbündel teil, die zu den Fasersystemen der rechten Kammer gehören. Nach Armour et al. (1973) setzt sich die Kammerscheidewand, bezogen auf die Längsachse, aus 3 Abschnitten zusammen. Der oberste und kürzeste Teil wird von einer Membran gebilet (membranöser Teil der Kammerscheidewand). Die beiden folgenden Abschnitte haben Muskelstruktur. Der kraniale davon enthält fibröse Bündel und Muskelfasern mit Schräg- und Längszügen. Von dieser Zone zur Spitze hin folgt der dritte Abschnitt der Kammerscheidewand — der apikale — der sich aus der Zusammenlagerung rechts- und linkskammeriger Faserbündel bildet. Sie haben hier die gleiche Verlaufsrichtung wie in der freien Kammerwand. Dieser Teil des Septums endet in getrennten Muskelfasern, welche zur jeweiligen Kammerseite verlaufen und zwei Wirbel bilden. Ein solcher Aufbau der Kammerscheidewand findet sich bei allen Säugetieren.

Der Prozeß der Ansaugung des Blutes in den rechten Vorhof als Resultat der systolischen Verlagerung der Trikuspidalklappe zur Herzspitze stellt sich nicht mehr nur als Hypothese (von Spee 1909) dar, sondern ist eine wissenschaftlich bewiesene Tatsache. Mit Hilfe der Röntgenkinematographie wurde bewiesen, daß die Kontrastmassensäule in der Hohlvene eine pulssynchrone Bewegung in Richtung auf den rechten Vorhof erkennen läßt. Dieser

Augenblick der Bewegung der Kontrastmasse entspricht der Systole der rechten Kammer, und zwar genau der Phase der Kontraktion der Einflußbahn und der damit verbundenen Verlagerung der Trikuspidalklappe zur Spitze hin. Die Beschleunigung des Bluteinstroms aus der Hohlvene in den rechten Vorhof während der Systole der rechten Kammer — exakt im Augenblick der Verlagerung der Atrioventrikularklappe (Ventilebene) zur Herzspitze hin — ist von Böhme (1936) mit Hilfe der Kontrastangiographie deutlich demonstriert worden. Der Blutfluß in der Hohlvene verlangsamt sich während der Systole der Vorhöfe und bekommt sogar eine retrograde Bewegungsrichtung. Das geschieht jedoch sehr kurzfristig und hat praktisch keine funktionelle Bedeutng. Auch bei Patienten mit Vorhofflimmern ist der Blutfluß in der Hohlvene während der Kammersystole beschleunigt.

Die funktionelle Bedeutung der systolischen Kontraktion der Kammer ist zweifach; sie besteht nämlich nicht nur im Auswurf des Blutes aus der Kammer in das abführende Gefäß, sondern auch in der Ansaugung des Blutes aus der Hohlvene in den rechten Vorhof. So existieren also zwei Kräfte, die den Zufluß des Blutes aus der Vene zum Herzen unterstützen. Einerseits der Auswurf des Blutes aus dem Herzen in das arterielle System und das Durchtreiben durch die Kapillaren bis zum venösen Kreislaufschenkel; das ist die Schubkraft (Stoßkraft — vis a tergo). Andererseits bildet die Ansaugung des Blutes aus der Vene

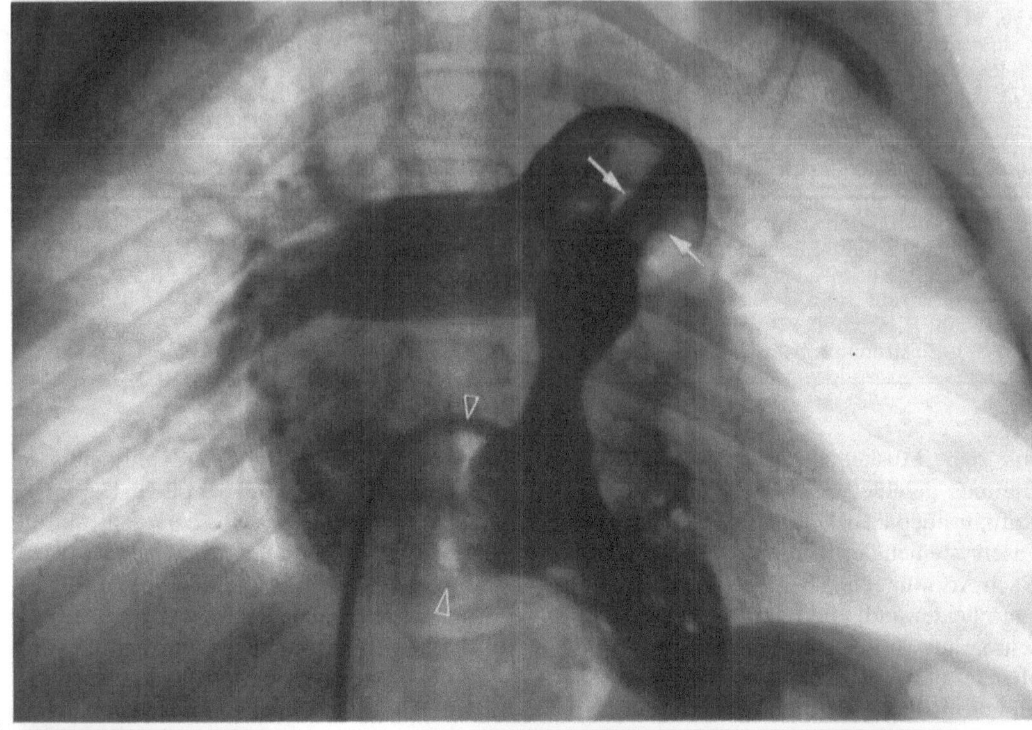

Abb. 31 a, b

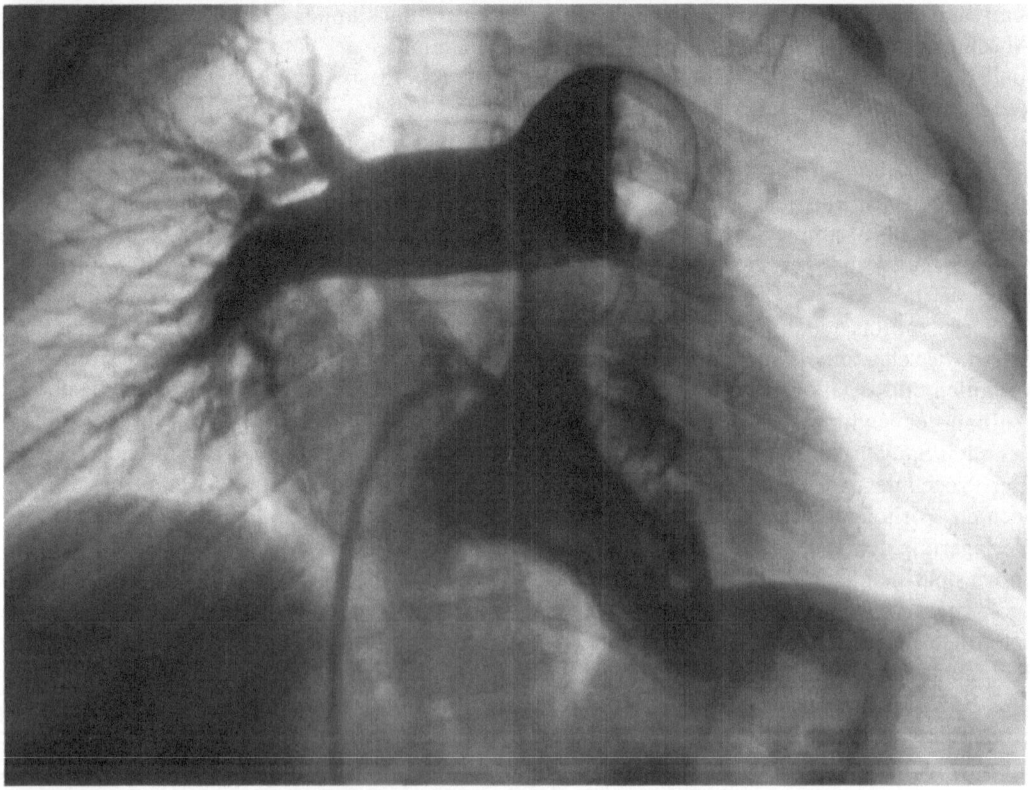

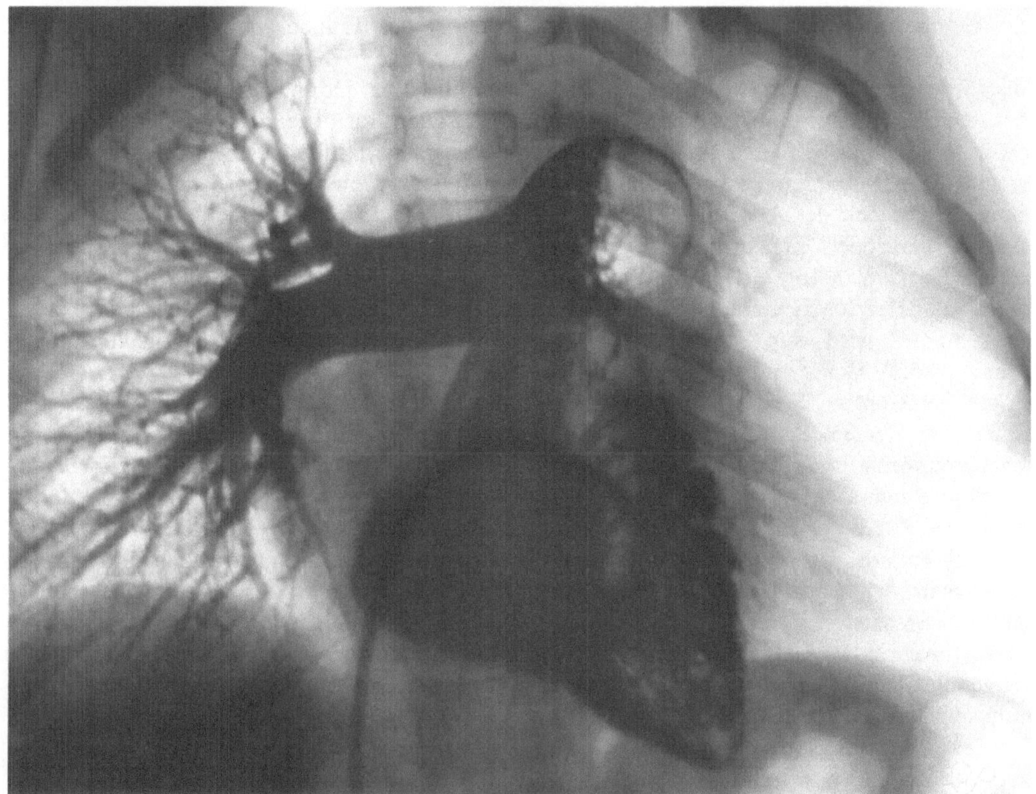

c

Abb. 31 a – c. Pulmonalstenose (19jährige Patientin). Zeitliche Folge der Formveränderung der rechten Kammer bei Übergang aus dem Zustand der vollen Kontraktion zur Erschlaffung. **a** Endsystolische Phase, in welcher die Trikuspidalebene durch die Anlagerung von CO_2($\triangledown$) abgezeichnet ist. Deutlich ist der kontrastreiche Blutstrom aus der Kammer in den Lungenstamm ($\rightarrow\leftarrow$) zu erkennen. **b** Erschlaffung. Die Trikuspidalklappe steht schräg und die Gasschicht ist mit flüssigem Kontrastmittel überlagert. **c** Enddiastolische Phase. Rechte Kammer hat Dreiecksform. Im Truncus pulmonalis befindet sich CO_2, (Aufnahmen mit freundlicher Genehmigung von Dr. J.F. Neklassow, Leningrad)

durch die schnelle plötzliche Drucksenkung im rechten Vorhof im Augenblick der Kammerkontraktion eine frontale Kraft (vis a fronte). Daraus folgt, daß das Herz als Saug- *und* Druckpumpe funktioniert. Die Beschleunigung des Blutflusses aus der Hohlvene in den rechten Vorhof kann sich abhängig von der Herzfrequenz verändern. Nach den Angaben von Brecher (1956) füllt sich der rechte Vorhof mit 34% des Gesamtvolumens während der Systole und den restlichen 57% in der Diastole. Bei einer Herzfrequenz von 177/min fließen 81% des Blutes in der Systole und nur 19% in der Diastole in den Vorhof.

Das ist die Folge eines Regulationsmechanismus des Herzens, der den Blutzufluß in bestimmten Grenzen hält. Die Blutströmung ist in der Lungenvene ähnlich wie in der Hohlvene, jedoch hat Brecher (1956) gezeigt, daß der Zufluß in der Diastole im linken Vorhof bedeutend größer ist als im rechten. Der Hub der Ventilebene über der linken Kammer (Mitralebene) gegenüber der rechten (Trikuspidalebene) verhält sich beim Menschen wie 1 : 5, dieses Phänomen wird auch morphologisch-funktionell bestätigt. Beim Vierfüßler ist dieses Verhältnis nur 1 : 2 (Puff 1954/55).

Die Atembewegungen des Brustkorbs beeinflussen den Bluteinstrom in die Hohlvenen außerordentlich. Bei der Einatmung vergrößert sich der Blutzufluß in die Vene deutlich, sowohl in Systole wie auch in Diastole. Er erreicht sein Maximum bei tiefster Einatmung. In der Zeit der Ausatmung sistiert er minimal, vergrößert sich aber in der Atempause wieder. Während einer Atemphase erfolgen ca. 5 Herzschläge. Das Schlagvolumen der Kammer wird nur bei jedem vierten Schlag erhöht. Herz- und Atmungsfaktoren wirken gemeinsam bei der Ansaugung des Blutes zum Herzen. Bei der Berechnung des Schlagvolumens und des Hohlvenendurchflusses in einem Herzzyklus hat sich gezeigt, daß in der Phase der Einatmung der Zufluß zum rechten Vorhof bedeutend größer ist als der Auswurf der rechten Kammer. Nach Ansicht von Brecher ist dies die Folge einer Regulatorfunktion des rechten Herzens für den Lungenblutfluß, indem es während der Einatmungsphasen Blut speichert und dies in der Zeit der Ausatmungsphase und während der exspiratorischen Pause wieder auswirft.

Die Kraft (vis a fronte), die sich aus der Atmungsbewegung und der Kontraktion der Kammer zusammensetzt, senkt den Druck im rechten Vorhof und vergrößert damit den Gradienten zwischen den Kapillaren und dem Herzen. Schon eine geringe Senkung des Vorhofdrucks zeigt eine große Wirkung auf den Zufluß zum Herzen, weil der Widerstand in dieser Vene niedriger ist als der Widerstand in Arteriolen und Kapillaren. Unter physiologischen Bedingungen wird der Druckgradient aus der Übereinstimmung beider Kräfte bewirkt: die Vis a tergo ist verantwortlich für die Höhe des Kapillardrucks und die Vis a fronte für die Herabsetzung des Druckniveaus im rechten Vorhof. Beide Kräfte beeinflussen gemeinsam den Rückfluß des Blutes zum Herzen. Der Kontraktionsmechanismus der rechten Kammer kann gut im Serienangiokardiogramm studiert werden. Dabei entsteht ein vollständiges (röntgenologisches) Bild der phasischen Veränderungen der Kammerhöhle. Bei einer 19jährigen Patientin mit einer

Stenose des Truncus pulmonalis wurde eine rechtsseitige Angiokardiographie (Dextrogramm) im Doppelkontrast durchgeführt. Die Patientin wurde horizontal auf die rechte Seite gelagert mit dorsoventralem Strahlengang. Die rechte Kammer lag — räumlich gesehen — oberhalb des rechten Vorhofs. Auf diese Weise konnte sich CO_2, das sich in kleiner Menge im rechten Vorhof befand, der Trikuspidalklappe auf beiden Seiten anlagern, so daß sie von der Seite des Vorhofs abgegrenzt werden konnte (Abb. 31 a).

Nach Ablösung des CO_2 war die Lage der Trikuspidalklappe an der Grenze der kontrastierten rechten Kammerhöhle auszumachen. Die Bewegung der Trikuspidalklappe muß man schätzen, da die Amplitude in ihren verschiedenen Abschnitten nicht gleichförmig ist. Ihr vorderer Halbring bewegt sich viel schneller und ausgiebiger als der hintere, der der Kammerscheidewand anliegt („Türflügelphänomen"). Das ist auch deutlich an der Verlagerung der Koronararterie zu erkennen, die sich in der Systole im Bereich des atrioventrikulären Sulkus über der Vorderwand der rechten Kammer sehr schnell und mit großer Amplitude bewegt. Aus diesem Grund ist die Kontur des Gefäßes in dieser bestimmten Zone niemals klar, während es im Bereich des Kreuzes (am Winkelknick des R. interventricularis posterior) und am Aortenbulbus in jeder beliebigen Phase deutlich abzugrenzen ist. Die unterschiedliche Beweglichkeit der Anteile des Trikuspidalklappenrings erklärt auch seine verschiedenartige Abbildung im Angiokardiogramm während der systolischen Phasen. Der Klappenring bewegt sich im Bereich der Vorderwand mit großer Amplitude und Geschwindigkeit, deshalb kann die Klappenfläche sowohl orthograd im Zentralstrahl stehen als auch in einem Winkel, so daß sie dann nicht sichtbar ist. (Abb 31 b,c).

Serienbilder, die bei einer Geschwindigkeit von 6 Einzelbildern pro Sekunde aufgenommen sind, lassen nicht immer den natürlichen Ablauf in allen Kontraktionsphasen des Herzens verfolgen, da es praktisch unmöglich ist, einen Kontraktionsablauf genau zu synchronisieren. Demnach kann man sich eine Vorstellung von der Phasenfolge der Kammerverformung verschaffen, indem man Bilder aus verschiedenen Untersuchungen kombiniert. Das muß sehr exakt und subtil unter ständiger Zuordnung zum EKG gemacht werden. Neben der Veränderung der Kammerhöhlenform muß man auch das Abflußvolumen der Kontrastmasse in die Lungenarterie berücksichtigen, da ein bestimmter Erweiterungsgrad der Höhle nicht immer mit der gleichen Zyklusphase identisch ist.

Eine genauere Kenntnis von der Bewegung der Kammer und den Form- und Größenveränderungen ihrer Höhle kann man mit der Röntgenkinematographie bei gleichzeitiger Registrierung des EKG gewinnen. Die rechte Kammer zeigt im Doppelkontrast in der p.-a.-Projektion die Form eines unsymmetrischen Trapezes mit hellen Streifen, die dem muskulären Trabekelwerk entsprechen. Sie sind von der Klappe nach links und unten gerichtet und laufen im Spitzenabschnitt zusammen. Bei der Kontraktion vermindert sich der Durchmesser der Einflußbahn, wobei sie sich deutlich vom Diaphragma abhebt. Die Ebene der Trikuspidalklappe bewegt sich zur Spitze hin. Die oben erwähnten reichgefiederten Aufhellungsstreifen formen sich in nur wenige aber breitere um, die in der gleichen Richtung verlaufen. Die diaphragmale Umrißkontur der Einflußbahn ist klarer. Die großen breiten Aufhellungsstreifen werden von den Papillarmuskeln gebildet (Abb. 43a).

Der spitzenwärtige Teil der Kammerhöhle verkleinert sich, verlagert sich aber in bedeutend kleinerem Ausmaß als die Einflußbahn. Durch die größere Beweglichkeit der Einflußbahn verändert sich die Trapezform der Kammerhöhle noch mehr, Infundibulum (Conus pulmonalis) und linke Kontur bleiben fast unverändert. Der Truncus pulmonalis im Bereich der Klappenzone verlagert sich etwas herzspitzenwärts. Der Querdurchmesser des Trikuspidalostiums verkleinert sich. Man kann hier nicht immer feststellen, daß sich die Einflußbahn deutlich von der Ausflußbahn im Bereich des Ostium bulbi abhebt. In anderen Fällen ist dieser Effekt sicher nachweisbar. Generell gesprochen führt die Tendenz der Formumwandlung der rechten Kammer bei der Kontraktion dahin, daß die Höhle die Form eines gebogenen Kanals von der Herzspitze zur Pulmonalklappe annimmt. Die Verkleinerung der Einflußbahn geschieht zunächst im Bereich der Trikuspidalklappe (Recessus). Gleichzeitig erfolgt eine Verziehung nach oben und links, wobei sich das Volumen der Einflußbahn durch Längsverkürzung reduziert. Dieser Abschnitt der Höhle bildet im Augenblick der Austreibung des Blutes eine kleine konvexe Aufblähung in Richtung auf den funktionell gebildeten Kanal zwischen Spitze und Pulmonalklappe. Eine noch weiter gehende Verlagerung der Trikuspidalklappe bei gleichzeitiger Verengerung des spitzenwärtigen und infundibulären Abschnitts der Austreibungsbahn erzeugt einen entsprechenden Druck und bewirkt die Austreibung des Blutes aus dem Truncus pulmonalis. Besonders gut ist dieser Vorgang bei Pulmonalstenose zu sehen, wenn die Kammer beim Auswurf eine besonders große Kraft entfalten muß. Der oberhalb der Herzspitze gelegene Kammerteil verkleinert sich auf Kosten der Verengung des sichelförmigen Spaltes der rechten Kammer, der von Vorderwand und Kammerscheidewand gebildet wird. Der Spitzenabschnitt der Kammer verkürzt sich und nimmt dabei eine abgerundete Form an; dies ist der am wenigsten bewegliche Teil der rechten Kammer. Die Verschiebung der Kammerhöhlenbegrenzung in diesem Abschnitt macht nicht mehr als 1–2 mm aus und ist oft gar nicht zu sehen. Der beweglichste Teil der Kammerhöhle ist also der Abschnitt der Einflußbahn im Bereich der Trikuspidalklappe, der Recessus (Puff 1960 b). Hier hat die Kammerhöhle auch ihre größte Tiefe (Entfernung zwischen der Vorderwand und dem Kammerseptum). Die Bewegung von rechts nach links (d.h. zur zentralen gemeinsamen Herzachse hin) erfolgt in der Systole, aber der subinfundibuläre und der oberhalb der Spitze gelegene Abschnitt bewegen sich mehr in einer Sagittalebene. Es gibt allerdings ge-

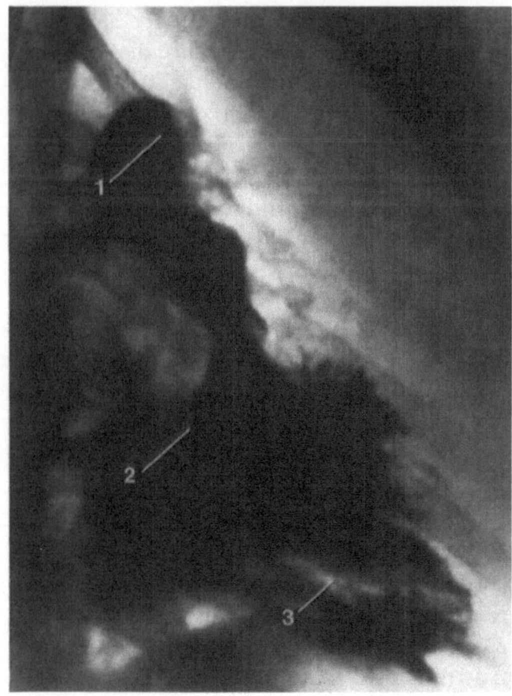
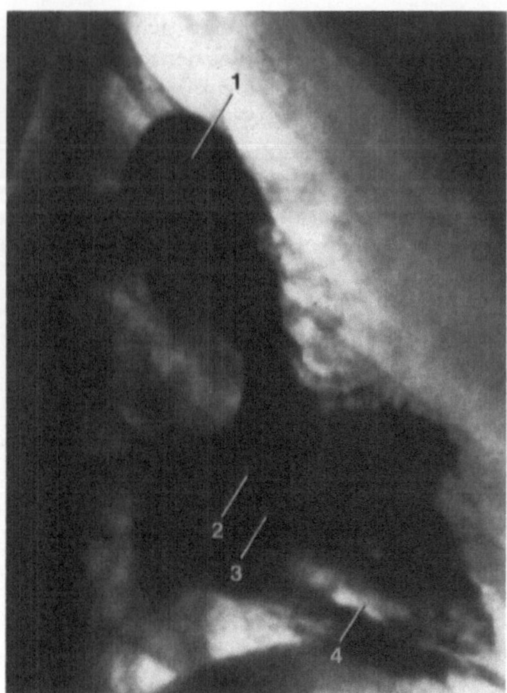
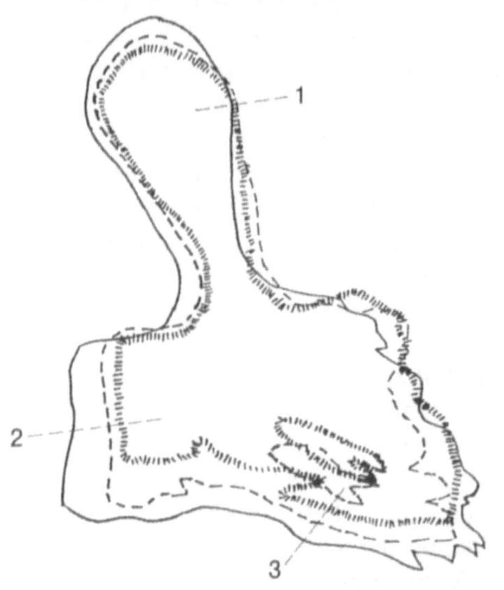

Abb. 32 a – c. Innenrelief der rechten Kammerwand (Dextrogramm). **a** Angiokardiogramm in der Phase der Diastole; *1* Truncus pulmonalis *2* rechte Kammer *3* vorderer Papillarmuskel; **b** Angiokardiogramm in der Phase der Systole; **c** Schema der Veränderung der rechten Kammerhöhle. Eindellung nahe der diaphragmalen Kontur entspricht dem Papillarmuskel der rechten Kammer. *1* Truncus pulmonalis; *2* rechte Kammerbasis; *3* rechte Kammer; *4* vorderer Papillarmuskel

wisse Abweichungen, die abhängig von der Lage der Hauptachse des Herzens sind. Die Umformung der rechten Kammer bzw. des ganzen Herzens im Bereich der Kammerbasis oder Atrioventrikularfurche muß besonders aufmerksam beachtet werden, weil dieser Abschnitt eine große funktionelle Bedeutung hat. Dieser Teil — die Ventil- bzw. Klappenebene — hat schon seit langer Zeit die Aufmerksamkeit der Anatomen, Physiologen und Röntgenologen auf sich gelenkt.

Purkinje (1843, zit. nach Laurell 1928) stellte fest, daß der Abschnitt, der den Herzspitzenschlag bewirkt, sich nur ganz wenig bewegt (er nannte dies das punctum fixum), wohingegen sich zur gleichen Zeit die Atrioventrikulargrenze in der Kammersystole mit ziemlich großem Hub der Herzspitze nähert (punctum mobile).

Im Jahre 1853 hat der Rostocker Anatom Henke, der mit dem bekannten Physiologen Ludwig zusammenarbeitete, gezeigt, daß sich in der Systole die Atrioventrikularfurche auf die Herzspitze zubewegt. Diese Vorstellung hat Henke in der bekannten Zeichnung zum Ausdruck gebracht, die die Veränderung der Form und Bewegung der Herzoberfläche beim Übergang von der Diastole in die Systole wiedergibt (Abb. 33).

Viele Jahre später hat ein schwedischer Forscher, Sundberg (1928; zit. nach Laurell 1928), am Tierherz die Atrioventrikularfurche im Bereich der Klappenebene mit Kontrastmittel markiert und mittels der Röntgenkymographie mit Vertikalspalten Bewegungskurven aufgezeichnet. Dieses graphische Dokument zeigt eindeutig die apikalwärts gerichtete Bewegung der Kammerbasis im Augenblick der Systole. Laurell (1928) kommentierte die röntgenkymographischen Ergebnisse von Sundberg und entwickelte aufgrund seiner eigenen Betrachtung die Theorie einer Kolbentätigkeit der Klappen, die im geschlossenen Zustand eine „funktionelle Vorhof-Kammer-Scheidewand" bilden. Diese bewegliche Scheidewand im System Vorhof — Kammer nennt Laurell „Pumpenkolben". Es ist der Verdienst von Spee (1909), den Mechanis-

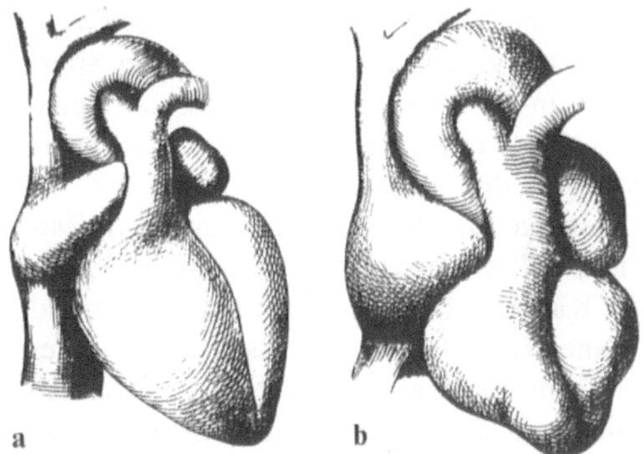

Abb. 33 a,b. Bewegung der Herzbasis (Ventilebene) zur Spitze mit gleichzeitiger Erweiterung der Vorhöfe und Kontraktion anderer Abschnitte der Kammer. **a** Diastole; **b** Systole. (Nach Henke 1872)

mus der systolischen Saugwirkung des Herzens präzise definiert zu haben. Er prägte auch den Begriff „Ventilebene" für die Kammerbasis, die sich wie ein Pumpenkolben hin- und herbewegt. Nach der Vorstellung von Laurell, die auch von anderen Forschern bestätigt wird, bewegt sich in der Systole die geschlossene Atrioventrikularklappe (z.B. Trikuspidalklappe) kräftig mit großer Amplitude zur Herzspitze hin, was ein „Langziehen" des Vorhofs bewirkt, der in seiner Lage durch die großen Venen, die in ihn einmünden, fixiert ist. Dabei fällt im Vorhof der Druck ab und das Blut strömt aus den Venen in ihn ein. In der Diastole erlaubt der „geöffnete Türflügel" der Atrioventrikularklappen, daß diese sog. „Vorhof-Kammer-Trennwand" oder genauer gesagt die „Klappenebene" über das Blut aus dem Vorhof nach oben hinweggleitet (Puff 1965b). Auf diese Weise befindet sich jetzt das Blut in der Kammerhöhle. In der späteren Systole bewegt sich die Ventilebene noch weiter zur Spitze hin und unterstützt den Auswurf des Blutes über die Lungenarterie. Auch Weber (s. Stumpf et al. 1936) zeigte die Existenz einer solchen Bewegung im Röntgenkymogramm des Froschherzens in welches er „Thorotrast" eingespritzt hatte.

Theoretisch hat die Existenz einer zur Herzspitze gerichteten Bewegung des basalen

Kammerteils auch Roessler (1937) beschrieben. Er hat gezeigt, daß Projektile und Splitter, die in der Atrioventrikularfurche lagen, sich um 1–2 cm bewegen, das ist mehr als die Bewegung der äußeren Kontur. Auch bei Kalkeinlagerung im Septum konnte man feststellen, daß sie sich 1–2 cm bewegen. „Die linke Kammer kann man als ein Paraboloid mit eine Höhe von 10 cm ansehen, mit einer kreisförmigen Basis (Mitralring) von einem Radius von 3,5 cm. Wenn man nun annimmt, daß sich alle Teile mit Ausnahme der Basis medialwärts auf einer Strecke, die der sichtbaren Pulsation entspricht, bewegen, so erhält man aufgrund des Volumenunterschieds einen Wert, der bedeutend niedriger als das normale Schlagvolumen ist. Aber die Bewegungen der Kammebasis muß man ebenfalls mit in die Betrachtung einbeziehen" (Roessler 1937).

Es muß betont werden, daß die Bewegung der äußeren Oberfläche des Herzens wie die Angiokardiographie zeigt, bei weitem nicht die der inneren Oberfläche wiederspiegelt, besondes am linken Ventrikel; aber Roesslers Folgerungen sind im Grunde richtig.

Die Bewegung der Basis der rechten Kammer wurde auch von Arkuski (1948) beschrieben, der eine herzpulsationssynchrone kraniokaudale Bewegung einer Schrotkugel beobachtete, die sich in der rechten Kammerbasis befand. Dieser Autor setzte seine Beobachtung jedoch nicht zu den Bewegungen der Trikuspidalklappe in Beziehung, obwohl das in der Literatur damals schon beschrieben war. 1959 haben wir am Hundeherzen die Bewegung der Trikuspidalklappe unter Kontrastierung der rechten Kammer mit CO_2 nachgewiesen. Die Bewegung der Trikuspialklappe in Systole und Diastole in bezug zur Vorderwand, die mit einer Schrotkugel markiert wurde, war gut zu demonstrieren. Schäde u. Thurn (1957) konnten ebenso die Bewegung der Klappenebene, besonders an der linken Kammer, im Angiokardiogramm mit einem jodhaltigen Kontrastmittel zeigen. Bei der Orientierung über die Lage der Klappen haben sie Überlegungen über die Größe und Lokalisation des Restbluts in der linken Kammer angestellt. Untersuchungen über die Verformung der Herzkammerbasis beim Menschen am eröffneten Thorax hatten gezeigt, daß die systolische Bewegung der Ventilebene herzspitzenwärts im Bereich der rechten Kammer mit einer Einschnürung am atrioventrikulären Ostium einhergeht. Eine besondere Bedeutung hat der vordere zwerchfellnahe Kranzfurchenabschnitt für die diastolische Füllung (Abb. 30b). Bei der Perikardektomie erbringt die „Befreiung" von der Verkalkung allein dieses Teils eine wesentlich verbesserte Fülung der Kammer (Puff 1954/55).

2.2 Linke Kammer des Herzens, Lungenvenen, Aorta

Im Unterschied zur rechten Kammer ist in der linken Kammer die Abgrenzung der Blutwege nicht so deutlich. Die Einflußbahn liegt seitlich hinten und etwas tiefer als die Ausflußbahn. Sie wird vom diaphragmalen Abschnitt der Kammerwand und einem benachbarten Abschnitt der freien Wand (Margo obtusus) gebildet. Die innere Oberfläche hat eine trabekuläre Struktur. Hier befinden sich auch die Papillarmuskeln. Auf der diaphragmalen Wand, nahe dem hinteren Abschnitt der Kammerscheidewand liegen die hinteren Papillarmuskeln, die oft nicht einzeln sondern paarweise vorkommen und eine Gruppe bilden. Die vorderen Papillarmuskeln befinden sich an der freien Kammerwand. Die Papillarmuskeln trennen in der Einflußbahn den supra- vom interpapillären Raum (Abb. 34a–d).

Die Ausflußbahn der linken Kammer wird medial vom vorderen Teil des Kammerseptums, lateral vom aortalen Mitralsegel und vorn von den vorderen Papillarmuskeln begrenzt. Die innere Oberfläche der Ausflußbahn, besonders im Endabschnitt, ist genau wie in der rechten Kammer glatt. In Analogie zur rechten Kammer wird dieser Abschnitt von einigen Autoren auch Conus arteriosus genannt. Dieser Begriff sollte hier allerdings nur mit Einschränkung angewandt werden, um Verwechslungen mit entwicklungsbedingten Fehlbildungen (z. B. subaortaler Conus; s. auch Literatur bei Puff 1976a, 1978) zu vermeiden. Nach Raphael u. Allwork (1974) bildet der Endabschnitt der Ausflußbahn hier einen Winkel zur Längsachse. Das Myokard der linken Kammer wird von Spiralfasern gebildet, die das Kammerlumen umkreisen. Fast alle Fasern haben ihren Ursprung am Bindegewebsgerüst des Herzens. Die äußeren entspringen zum Teil am Ostium venosum dextrum, in den tieferen Schichten bleiben die Ursprünge auf den Anulus fibrosus sinister beschränkt, so daß die Muskelfasern der tieferen Schicht als Eigenmuskulatur der linken Kammer bezeichnet werden können. Alle Fasern führen nach ihrem Verlauf über die Kammerwand direkt oder indirekt zur binde-

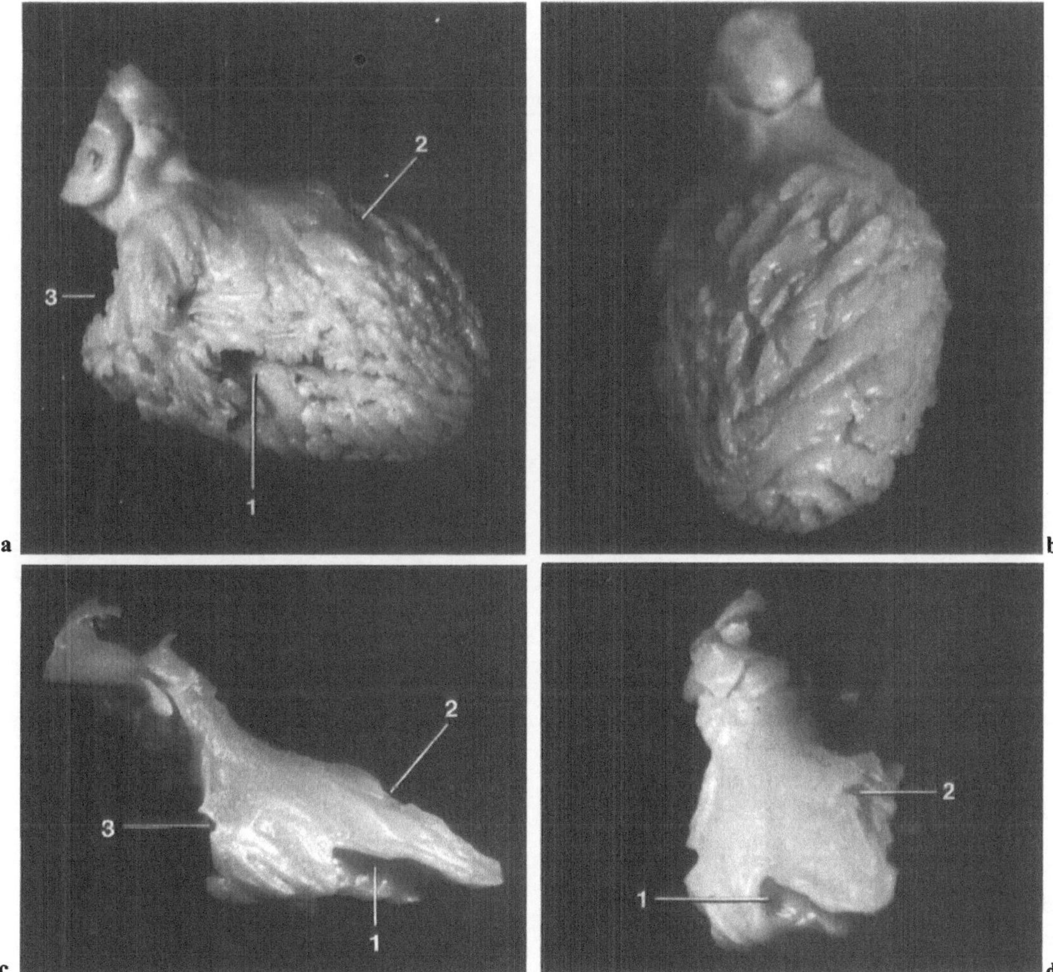

Abb. 34 a–h. Ausguß der linken Kammer, der den Formwandel des Innenreliefs während verschiedener Phasen des Herzzyklus zeigt. **a** Höhle in enddiastolischer Phase in RAO; **b** dieselbe Phase in LAO; **c** die Höhle in endstolischer Phase in RAO; **d** dieselbe Phase in LAO (*1* hinterer Papillarmuskel; *2* vorderer Papillarmuskel; *3* Mitralklappe); **e** Schema, linke Kammer; **f** Präparat des Herzens; **g** Faserpräparat der Wand der linken Kammer mit vorderer (*v*) und hinterer (*h*) Papillarmuskelgruppe; **h** Verbindung der beiden linken Papillarmuskelgruppen über die Kammerbasis

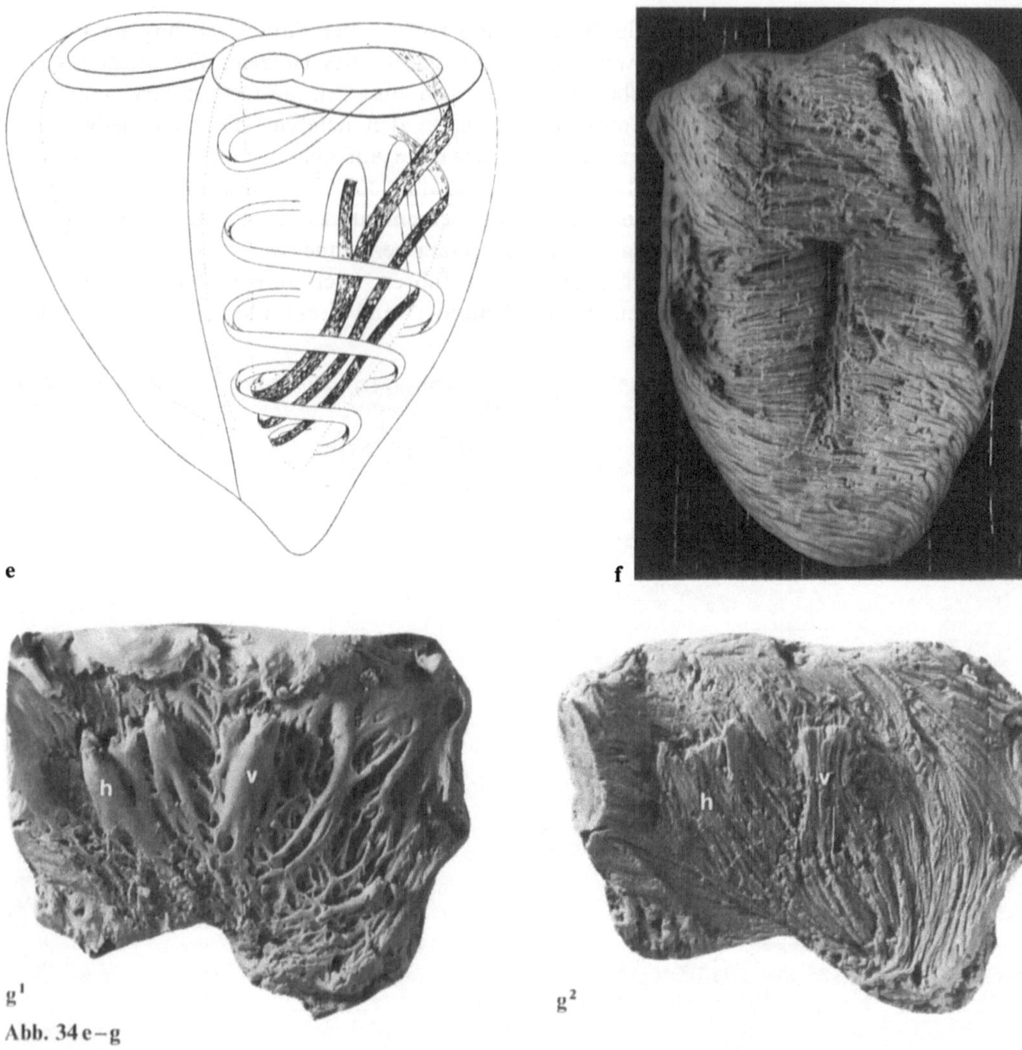

Abb. 34 e – g

gewebigen Basis zurück. Im Bereich der Einflußbahn bilden die Fasern steile Spiralen. Die Papillarmuskeln der linken Kammer werden hauptsächlich aus Fasern der Innenschicht, teilweise aber auch aus Fasern der Mittelschicht gebildet. Die ventralen Fasern der vorderen Papillarmuskelgruppe stehen in enger Beziehung zu den mehr zirkulär verlaufenden Faserabschnitten der Austreibungsbahn der linken Kammer. Diese Tatsache gewinnt für den Entfaltungsmechanismus des interpapillären Raumes eine besondere Bedeutung. In der Ausflußbahn, die hauptsächlich aus dem innen gelegenen vorderen Teil

der Kammerscheidewand und dem vorn angrenzenden Anteil der freien Wand gebildet wird, verlaufen im mittleren und basalen Teil die Muskelfasern aller Schichten nahezu horizontal. Lediglich septalwärts heben sich einige flache Faserzüge ab, von denen sich einer hinter dem vorderen Interventrikularsulkus projiziert und zu diesem parallel läuft; sie sind als Reste des inneren Längssystems anzusprechen. Der letzte markiert in diesem Bereich die Grenze zwischen Ein- und Ausflußbahn. Die apikalen Wurzelfasern (Abb. 34e – g) beider Papillarmuskelgruppen bilden spitzenwärts ein einheitliches System, das mit der

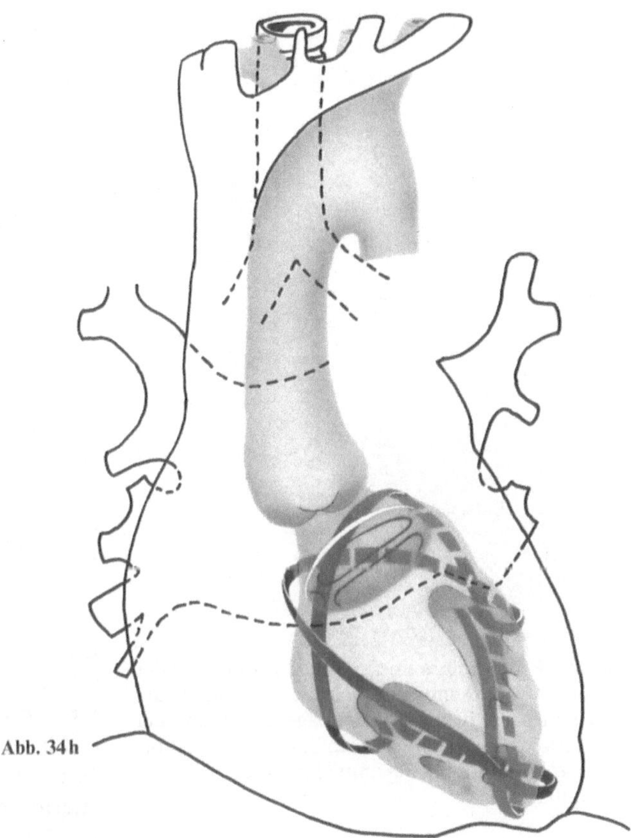

Abb. 34h

tiefen Mittelschicht den Vortex formt. Zwischen den beiden Papillarmuskelsystemen bestehen direkte Faserverbindungen, indem die jeweiligen basalen Wurzelfasern nach Umschlag über den oberen Kammerrand mit den apikalen Wurzelfasern der jeweils anderen Gruppe in direkter Kontinuität stehen (Abb. 34h). Diese anatomischen Voraussetzungen führen dazu, daß die beiden Papillarmuskeln sich während der isovolumetrischen Kontraktionsphase scherenförmig umeinander schlingen und damit erst die laterale Wand der Ausflußbahn bilden (Puff 1960b).

Der Kontraktionsablauf der linken Kammer entwickelt sich genau wie in der rechten in 3 Phasen.

In der *1. Phase*, die dem QRS-Komplex im EKG entspricht, erfolgt die Kontraktion der Einflußbahn. Sie beginnt an den Papillarmuskeln, die sich einander nähern und sich gegenseitig umschlingen. Mit dem Verschluß des Rezessus der linken Einflußbahn gewinnen sie einen engen Kontakt mit der Wand, aus der sie entspringen (Abb. 35).

Funktionell bildet sich so eine neue Wand der Ausströmungsbahn aus den zusammengeschlossenen und in die Wand gedrückten Papillarmuskeln. Der Spitzenabschnitt, der ein Teil der Ausflußbahn ist, wird durch das Blut, das aus der Einflußbahn herübergepreßt wird, entfaltet und gefüllt. Dabei entsteht eine Ausbeulung und Anhebung der Spitze nach vorn, die den Effekt des „Herzspitzenstoßes" bewirkt. Nun wird die ganze übrige Ausflußbahn parallel der vorderen Interventrikularfurche gestreckt.

In der *2. Phase* (ST-Stück) folgt dann wieder eine Verkürzung der Ausflußbahn, nachdem sich der vordere subaortale Rezessus verengt hat (s.o.). Damit ist die Ausflußbahn in ein

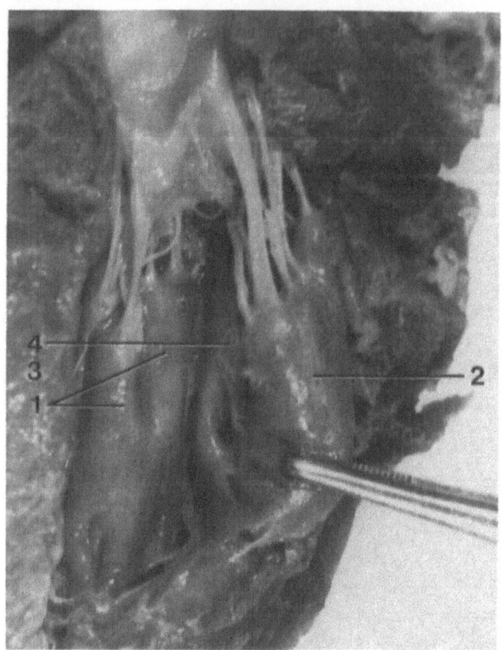

Abb. 35. Papillarmuskeln der linken Kammer in der Systole. Man erkennt deutlich die Verengung des interpapillären Raumes. Die Lage entspricht der LAO-Projektion. *1* hintere Papillarmuskeln; *2* vordere Papillarmuskeln; *3* Kammerscheidewand; *4* Interpapillarraum

zylindrisches Rohr von der Spitze zur Aorta hin umgewandelt worden.

In der *3. Phase* erschlafft dann die Einflußbahn wieder, ebenso die Papillarmuskeln. Die weiter fortlaufende Kontraktion der vorderen Wurzelfasersysteme der vorderen Papillarmuskelgruppe bewirken jetzt wieder eine Trennung der beiden Papillarmuskeln und die Entfaltung des interpapillären Raumes. Die Ventilebene wird durch das rückpendelnde Restblut wieder kranialwärts angehoben, wobei sich der Rezessus an der Basis zwischen der freien Wand und der muralen Mitralklappe wieder entfaltet.

Während in der rechten Kammer die enddiastolische Füllung direkt in die systolische Kontraktion übergeht, ist in der linken Kammer zwischen der Vorhofkontraktion und den systolischen Bewegungsabläufen an der Oberfläche eine „diastolische Pause" deutlich. Die „systolische Pause" ist an der linken Kammer

— wie die Hochfrequenzkinematographie bei gleichzeitiger Aufnahme beider Herzkammern zeigt — wesentlich kürzer bzw. häufig gar nicht nachweisbar (Puff 1958a).

Die systolische Umformung der linken Kammer enspricht dem ST-Stück im EKG. Die früher (Puff 1954/55) beschriebenen Verformungen des Ventrikelinnenraums aufgrund der Analyse eines Lävogramms der linken Kammer auf einem Film von Janker (persönliche Mitteilung) in p.-a.-Projektion können heute mit der Methode der Kontrastventrikulographie synchron in 2 Projektionsebenen exakter verfolgt werden.

In der RAO-Projektion hat die mit Kontrastmittel gefüllte linke Kammer in der letzten diastolischen Phase die Form einer abgestumpften Ellipse, die mit der vorderen Spitze nach unten weist. Der breite Teil, der die Basis der Höhle bildet, ist nach oben und hinten gerichtet. Die Kontur dieses Kammerabschnitts ist, bedingt durch das Vorhandensein kleiner intertrabekulärer Furchen, oft gezackt (Abb. 36a).

In der LAO-Projektion stellt sich die kontrastierte linke Kammer von der Herzspitze aus gesehen dar. In der enddiastolischen Phase hat sie eine kolbenartige Gestalt mit zahlreichen Eindellungen in der lateralen Kontur des breiten Teils der Kammerhöhle (Äquator), die durch die großen Trabekel (Trabeculae carneae) bedingt sind. Der engere Abschnitt der Höhle im Basisbereich ist mit dem Bulbus aortae durch einen Kanal verbunden. Dieser Kanal erscheint als der Rest des linken arteriellen Konus (Conus arteriosus sinister). Zur Wirbelsäule hin ist die muskuläre Wand der linken Kammer, besonders in ihrer äußeren Kontur, ganz deutlich zu erkennen.

Während des Herzzyklus vollzieht sich ein bedeutender Formenwandel der linken Kammerhöhle, was auch in Abgüssen und Präparataufnahmen (Abb. 34 und 36) deutlich wird. Die Analyse der Serienkinoventrikulogramme in RAO- und LAO-Projektion (Abb. 37) und der Koronarogramme in LA0-Projektion, die bei einem Patienten (Bildgeschwindigkeit 50 Bilder/s) aufgenommen wurden,

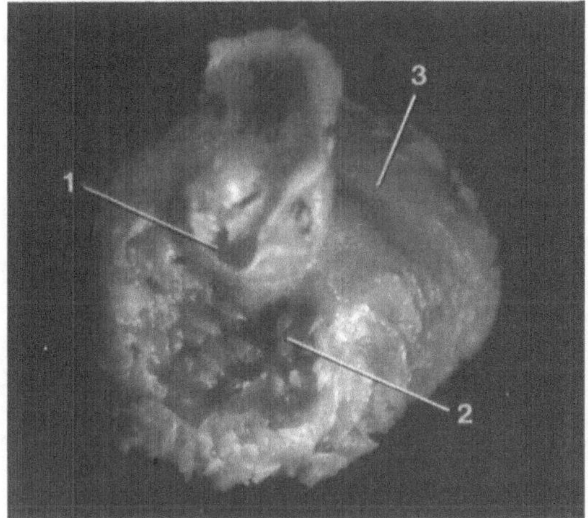
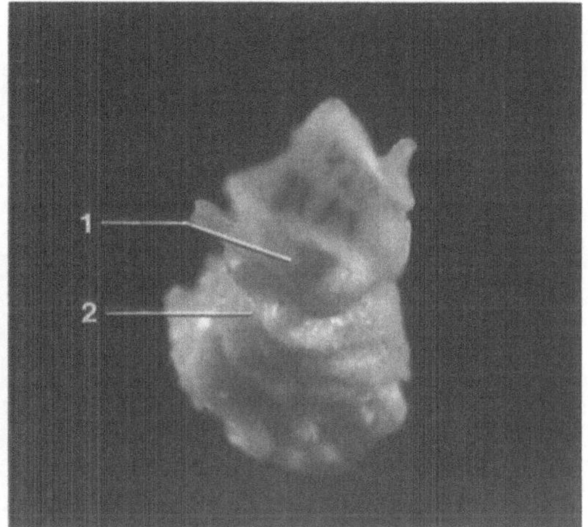

Abb. 36 a,b. Ausgüsse der Höhle der linken Kammer in Aufsicht von der Kammerbasis (Ventilebene). **a** Diastole; **b** Systole. *1* Aortenklappe; *2* Mitralklappe; *3* linke Ausflußbahn (septaler Teil)

gibt die Möglichkeit, die Bewegung der endokardialen Flächen der Kammerhöhle mit der epikardialen Oberfläche seiner hinteren Wand zu vergleichen. Jedes Filmbild entspricht exakt dem definierten Punkt im EKG. Auf der Abb. 37I sind ausgewählte Serienbilder des Lävogramms in RAO-Projektion dargestellt. Das Bild 048 entspricht der endsystolischen Phase, dem Ende der T-Zacke des EKG. Die Kammerhöhle hat die kleinsten Maße. In der anterolateralen und diaphragmalen Kontur sieht man die Aussparungen, die der vorderen und hinteren Papillarmuskelgruppe entsprechen. Das Filmbild 097 zeigt die enddiastolische Phase, die mit der Q-Zacke im EKG zusammenfällt. Die Maße der linken Kammerhöhle sind jetzt am größten. Die Papillarmuskeln sind in einer dicken Kontrastschicht versteckt. Auf dem Filmbild 103, welches dem Beginn der isovolumetrischen Phase (R-Zacke) entspricht, hat sich der Durchmesser an der Kammerbasis etwa um 2 mm verkleinert. Bis zur Höhe der S-Zacke (Serienbild 105) ändert sich die Größe des Basisquerschnitts nicht. Auf dem Filmbild 111, welches dem Ende der isovolumetrischen Phase zuzuordnen ist, wird der Durchmesser der Kammerhöhle noch um 1 mm kleiner. Das Filmbild 121 zeigt schon den Beginn der Austreibungsperiode mit einer eindeutigen Verkleinerung des Querschnitts und der Länge der linken Kammerhöhle an.

Abb. 37. Filmserienbilder der linken Kammerhöhle in den Hauptphasen des Lävogramms in RAO (I), LAO (II), LAO mit epikardialen Koronargefäßen (Schema) (III). Filmserienbilder von der hinteren Wand der linken Kammer mit Markierung der epikardialen Äste der linken Koronararterie in LAO-Projektion (IV). Zuordnung der Bilder zum EKG: Bild 048: (Ende T) endsystolische Phase; Bild 097: (Q) enddiastolische Phase, in dieser Phase nähert sich die Wand der linken Kammer der Wirbelsäule; Bild 111: (frühe ST-Phase) in der Phase der isovolumetrischen Kontraktion erfolgt eine weitere Annäherung der hinteren linken Kammerwand zur Wirbelsäule („lateralsystolische Bewegung") als Folge der Umformung der Kammerhöhle; Bild 121: (mittlere ST-Aortenklappenöffnung) ein systolischer Phasenabschnitt während der Verkleinerung der Kammerhöhle; in der Austreibungsphase deutlich erkennbarer Ruck der Hinterwand zum Zentrum hin; die Kammeroberfläche bewegt sich von der Wirbelsäule weg. *1* R. descendens anterior (R. interventricularis anterior); *2* R. diagonalis; *3* R. circumflexus; *4* Stamm der li. Koronararterie; *5* Wirbelkörper; *6* Katheterschatten

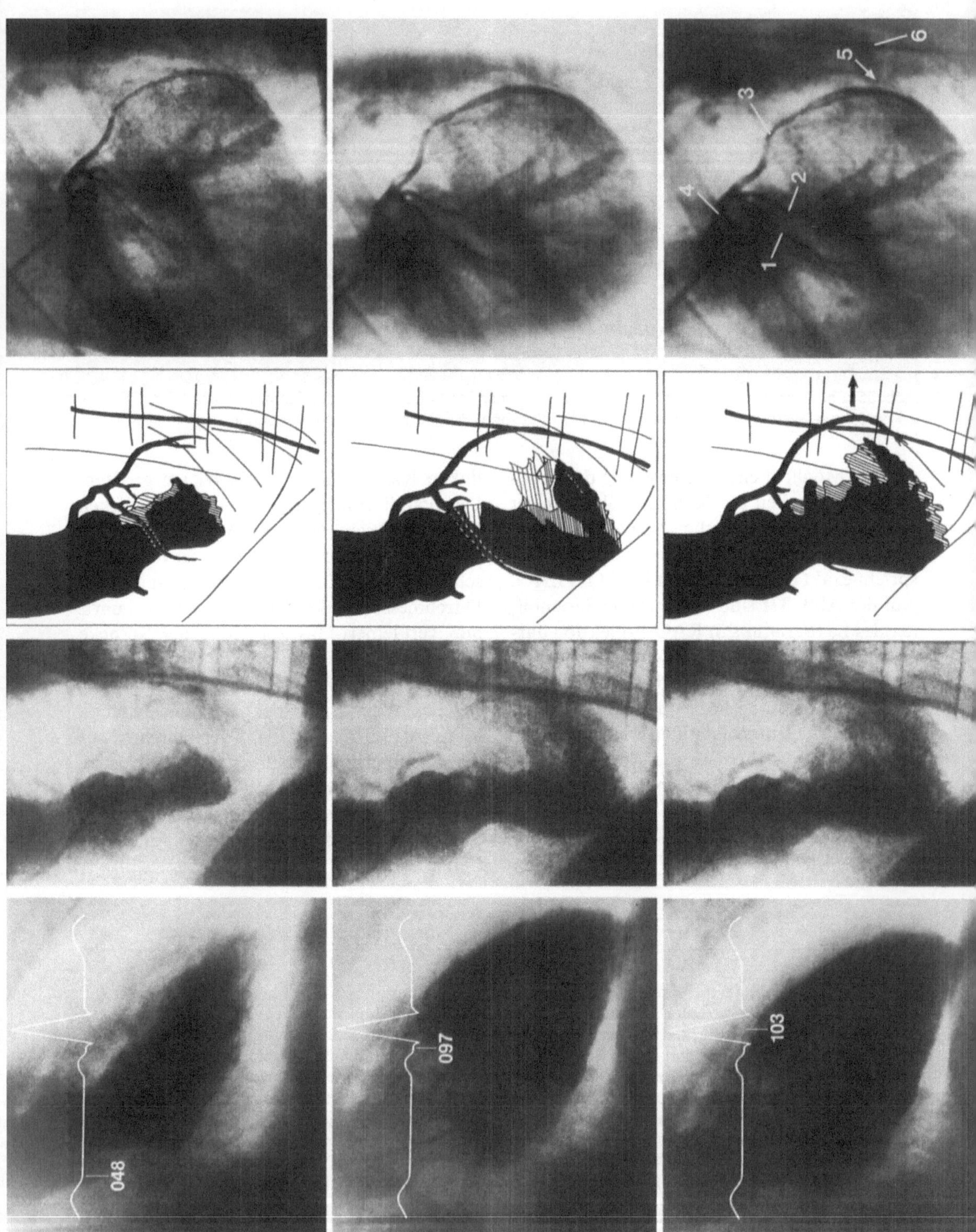

Abb. 37

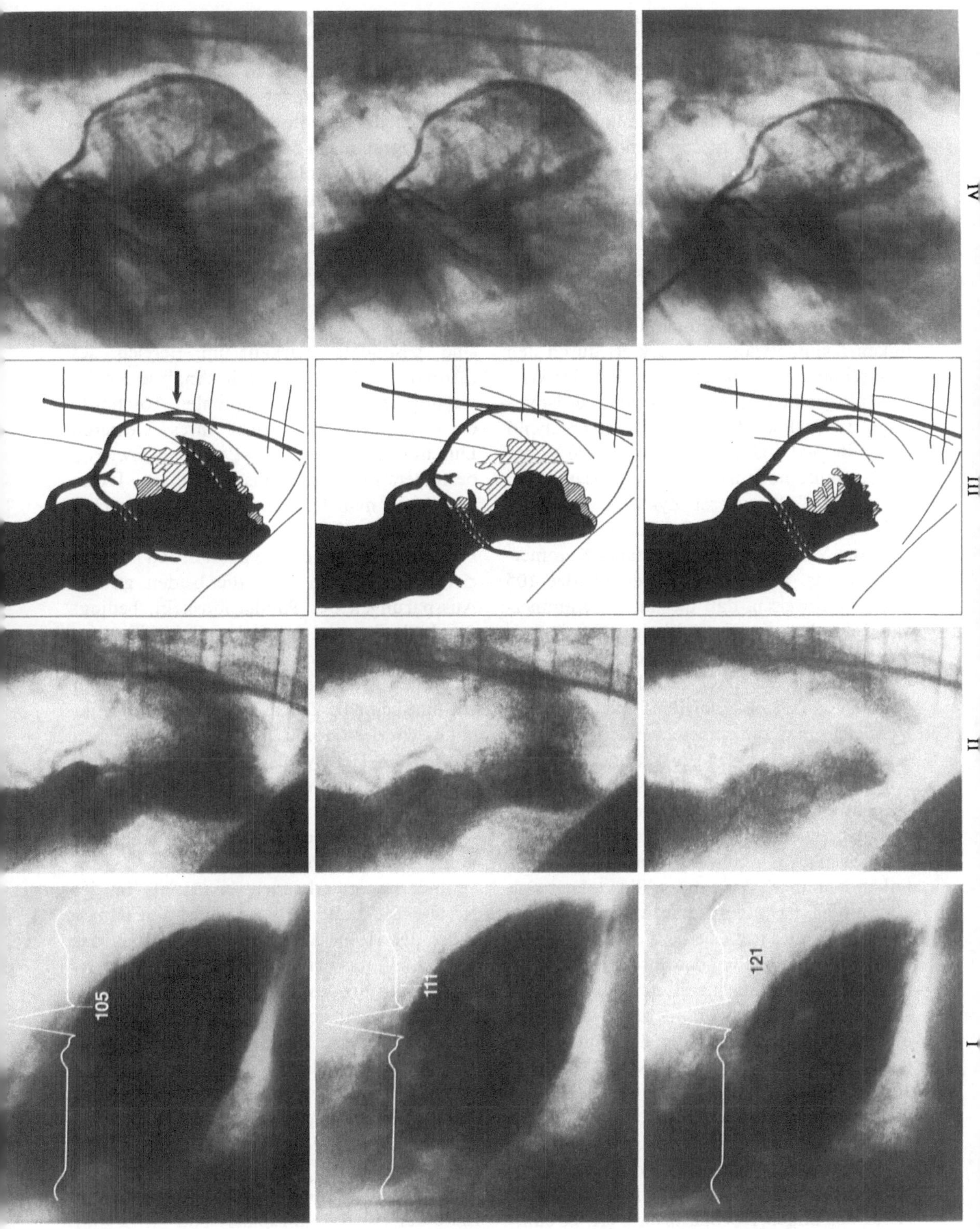

Die Serie der Koronarogramme in Abb. 37III und IV entspricht genau den EKG-Punkten wie die Serien der Abb. 37I und II. Der mit Kontrastmittel gefüllte R. circumflexus gibt einprägsam die Oberfläche der linken Kammerwand wieder. In der endsystolischen Phase (Filmbild 048) ist der Krümmungsradius der Kammeroberfläche am kleinsten und hat den größten Abstand von der Wirbelsäule. Das Filmbild 097 zeigt die enddiastolische Phase (Q-Zacke). Der Krümmungsradius der epikardialen Oberfläche der linken Kammer ist jetzt am größten. Die Kontur der linken Kammerwand — markiert durch den R. circumflexus — hat sich deutlich der Wirbelsäule genähert. Mit dem Beginn der isovolumetrischen Periode (R-Zacke), entsprechend dem Filmbild 103, hat sich die hintere Wand der Kammer noch mehr zur Wirbelsäule hinbewegt. Auf dem dieser Zyklusphase in der RAO-Projektion entsprechenden Bild erkennt man die Verkleinerung des basalen Kammerquerschnitts. Die folgenden Serienbilder 105 und 111 beweisen, daß die hintere Kammerwand ihre Lage im Vergleich zu 103 beibehalten hat. Das Bild 121 (wie auch das entsprechende Bild in der RAO -Projektion) zeigt den Beginn der Verkleinerung der linken Kammer. Vergleicht man die entsprechenden Filmphasenbilder in den beiden Projektionen mit dem Angiogramm der epikadialen Koronargefäße, so sieht man, daß in den Bildern 103 und 105 — entsprechend der isovolumetrischen Kontraktionsphase — eine Formveränderung der linken Kammerhöhle erfolgt. Sie verengt sich von hinten nach vorn und verbreitert sich gleichzeitig in einer Ebene, die in der RAO-Projektion dem Gebiet des vorderen Papillarmuskels und des interpapillären Raumes entspricht. Diese Formveränderung wirkt sich auch auf die Bewegung der äußeren Fläche der linken Kammer aus. Auf Abb. 37 III Bild 103 in LAO-Projektion ist eine deutliche Auswölbung der Oberfläche der linken Kammer (Kontur der Silhouette) im Bereich der Einflußbahn erkennbar. Das wird zusätzlich noch durch die Verlagerung des epikardialen Astes der linken Koronararterie (R. circum-

flexus) dokumentiert, der sich in der beschriebenen Phase zur Wirbelsäule hin bewegt und dabei den Schatten des in der Aorta fixierten Katheters überschreitet.

Die hier dargestellte Analyse des Serienkinoangiogramms in 2 Projektionsebenen zeigt, daß die lateralsystolische Bewegung der Oberfläche der Kammer der isovolumetrischen Phase entspricht. Der Druck in der Kammer, vor dem Austreiben des Blutes, steigt dann schnell. Die festgestellten und oben beschriebenen Besonderheiten der Bewegung von innerer und äußerer Oberfläche der Kammer sind besonders markant im Bereich des „Äquators". Hingegen ist die Analyse der Bewegung der basalen und apikalen Abschnitte der Kammerhöhle wegen ihres kleineren Durchmesers in der LAO-Position schwierig, besonders in der diastolischen Phase. Trotzdem kann man feststellen, daß die gezackte Kontur in der Systole zwar ihre abgerundete Form behält, aber differenzierter und komplizierter wird. Man sieht die beiden großen Aussparungen der Papillarmuskeln, bedingt durch ihre starke Verdickung, im hinteren Teil der Kontur. Die Kontrastmasse liegt zwischen den Muskeln im interpapillären Raum wie eine schmale Zunge, was auch in Plastikabgüssen der Höhle in den verschiedenen Phasen des Herzzyklus zu sehen ist (s. auch Abb. 34 und 36). Wenn man diese Besonderheit der Form betrachtet, muß man berücksichtigen, daß Bilder von der linken Kammerhöhle in LAO-Projektion größere Formveränderungen erkennen lassen als in der RAO-Projektion, weil nämlich die Längsachse der Höhle am apikalen Pol gegen das Zwerchfell abgewinkelt ist.

Bei Einführung des Kontrastmittels in den Sinus aortae zeigt sich, daß sich in der Austreibungsphase die Aortenklappe in Richtung zur Kammerhöhle verlagert, ähnlich wie die Mitralklappe. Trotzdem ist die Verlagerung der Aortenklappe viel geringer als die der Mitralklappe (Abb. 38).

Das kontrastierte Blut strömt in die epikardialen Hauptäste der Koronararterien v.a. am Ende der Austreibungsphase und zu Beginn

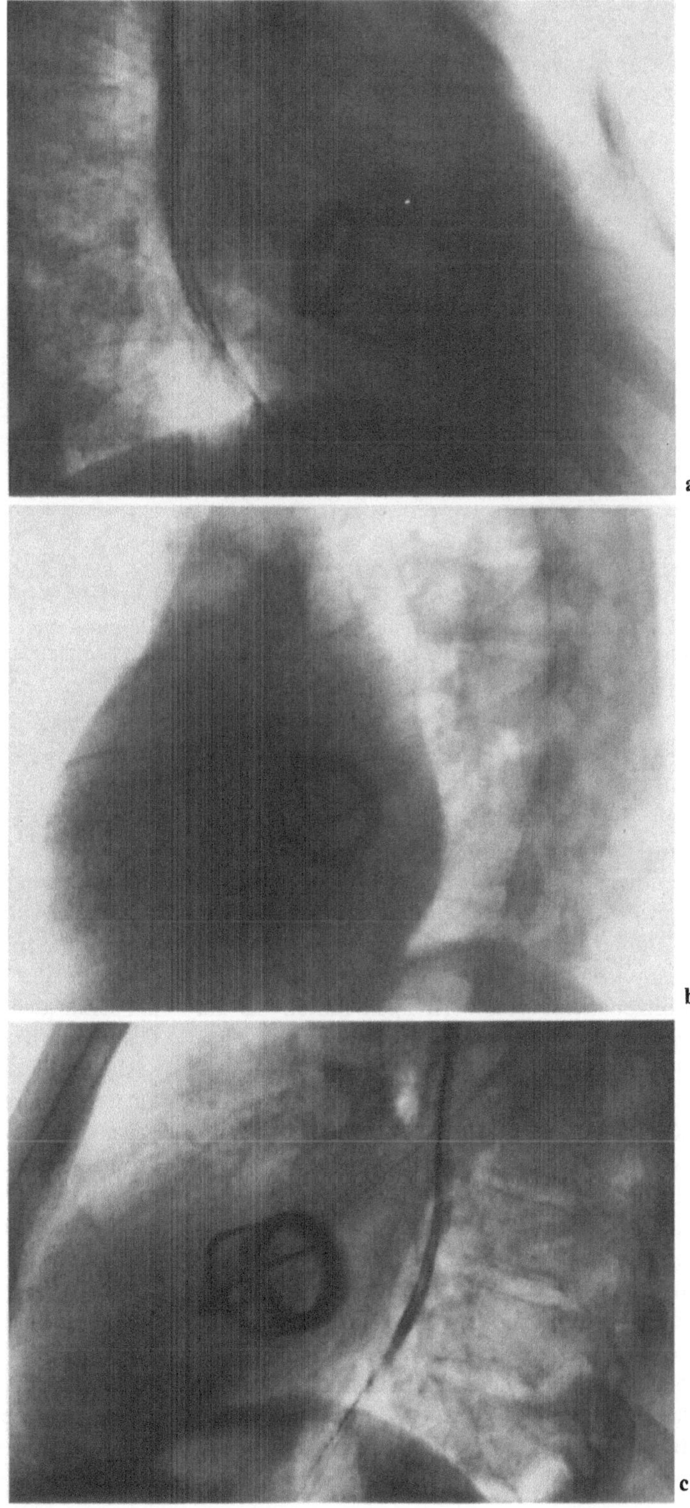

Abb. 38. Ebene des Mitralrings in (**a**) RAO, (**b**) LAO, (**c**) linker seitlicher Projektion. Die im Ring befestigte Prothese bewegt sich auf der Achse Basis–Spitze

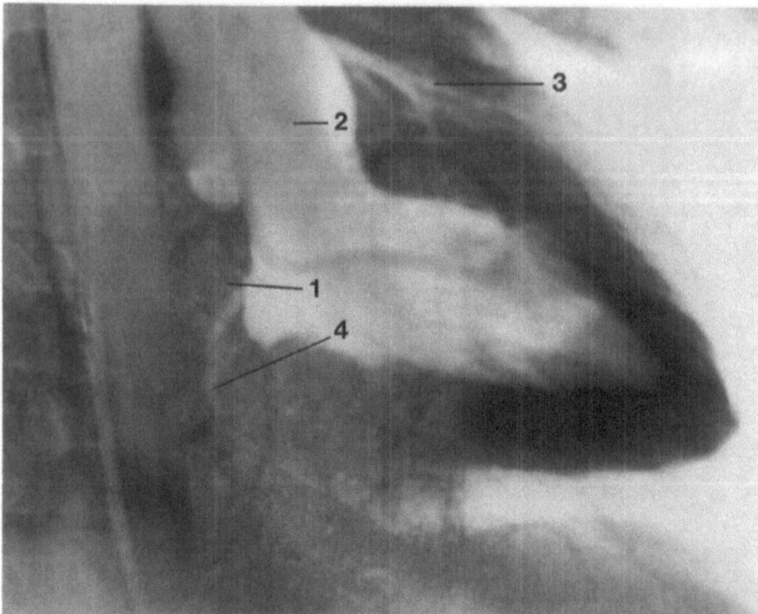

Abb. 39. Form und Lage der linken Kammerhöhle in enddiastolischer (*schwarz*) und endsystolischer (*weiß*) Phase in Übereinanderprojektion in RAO (Fotomontage). *1* Mitralklappe; *2* Aortensinus; *3* R. interventricularis anterior; *4* rechte Koronararterie

der Diastole. Eine deutliche Veränderung des Querschnitts dieser Gefäße in den veschiedenen Zyklusphasen ist nicht erkennbar. Nur ihre Krümmung ändert sich und zwar am deutlichsten am Ende der Austreibungsphase. Am Ende der Systole hat die Basis der linken Kammer (im Klappenbereich) noch eine bedeutende Tiefe. Durch eine Verjüngung des Spitzenanteils von vorn nach hinten bis auf einen schmalen Spalt wird das Restblut aus diesem Bereich an die Basis des Kammerraums gepreßt. Mit dem Fortschreiten der Kammersystole wird die Kammerwand besonders im Bereich der Papillarmuskeln noch dicker, wie es im Ventrikulogramm gut zu erkennen ist. Als Resultat dieser Wandverdikkung entsteht ein wichtiger Unterschied in der Bewegung der inneren und äußeren Oberfläche. Aufgrund geometrischer Berechnung, bezogen auf den Vergleich mit einer elastischen dickwandigen Kugel, ergibt sich, daß zur Entleerung der Höhle die Kontaktfläche zum Blut sich stärker verändern muß als die äußere Oberfläche (Braunwald et al. 1968).

Nach exakten Flächenmessungen ändert sich jedoch die quantitative Endokardfläche in Systole und Diastole nicht. Wenn man dennoch von einer Verkleinerung der inneren Oberfläche sprechen darf, so ist damit die reale Kontaktfläche zum Blut im zentralen Kammerlumen gemeint, denn durch die Aneinanderlagerung der Trabekel und Papillarmuskeln am Ende der Systole ist die intertrabekuläre Endokardfläche nicht mehr an der Bildung der „systolischen inneren Oberfläche" beteiligt. Andererseits sind die intertrabekulären Räume wichtig, weil sie eine diastolische Vergrößerung der Oberfläche und weitere Füllung der Kammer ermöglichen ohne eine wesentliche Dehnung des Myokards. Außerdem wird auch die Entleerung dieser Räume durch Zusammenlagerung der Trabekel bei der Wandverdickung unterstützt. (Puff 1971). Nach Becker (1972) ist das Bewegungsausmaß der Hinterwand größer als das der vorderen, was für eine stärkere Verkleinerung der Einflußbahn spricht. Im ganzen wird die Breite der Kammerhöhle in der Systole stär-

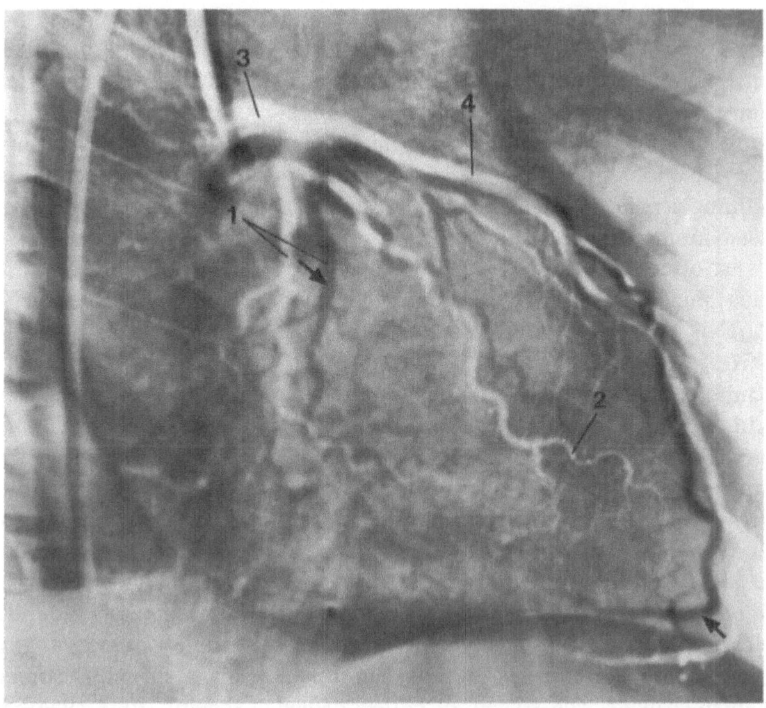

Abb. 40. Selektives Koronarogramm der linken Koronararterie in RAO-Projektion (Fotomontage) in Diastole (*negativ*) und Systole (*positiv*). Verschiedene Teile der Oberfläche bewegen sich zu bestimmten Zeiten in unterschiedlicher Richtung. Systole: Bewegung (→) des R. circumflexus (*1*) und seiner nächsten Äste; während dieses Zeitraums befindet sich der R. diagonalis (*2*) in Spitzennähe in relativer Ruhe. Am R. interventricularis anterior (*4*) sieht man die umgekehrte Beziehung (↖). Die ausgeprägtesten Bewegungen finden sich in der linken Einflußbahn (nahe der diaphragmalen Oberfläche). *3* Stamm der linken Kranzarterie

ker verkleinert (auf 3,5 cm), als ihre Länge (um 2,5 cm). Snidermann et al. (1973) haben mit Hilfe des Ventrikulogramms festgestellt, daß sich in der Systole die hintere, laterale Wand an der linken Kammer um 62–70% verkleinert, hingegen an der rechten nur um 40–45%. Man kann sich davon überzeugen, indem man enddiastolische und endsystolische Ventrikulogramme übereinander projiziert (Abb. 39).

Die Kontraktionsfolge in der Wand der linken Kammer und im Spitzenbereich wurde bei gesunden Menschen genau untersucht. Clayton et al. (1979) zeigen im Ventrikulogramm in RAO-Projektion, daß die Kontraktion an der unteren Wand beginnt, nach 18 ms folgt die Vorderwand, nach 25 ms die Spitze. Diese Reihenfolge ist das Ergebnis der elektri-

schen Aktivierung des normalen linken Ventrikels. Normalerweise beträgt die systolische Verdickung der Wand der linken Kammer in der RAO-Projektion im Durchschnitt 70–100%, aber die Veränderungen sind sehr variabel. In pathologischen Fällen ist die Wandverdickung deutlich geringer (Eber et al. 1969).

Der zeitliche Ablauf der Kontraktion in den verschiedenen Kammerabschnitten läßt sich u.U. durch ihre unterschiedliche Reaktion auf die Druckbelastung erklären. Wie die pharmakologische Blockade der Mechanorezeptoren (Puff 1954/55 und 1976b) beweist, ist der raum-zeitliche Plan der Kontraktionsfolge abhängig von der jeweiligen Vordehnung des betreffenden Kammerabschnitts (Puff 1960b). Bei Ausfall der Dehnungsrezeptoren ist diese Ordnung gestört. Dotter (zit. nach Schaede u. Thurn 1957) sagte: „Es ist unverständlich, warum eine chronische Erhöhung des Druckes morphologische Veränderung auf die Herzmuskulatur nur im Bereich der Ausflußbahn hervorruft, obwohl die Erhöhung des Druckes sich in allen Abschnitten der Kammer findet."

Es ist offensichtlich, daß derselbe Mechanismus auch der sog. Gesetzmäßigkeit von Kirsch, über die in diesem Zitat gesprochen wird, zugrundeliegt. Eine Dilatation der Kammer bei intaktem Klappenapparat beginnt in der Ausflußbahn. Da dieser Kammerabschnitt das Blut in die Aorta austreibt, muß er einen Druck entwickeln, der größer als der aortale ist. Bei Hypertonie ist eine größere Energie zur Überwindung des erhöhten Widerstands in der Aorta notwendig. Das wird durch eine bedeutend größere Dehnung der Herzmuskelfasern als in der Norm erreicht. Der erhöhte Aortendruck erlaubt dem linken Ventrikel nicht, sich soweit zu entleeren wie bei normalem Druck. Deshalb wird auch das systolische Restblut bei der Hypertonie größer als in der Norm. Dieselben Veränderungen entstehen in der rechten Kammer bei pulmonalem Hochdruck.

Wie schon früher dargelegt, ergibt die detaillierte Analyse des Angiokardiokinematogramms und der Hochfrequenzkinematographie des freigelegten Herzens, daß der Begriff der „Systole" als gleichzeitige Verkleinerung der gesamten Kammer und der „Diastole" als gleichzeitige Erschlaffung der gesamten Kammermuskulatur, sehr problematisch ist. Das beweisen die schrittweise unterbrochenen Formveränderungen der Kammerhöhle in Systole· und Diastole. Auch die Angaben von McAlpin et al (1973) stimmen damit überein; diese fanden bei Messung der röntgenologisch dargestellten Koronararterien bestimmte Phasen, in denen diese Gefäße ihre Lage kaum veränderten. Dabei wurde deutlich, daß man manche Gefäße in der Systole und andere wieder in der Diastole messen mußte (Abb. 40). Der Koronareinstrom in die intramuralen Gefäßstrecken erfolgt jeweils nur wenn die Muskulatur das Versorgungsgebietes erschlafft ist (Puff 1983). Systole und Diastole untergliedern sich in verschiedenen Phasen mit bestimmten funktionellen Aufgaben. So verkleinert sich zu Beginn der Systole die Einflußbahn und die Ausflußbahn wird entfaltet und gedehnt (Puff 1954/55, 1958). Das ermöglicht die Verlagerung des in der Kammer enthaltenen Blutes und unterstützt die Druckerhöhung. Die Bezeichnung der frühen Phase der Systole als „isometrische Kontraktion" ist falsch, denn diese Kontraktion ist von einer Formveränderung der Kammerhöhle begleitet, obwohl das Gesamtvolumen gleich bleibt, weil auch das Blut, wie jede Flüssigkeit, nicht komprimierbar ist. Es ist präziser, diese systolische Phase als „isovolumetrische" zu bezeichnen. Im gleichen Augenblick verkürzen sich manche Fasern und andere wiederum werden passiv gedehnt, wodurch die Form der Höhle verändert wird, so daß diese Phase nicht als echte isometrische Kontraktion erscheint (Puff 1954/55; Berne u. Levy 1972). Der Druck in der Kammer baut sich bis zu einem Niveau auf, das dem in der Aorta entspricht. Die nachfolgende zusätzliche Kontraktion der Ausflußbahn führt schnell zum Anstieg des Kammerdrucks über den Aortendruck und zum Auswurf des Blutes. Sehr gründlich muß diskutiert werden, ob die Verkleinerung der Ausflußbahn wirklich einer sogenannten „isotonischen" Kontraktion entspricht. Das ist zweifelhaft, da der Kammerdruck in der Austreibungsphase schwankt, erkennbar an den sich abwechselnden Phasen einer schnellen und langsamen Austreibung, d.h. der Muskeltonus der Kammer muß sich ebenfalls ändern.

Beim Studium der Herzkammertätigkeit gewinnt auch die Analyse des Bewegungsmechanismus der einzelnen Teile des Klappenapparates eine große Bedeutung, speziell der Mitral- und Aortenklappe (Thurn 1961, 1963). Über den Bewegungsmechanismus der Atrioventrikularklappen gibt es jetzt ausführliche Angaben (Puff 1965b, 1976a, 1978). Mit der Methode der Röntgenkinematographie bei geteilter Kontrastierung in linkem Vorhof und linker Kammer wurden die Bewegungen der Mitralklappe untersucht. Die synchrone Registrierung des EKG erlaubt eine genaue Analyse der Phasenbewegung. Dabei wurde ein sehr wichtiger funktioneller Zusammenhang der Segelklappen mit dem Fasersystem des Herzskeletts (Anulus fibrosus), der Papillarmuskeln und der lateralen Wand der linken Kammer erkannt.

Die Papillarmuskeln werden gewöhnlich in Gruppen dargestellt (bis zu drei Muskeln in jeder Gruppe). Sie befinden sich in der Einflußbahn der linken Kammer und zwar so, daß ihre Längsachse der Längsachse der Kammerhöhle etwa entspricht. Von den Papillarmuskeln der linken Kammer führen Chordae tendineae zu beiden Segeln der Mitralis. Sie verlaufen und funktionieren wie die Seile in einem Fallschirm und verhindern, daß im Augenblick der Systole die Segel in den Vorhof hinausgestülpt werden. Diese Sehnenfäden werden als sog. „valvuläre Chorden" bezeichnet (Puff 1965) im Gegensatz zu anderen, die kürzer sind (anuläre Chorden) und die Papillarmuskeln direkt mit dem Anulus fibrosus verbinden (ähnliche Angaben finden sich bei Towne 1973). Obwohl von jedem der Papillarmuskeln (von jeder Gruppe) Sehnenfäden zu jedem der beiden Segel als Haupt- und Nebenfasern führen, ist das Funktionsprinzip des muralen Segels ein anderes als das des vorderen aortalen Segels. Das vordere, mediale Segel (aortales Segel) enthält kräftigeres Bindegewebe und hat eine etwas größere Fläche als das murale. Es heftet sich an die Aortenbasis an und wird deshalb vielfach auch „aortales Mitralsegel" genannt. In der ST-Strecke der Systole liegen beide Mitralsegel in einer annähernd horizontalen Ebene. Mit der Erschlaffung der linken Kammer und Erweiterung des interpapillären

Raumes in der Diastole hängt die Klappenebene tiefer im Ventrikel. Nun öffnen sich die Klappen trichterförmig zur Herzspitze hin, der laterale Klappenursprung wird angehoben. Es treten dabei gegenläufige Bewegungen auf: 1. Das Absinken des Kontrastblutes durch den Trichter und 2. das Anheben der Klappenbasis über das Kontrastmittel („Stiefelanziehen") mit Wirbelbildung unter den Klappen (Puff et al. 1965 s. auch Madeira et al. 1974). Klappenöffnung und Übertritt des Kontrastblutes aus dem Vorhof in die Kammer erfolgen also bereits vor der Vorhofskontraktion. Zum Zeitpunkt der P-Welle im EKG wird an der Oberfläche des lateralen Segels ein Knick deutlich. Man hat den Eindruck als ob die Klappe wie „ein nasses Hemd aus dem Waschtrog gezogen würde". Dieses Stellen der Klappe wird durch die Vorhofmuskulatur, die in die Klappe einstrahlt, bewirkt. Der Klappenschluß erfolgt außerordentlich schnell (1/3 der Öffnungszeit). Mit dem Beginn der R-Zacke bis zum Anfang der ST-Strecke im EKG kommt es zu einer ruckartigen Aufwölbung und Blähung des lateralen Segels und synchron dazu zur Entfaltung der freien Kammerwand in der Äquatorzone: lateralsystolische Bewegung (Tichonow 1950, 1985; Abb. 37II und IV, 103).

In zunehmendem Maße wölbt sich jetzt das aortale Mitralsegel vor, so daß im ST-Stück wieder eine annähernd horizontale Begrenzung des Mitralostiums erreicht wird.

Die valvulären Chorden bleiben auch bei der Papillarmuskelkontraktion zunächst locker; sie verhindern zwar ein Durchschlagen der Klappe vorhofwärts, ermöglichen jedoch eine fallschirmartige Blähung der Klappe. Das führt beim Zug der Papillarmuskeln an den anulären Chorden zur Aufrichtung der frei beweglichen Klappe, die bereits vorher durch

---

Abb. 41. Flächenröntgenkymogramm der linken Kammer in (**a**) vorderer und (**b**) LAO-Projektion. Im oberen Teil der linkskammerigen Kontur (**b**) gibt die Form der Zacken ihre systolische Lateralbewegung wieder (entsprechend der Einflußbahn in Höhe des Äquators in der Ebene des vorderen Papillarmuskels); im unteren Teil der Kontur (supradiaphragmal) bewegt sich die Kammerwand in LAO- und a.-p.-Projektion übereinstimmend (Ausflußbahn), nämlich in der Systole, nach medial zum Zentrum des Herzschattens hin

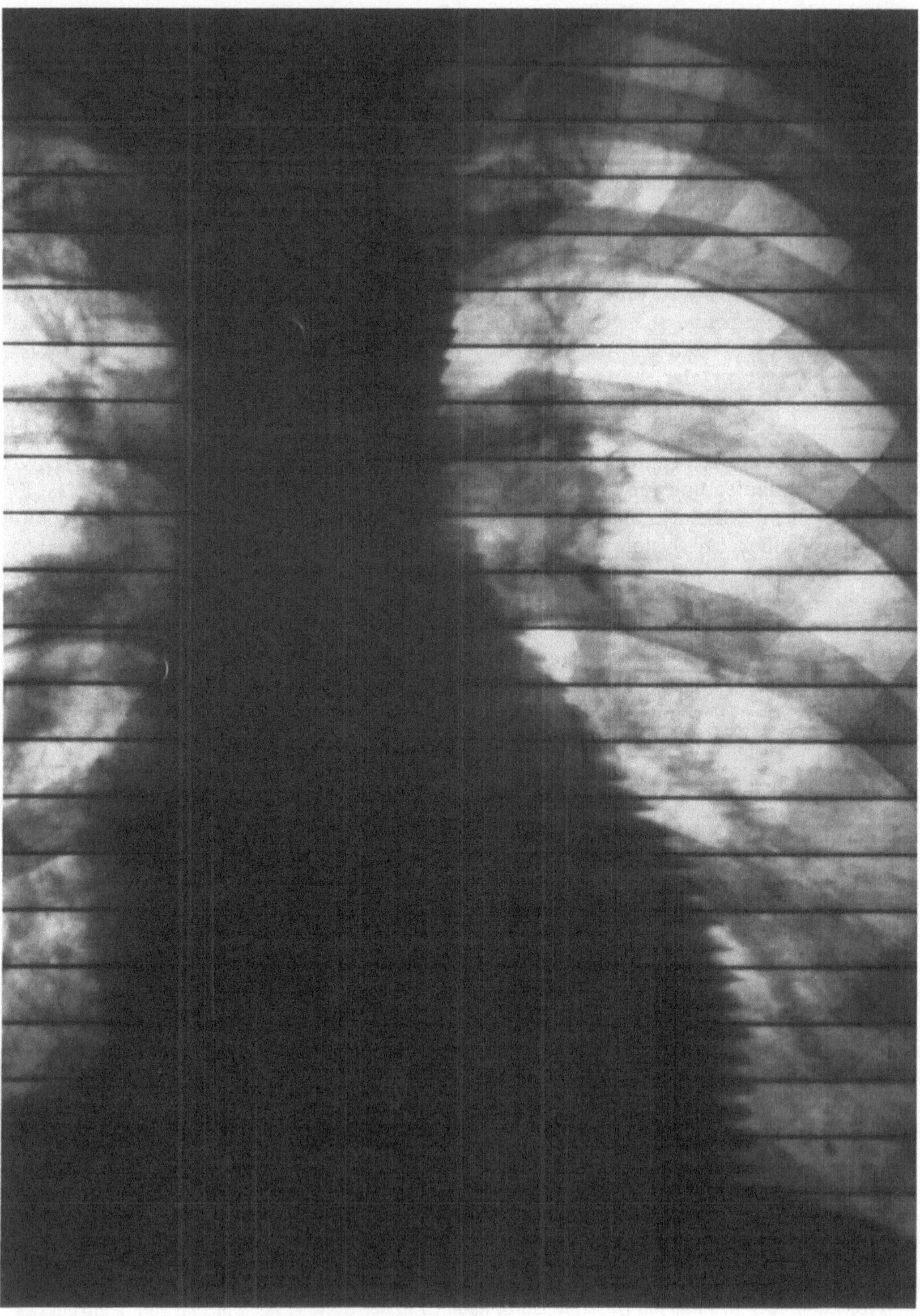

Abb. 41 a

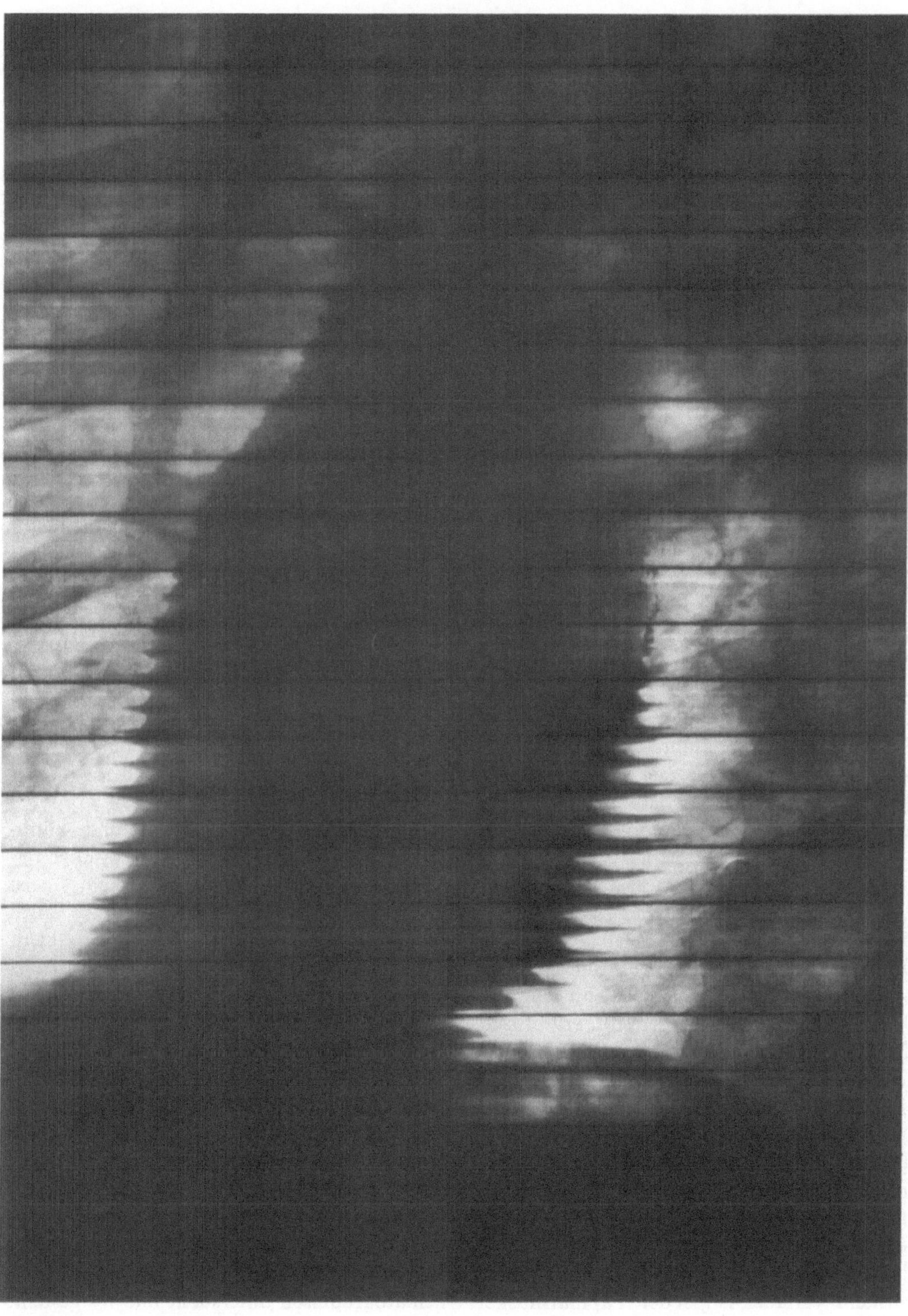

Abb. 41 b

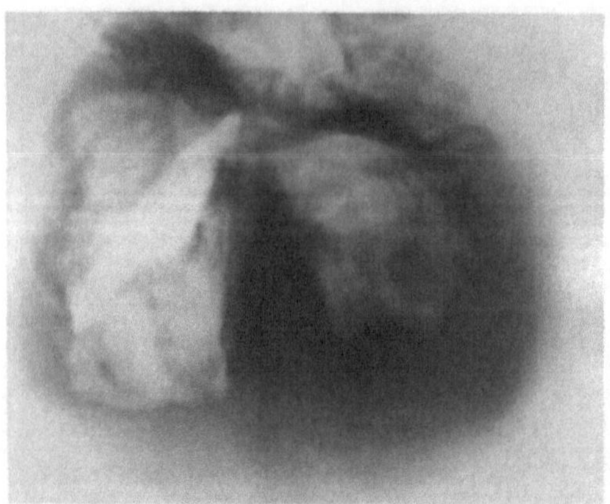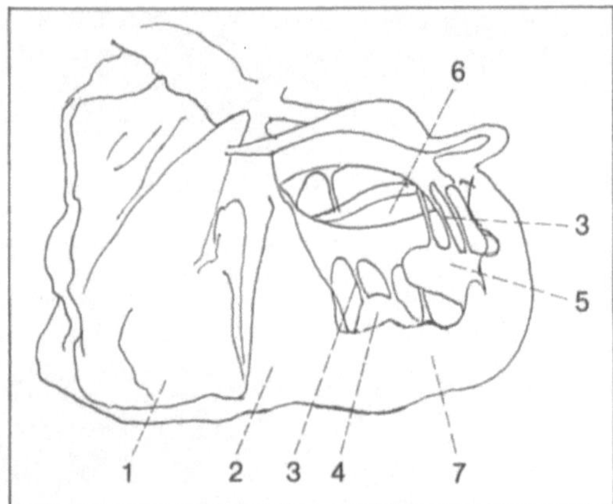

Abb. 42. Röntgenaufnahme eines anatomischen Präparates des menschlichen Herzens in LAO-Projektion. *1* rechter Ventrikel; *2* Septum interventriculare; *3* Chordae tendineae; *4* M. papillaris posterior; *5* M. papillaris anterior; *6* Mitralring; *7* Interpapillarraum

die Vorhofmuskelkontraktion und die Wirbelbildung unter der Klappe (Hypomochlion) in den Blutstrom gestellt war.

Die Spannung der anulären Chorden hat auch eine Verlagerung des fibrösen Herzskeletts und damit der Ventilebene zur Folge. Das bewirkt eine noch weiter gehende Entfaltung des Vorhofs.

Die Fläche der Mitralklappe ist größer als das Mitralostium selbst. Durch die Anordnung der Chordae tendineae und ihrer Zugrichtung in der Phase des Klappenschlusses legen sich die beiden Segel nicht nur mit den Rändern aneinander, sondern haben Flächenkontakt. Chiechi et al. (1956) empfehlen, bei der Komissurotomie nicht bis zum fibrösen Ring durchzureißen, sondern einige Millimeter des Klappengewebes zu erhalten. Wenn man die Trennung bis zum Ring vortreibt, ergibt sich eine Klappeninsuffizienz und das ist bei Patienten mit Mitralstenose sehr gefährlich, weil die Reserven des Myokards begrenzt sind. Der Begriff einer bi- oder trikuspidalen Atrioventrikularklappe beruht nur auf einer Konvention. In manchen Fällen fanden Ognew et al. (1954) fünf bis sechs Zipfel der Segel. Diese Autoren ebenso wie Lopuchin u. Schjoltikow (1971) zeigen, daß auch die Zahl der Papillarmuskeln variabel ist. Jeder Papillarmuskel stellt von sich aus keine isolierte muskuläre

Bildung dar sondern besteht aus Endabschnitten von Muskelbündeln, die von verschiedenen Richtungen in die Papillaren eintreten.

Neueste strukturmorphologische Untersuchungen haben gezeigt, daß die Papillaren der linken Kammer zwar im wesentlichen dem inneren trabekulären Muskelsystem zuzuordnen sind, daß aber auch Fasern aus den mittleren Wandschichten einstrahlen. Über Vortex und Kammerbasis sind die vorderen linken Papillarmuskeln direkt und kontinuierlich mit den hinteren durch spiralige Faserschlingen verbunden, die über eine meist rudimentäre Außenschicht, teilweise auch ohne Unterbrechung am fibrösen Herzskelett, verlaufen (Abb. 34h). Manche der Papillarmuskeln sind nur schwach entwickelt, so daß auch Sehnenfäden zur Segelklappe direkt von den trabekulären Muskeln ausgehen. Die letzteren sind auch im Vorhof gut ausgebildet, so daß man hier manchmal kleine Papillarmuskeln antrifft, die sich über Chorden mit der Klappe des Foramen ovale verbinden. Diesen atypischen anatomischen Befund muß man bei röntgenologischen Interpretationen mit in Betracht ziehen. Barteley (1958) hat die Funktion der Aorten- und Mitralklappe röntgenkinematographisch untersucht und festgestellt, daß die freien Teile dieser Klappen im gleichen Augenblick verschiedene Bewegungsrichtungen haben. Bei der Beurteilung dieser Ergebnisse ist jedoch Vorsicht geboten, da kalzifizierte Klappenabschnitte die Bewegung der Klappen nicht völlig richtig wiedergeben. Nach dem bisher Gesagten ist erkennbar, daß sich die Abschnitte der Atrioventrikularklappensegel in ihrem Bewegungsablauf und ihrer Beziehung zur Klappenebene stark unterscheiden. Detailliertere Erkenntnisse haben die echokardiographischen Untersuchungen gebracht (Abb. 43).

Die Papillarmuskeltätigkeit hat eine große Bedeutung für die Sicherung des Klappenmechanismus. Eine Störung der kontraktilen Fähigkeit dieser Muskeln kann die Ursache für ihre Fehlfunktion (Insuffizienz) sein. Nach den Angaben von Burch et al. (1968) soll der Ring der Mitralklappe aus kollagenem Fasermaterial, das sich nicht leicht dehnen läßt, bestehen. Das betrifft jedoch nur das sogenannte Septum aorticuo- mitrale (Puff 1978). Die mehr lateral gelegenen Abschnitte des atrioventrikulären Anulus fibrosus bilden keinen parallelfaserigen Ring sondern sind anatomisch als Zwischensehnen verschiedener Kammermyokardabschnitte mit scherengitterartiger Anordnung anzusehen und ermöglichen dadurch erst die Weitenänderung des Ostiums (Puff 1978).

Die Fläche der Mitralklappe beträgt etwa das 2,5fache der Fläche des atrioventrikulären Ostiums. Bei der Flächenmessung der atrioventrikulären Öffnung muß jedoch angegeben werden, in welcher Phase des Herzzyklus sie vorgenommen wurde, denn in der Systole ist sie kleiner als in der Diastole.

Das ist besonders deutlich, wenn die Ursache der Mitralinsuffizienz die Folge eines Funktionsausfalls bzw. Verletzung der Papillarmuskeln ist. Burch et al. (1968) zeigen, daß man oft eine Atropie dieser Muskeln bei Verletzung des Endokards und des Erregungsleitungssystems antrifft. Eine andere Ursache der Klappeninsuffizienz wird in einer starken Erweiterung der Kammerhöhle selber gesehen, bei der die Papillarmuskeln von den Segeln weit abgedrängt sind und sich die Segel dann nicht mehr richtig schließen können (relative Mitralinsuffizienz). Estes et al. (1966) konstatierten, daß sich die Dilatation der linken Kammerhöhle meist im spitzenwärtigen Abschnitt entwickelt. Die Papillarmuskeln sind dabei zum Klappenring basiswärts verlagert, so daß die Richtung ihrer Achsen umgestellt wird und ihr Zug jetzt tangential zur Achse wirkt. Das muß natürlich zu einem mangelhaften Schluß des Segels und zur Entwicklung der Insuffizienz führen.

Der Spitzenbereich der linken Austreibungsbahn — das Gebiet des sog. Vortex — ist in seiner Strukturerhaltung außerordentlich funktionsabhängig. bei unkoordinierter Erregungsausbreitung innerhalb der Kammer und zu später „Aktivierung" der Papillarmuskeln, ist eine muskuläre Überdehnung hier vorprogrammiert (Puff 1976b).

Gelegentlich finden die Internisten, daß sog. „funktionelle" systolische Geräusche über der Mitralklappe nicht konstant sind, wenn man den Patienten aus der vertikalen in die horizontale Lage bringt. Das kann dadurch erklärt werden, daß sich bei stärkerer Blutfüllung und geschwächtem Myokard das Kammervolumen in der Horizontallage vergrößert und damit auch der Abstand zwischen Papillarmuskeln und Segelklappen. Die systolische Bewegung der Klappenebene des linken Ventrikels (Ventilebene) ist in ihrer Amplitude sehr viel kleiner als die des rechten (in einem Verhältnis von 1:5). Mit anderen Worten, die apikobasale Bewegung der Trikuspidalklappe übertrifft hinsichtlich ihrer Schwingungsweite die Bewegung der Mitralklappe. Nach Puff (1954/55) beträgt bei Katzen die Bewegungsamplitude der Trikuspidalklappe 6 mm und die der Mitralklappe 3 mm. Die Längsverkürzung der Papillarmuskeln ist rechts ebenfalls größer als links (rechts 8 mm und links 5 mm beim Schaf).

Thurn (1968), Brecher u. Galetti (1966) und andere Autoren bestätigen auch unsere Vorstellungen, daß rechte und linke Herzkammer nach unterschiedlichen Prinzipien und Mechanismen arbeiten. Die Differenz der Bewegungsamplitude im Bereich der Atrioventri-

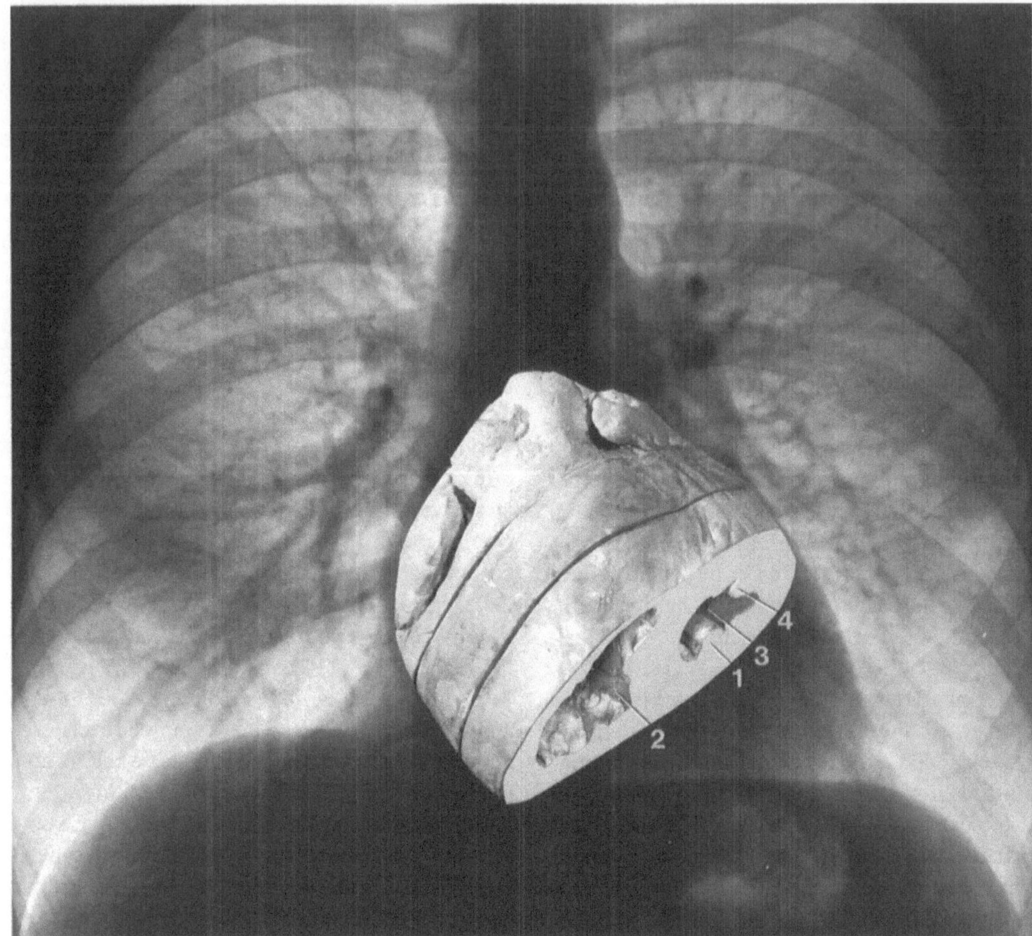

Abb. 43. a Zuordnung der Echo-„Schnittebene" in p.-a.-Röntgenbild. *1* M. papillaris posterior; *2* rechte Kammer; *3* linke Kammer; *4* M. papillaris anterior. **b1 – 9:** Echokardiographischer Transversalschnitt des Herzens in Höhe der Papillarmuskeln. Serienbilder erstrecken sich auf die ganze Periode von der enddiastolischen bis zur endsystolischen Phase entsprechend den markierten Punkten auf dem EKG (*Pfeile*). Während der Auswurfphase nähern sich die Papillarmuskeln einander und erreichen das Maximum der Annäherung in der endsystolischen Phase. *1* hinterer Papillarmuskel; *2* rechte Ventrikelhöhle; *3* linke Ventrikelhöhle; *4* vorderer Papillarmuskel; *5* interpapillärer Raum; *6* Kammerscheidewand

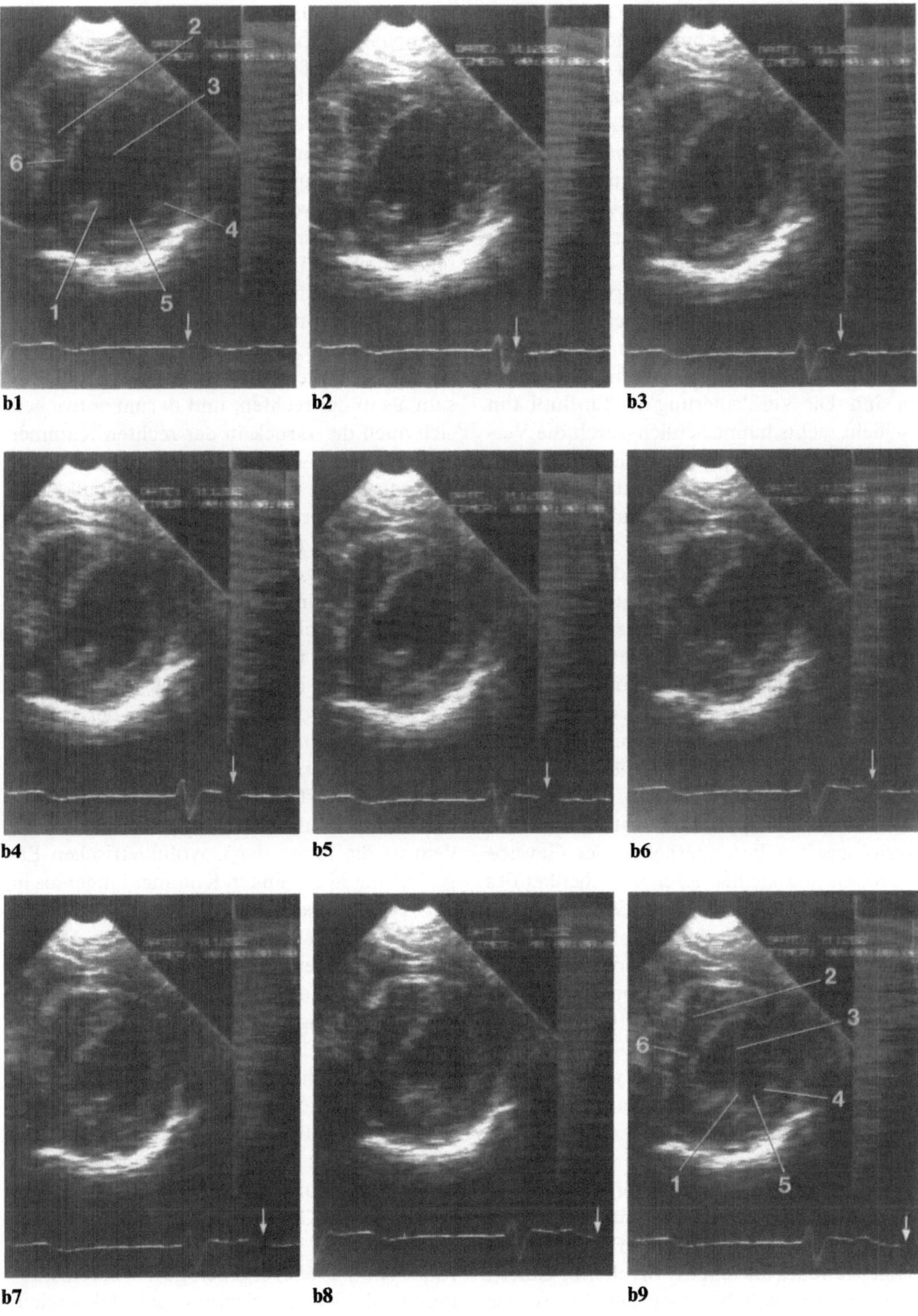

Abb. 43 b

kularklappen ist ein deutliches Zeichen dieser Verschiedenheit. Das kommt auch in der unterschiedlichen Kontraktion der Einflußbahnen in beiden Kammern zum Ausdruck. Während im linken Ventrikel die Reduktion der Einflußbahn durch Zusammenlagerung und Annäherung der Papillarmuskeln an die Kammerwand erfolgt, bei einer viel kleineren Bewegung der Atrioventrikularklappen zur Spitze hin, sind die Verhältnisse im rechten Ventrikel ganz anders. Die Papillarmuskeln können sich hier nicht zusammenlagern, weil sie in großer Vielzahl und verstreut über die ganze innere Oberfläche der Kammer vorhanden sind. Die Verkleinerung der Einflußbahn geschieht rechts hauptsächlich durch die Verlagerung der Trikuspidalklappe und Einengung des subbasalen Kammerraums zwischen der Crista supraventricularis und dem Margo acutus.

Wenn man davon ausgeht, daß sich die Atrioventrikularfurche und die in ihr gelegene Koronararterie synchron mit der Klappe bewegen, kann man fast immer feststellen, daß die apikobasale Bewegungsamplitude der rechten Koronararterie bedeutend größer ist als die des Ramus circumflexus der linken Kranzarterie. Das bestätigt die bereits beschriebene wesentlich größere Verlagerung der Trikuspidalklappe. Die Struktur und die physiologischen Besonderheiten der Gewebe im großen und kleinen Kreislaufschenkel des Herzens sind sehr veschieden. Das wirkt sich auch auf die anatomischen und funktionellen Unterschiede zwischen rechter und linker Kammer aus. Für den venösen Rückstrom aus dem großen Kreislauf (rechts) ist eine viel größere Saugkraft als bei Zufluß aus den Lungenvenen (links) nötig; darin ist wohl auch die größere Bewegungsamplitude im Bereich der rechten Kammerbasis im Vergleich zur linken begründet.

Die Entleerung der Lungenvenen (der Blutzufluß in den linken Vorhof) wird durch die Atembewegung und durch die Elastizität des Lungengewebes erleichtert. Brecher u. Galetti (1966) zeigen, daß bei gleichem Druck das Volumen des rechten Vorhofs doppelt so groß

ist wie das des linken, der dicker und weniger dehnbar ist. Normalerweise ist der Druck im rechten Vorhof niedriger als im linken.

Bei der Kontraktion der linken Kammer und dem Auswurf des Blutes reduziert sich am Anfang die Kammerhöhle im Querdurchmesser und läßt nur eine geringe Verkürzung in Richtung der vertikalen Achse erkennen. In der rechten Kammer findet dagegen eine bedeutende Verkürzung der apikobasalen Achse statt bei nur mäßiger Bewegung der Vorderwand in Richtung auf das Kammerseptum.

Der mechanische Effekt der Kontraktion wird in der linken Kammer etwas früher wirksam als in der rechten, und darum entwickelt sich auch der Druck in der rechten Kammer später (nach 1 − 2 ms). Daher geht der Mitralklappenschluß dem der Trikuspidalklappe voran. Weil der Druck im Truncus pulmonalis niedriger ist (es besteht dort ein geringerer Widerstand gegen den Abfluß des Blutes), öffnet sich die Pulmonalklappe zuerst. Die Kontraktion des rechten Ventrikels führt zu einem Blutauswurf 2 ms vor dem Beginn des Auswurfs aus dem linken, weil sich hier zunächst nur der auxotonische Druck in der isovolumetrischen Phase erhöht. Die Systole in der linken Kammer endet früher als in der rechten und der Aortenklappenschluß geht dem Schluß der Pulmonalklappe voraus. Trotzdem ist die Phase der isovolumetrischen Erschlaffung in der linken Kammer länger als in der rechten. Nach den Angaben von Luisada u. Fleischner (1965) öffnet sich die Mitralklappe nach der Trikuspidalklappe.

In funktionell-anatomischer und physiologischer Beziehung sind die Daten des Kontraktionsablaufs einzelner Muskelfasersysteme, der mechanischen Effekte auf das Blutvolumen in der Kammerhöhle und der Elektrophysiologie außerordentlich kompliziert und nicht linear zur Deckung zu bringen. Die mit Hilfe der Hochfrequenzkinematographie mit optischer EKG-Synchronisation an beiden Herzkammern gleichzeitig erhobenen Befunde (Puff 1960c) ergaben gute Übereinstimmung mit der Entwicklung des elektrischen Potentialfeldes im QRS-Komplex (Meyer-

Waarden 1970). Die röntgenologisch nachweisbaren Bewegungen der Herzklappen in ihrer Wechselbeziehung zum mechanischen Effekt der Muskelkontraktion haben unterschiedliche Latenzzeiten, die auf die verschiedenen Gewebsstrukturen zurückzuführen sind.

2.3 Bewegung der Herzoberfläche und der großen Gefäße

2.3.1 Durchleuchtung

Bei der Röntgenuntersuchung und der Analyse des Röntgenkinematogramms des Herzens ohne Anwendung von Kontrastmittel kann man die Bewegung veschiedener Abschnitte der äußeren Herzoberfläche, insbesondere des linken Ventrikels, gut studieren. In der vorderen Projektion übersieht man den Rand der linken Kammer, der im wesentlichen der Ausflußbahn zuzurechnen ist. In der Systole erfolgt eine schnelle, medialwärts gerichtete Bewegung der Kontur; synchron damit bewegt sich die Kontur des Aortenbogens nach lateral als Resultat der Erweiterung seiner Lichtung durch das einströmende Blut.
In der Diastole laufen die Bewegungen der Kontur von linker Kammer und Aorta gegensinnig und langsamer ab im Vergleich zur Systole. Diese Tatsache ist längst in der Röntgenliteratur bekannt. Gewöhnlich werden die Bewegungen der linken Kammer und der Aorta mechanisch auch auf andere Teile des Herzens übertragen. Im einzelnen sieht man diesen Bewegungscharakter auch im Bereich der Einflußbahn der linken Kammer, die am deutlichsten in der LAO-Projektion beim stehenden Patienten sichtbar ist. Jedoch zeigt sich bei aufmerksamer Beobachtung der Oberflächenbewegung der linken Kammer (Herzrand) über der Einflußbahn und der Aorta, daß hier eine solch klare Beziehung wie zur Bewegung der Ausflußbahn nicht vorhanden ist. Eine Übereinstimmung in der Bewe-

gungsrichtung von Ventrikel und Aorta liegt nicht vor. Diese Diskrepanz wird besonders bei mittlerer und tiefer Inspiration deutlich. Im oberen und mittleren Abschnitt der Kontur der linken Kammer sieht man zuerst eine systolische Bewegung mit großer Amplitude nach lateral, analog der Aorta. Der untere supradiaphragmale oder auch der diaphragmale Teil der Kontur, der zum sog. Kontaktfeld gehört, bewegt sich wie die Ausflußbahn in der vorderen Projektion systolisch zum Zentrum des Herzschattens hin. Eine sehr genaue Beobachtung der Bewegung des Herzens bei Einatmung in der LAO-Projektion läßt den Eindruck entstehen, daß das untere Segment (supradiaphragmaler Abschnitt) der Herzsilhouette sich schnell nach oben bewegt, im Herzschatten verschwindet und dabei die vordere und hintere Kontur des Herzens auseinanderdrängt. So erscheint die pulsatorische Bewegung der beiden Kammern annähernd synchron. In Wirklichkeit ist aber nur die Bewegung des supradiaphragmalen Teils der Silhouette nach oben und zum Zentrum hin aktiv. Dagegen ist die Lateralverlagerung der Kontur eine passive Mitbewegung. Wenn man die Herzsilhouette in der vorderen Projektion (p.-a.) untersucht, bemerkt man einen hebelartigen Bewegungstyp der Kontur des Herz-Gefäß-Schattens, bei dem als der eine Hebelarm die Kontur des linken Ventrikels und als der andere die der Aorta erscheinen. Diesen „Hebeltyp" der Bewegung findet man nur an der Grenze des Kammersegments. Die verschiedenen Abschnitte der Kammeroberfläche bewegen sich gleichzeitig aber in verschiedenen Richtungen. Bei Gesunden ist die Amplitude der Kammerpulsation an der Hinterwand, die sich systolisch horizontal zum Zentrum des Herzschattens hinbewegt, in der LAO-Projektion immer größer als in der p.-a.-Aufnahme.

2.3.2 Röntgenkymographie

Das Röntgenkymogramm der Kammeroberfläche in LAO-Projektion hat ein typisches Aussehen. Die Zacken im Bereich der lateralsystolischen Bewegung bezogen auf die nacheinander folgenden Phasen haben die Gestalt eines bauchigen Messers (chirurgisches Skalpell), dessen Schneide nach unten gerichtet ist. Diese Zacken sind vom gleichen Typ wie die der Gefäße, haben aber im Unterschied zur Aorta häufig eine größere Amplitude. Im supradiaphragmalen Teil ist die Bewegung der Kammerkontur, die im Kymogramm registriert wird, die gleiche wie in der p.-a.-Projektion, die Zacken haben jedoch die Form eines bauchigen Messers mit der Schneide nach oben (s. Abb. 41).

Die Analyse der Röntgenkymogramme, sowohl der einfachen, vielspaltigen nach Stumpf et al. (1936), wie auch der zeitlich gedehnten, zeigt, daß die systolische Bewegung des linken Ventrikels im Bereich der Einflußbahn der lateralen Bewegung der Aorta vorausgeht, d.h. sie findet früher statt als der Auswurf des Blutes in die Aorta. Das gleiche kann man in LAO-Projektion auch an der rechten Kammer beobachten aber weniger deutlich, weil die topographische Lage anders ist und die kontrahierenden, bzw. sich ausstülpenden Abschnitte hier teilweise überlagern.

Bei der Atmung vergrößert sich das Herz infolge des vermehrten Bluteinstroms aus den Lungen und den Hohlvenen und die beschriebenen differenzierten Oberflächenbewegungen, z.B. der linken Kammer, werden undeutlicher, obwohl sie bei gesunden Menschen nicht ganz verschwinden.

Gurewitsch (1963) behauptet, daß die lanzenförmigen Zacken durch eine Drehung des Herzens bedingt sind, d.h. eine reine Positionsveränderung des ganzen Organs. Wir glauben allerdings, daß diese Erklärung nicht haltbar ist, weil man nämlich beobachten kann, daß dieser Zackentyp nur in einem Teil der Kontur der linken Kammer sichtbar wird. Andere Teile, z.B. der supradiaphragmale Abschnitt, lassen die gewöhnlichen Zacken erkennen.

Die schon früher entwickelte Vorstellung einer großen Rotationsbewegung des Herzens in der Auswurfphase ist etwas übertrieben. Auf jeden Fall hat sie auf die innere Struktur

nur wenig Einfluß. Mirro et al. (1979) haben mit Hilfe der Echokardiographie die Lage der Papillarmuskeln in der linken Kammer während des gesamten Herzzyklus untersucht und festgestellt, daß in der Systole diese Muskeln nur eine unbedeutende Winkelverlagerung in der Größenordnung von 2−4° erkennen lassen. Die Autoren erklären dies mit einer unterschiedlichen Bewegungsrichtung der äußeren und inneren Myokardschicht. Lediglich beim Schenkelblock wird die Rotation um die Längsachse des Herzens deutlicher. Die laterale echokardiographische Untersuchung der Querschnittstruktur des linken Ventrikels zeigt, daß sich während der Auswurfphase die Wände verdicken und die Papillarmuskeln allmählich einander nähern mit einer schnellen Verschmälerung des interpapillären Raumes und der ganzen übrigen Höhle (Abb. 42 und 43).

Ursprünglich wurden die unterschiedlichen Bewegungsrichtungen der linken Kammeroberfläche als Resultat der schnellen Verdickung der Kammerwand während der Kontraktion der Einflußbahn erklärt (Tichonow 1950). Diese Vorstellungen wurden noch gestützt durch die morphologische Tatsache einer beachtlichen Myokarddicke an der Basis der Kammer im Vergleich zu dem dünnwandigen Spitzenabschnitt. Die neuesten Studien über den Mechanismus der Kammerkontraktion und der Verkleinerung ihrer Höhle geben andere Erklärungen (Tichonow 1985).

Es wurde schon gezeigt, daß die Wand der Kammer sich nicht gleichzeitig mit derselben Kraft in allen Teilen isometrisch kontrahieren kann, da es sonst nicht möglich wäre, das Blut in die abführenden Gefäße auszutreiben. Flüssigkeit ist inkompressibel, deshalb wird bei Erhöhung es Druckes in die Kammer das Blut aus der Zone einer höheren Wandspannung zwangsläufig in die Zone einer geringeren verschoben. Der Wandabschnitt mit der geringeren Muskelspannung kann sich dabei nach außen unter Wirkung des in diese Zone hineingedrückten Blutes vorwölben. Während der Kontraktion der Papillarmuskeln und der Einflußbahn haben der Spitzenabschnitt und der noch nicht aktivierte benachbarte Wandabschnitt der Ausflußbahn einen geringeren Tonus. Dorthin verlagert sich das Blut aus der Einflußbahn. Die Muskelsysteme des Vortex werden dabei entspiralisiert. Äußerlich erscheint das als eine Vorwölbung der Wand. Ein ebensolcher Effekt kann aber auch durch die Verdickung eines sich kontrahierenden Wandabschnitts bedingt sein.

Das genaue Studium des Röntgenkymogramms in der LAO-Projektion zeigt, daß die lateralsystolische Bewegung an der linken hinteren Fläche der linken Kammer nur in einem kleinen Bezirk abläuft. Nicht selten ist zu sehen, daß diese Schwingung nur in einem Teil der Ventrikeloberfläche erkennbar wird und nicht im freien Lungenfeld, sich aber auf andere Wandabschnitte der Kammer fortleitet. Diese Schwingungen sind in der Amplitude so groß, daß sie auch dann sichtbar werden, wenn dieser Teil der Kammerwand selbst nicht randbildend ist (s. auch S. 72).

Die lateralsystolische Bewegung ist am stärksten in tiefer Inspiration bei angehaltenem Atem sichtbar. Bei angehaltener Atmung, besonders bei geschlossener Stimmritze, vermindert sich der Zufluß des Blutes zum Herzen und das Kammervolumen, besonders links, wird merklich reduziert. Die systolische Verlagerung des Blutvolumens aus der Einflußbahn in die Ausflußbahn führt unter diesen Bedingungen zu einer deutlich sichtbaren Entfaltung derselben.

Diese lateralsystolische Bewegung kann man in ihrer letzten Phase auch in der a.-p.-Projektion gut erkennen, weil sich auch die Kontur der Ausflußbahn infolge der Volumenabnahme der linken Kammer medialwärts verschiebt. Dann werden im p.-a.-Röntgenkymogramm des linken Ventrikels die Zacken zweigipflig, da sich die Bewegung verschiedener Abschnitte der Kammeroberfläche in die gleiche Ebene projizieren. Das summarische Bild der zweigipfligen Zacken setzt sich zusammen aus: 1) der Endphase der lateralsystolischen Bewegung des oberhalb der Herzspitze gelegenen Teils der linken Kammer als Folge der röhrenförmigen Verengerung dieses

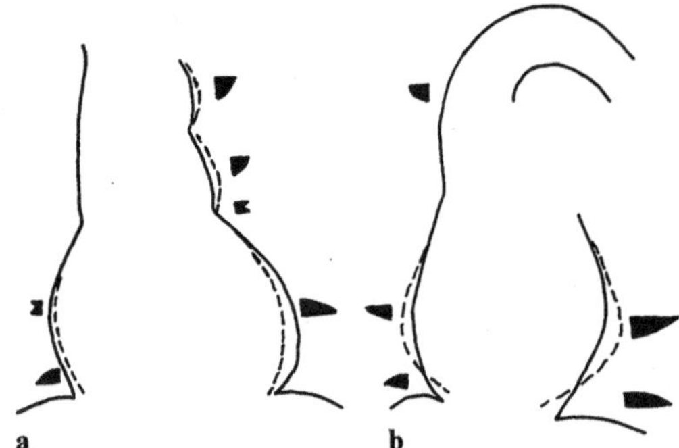

a   b

Abb. 44. Die Form der kymographischen Zacken in vorderer (**a**) und LAO-Projektion (**b**). Weitere Erklärung im Text

septumnahen Abschnitts; 2) der rückläufigen Bewegung der Kontur dieses Abschnitts durch Veränderung der Muskelspannung (oberhalb der Spitze); 3) einer geringfügigen Erweiterung der Austreibungsbahn infolge des Bluteinstroms und ihrer abrupten Kontraktion in der Austreibungsphase.

Zweigipflige Zacken in der Kontur der linken Kammer in der p.-a.-Projektion können auch bei Hypertrophie der rechten Kammer entstehen, wobei sich die Bewegungen beider Ventrikel gegenseitig überlagern. Im Unterschied zu dem beschriebenen Bild ist aber bei der Vergrößerung der rechten Ausflußbahn, z.B. bei Mitralstenose, die Form des Herzens eine andere. Auch die Form der zweigipfligen Zacken ist anders. Da in diesem Fall die identische Bewegung derselben Abschnitte in den Ausflußbahnen beider Kammern registriert wird, sind die oberen Krümmungen ihrer beiden kymographischen Gipfel nach oben konvex und die unteren gerade (Abb. 44).

Dieselben Angaben machen in ihren Arbeiten Stecken (1964) und Masaew et al. (1971). Diese Analyse ist außerordentlich wichtig. Nur eine genaue durchdachte Deutung des graphischen Dokuments, z.B. des Röntgenkymogramms, ist bei der Feststellung der kontraktilen Eigenschaften des Herzens nützlich. In Fällen starker Erweiterung und Überfüllung der Kammer durch systolisches „Restblut" besonders bei myokardialer Insuffizienz, führt die Kontraktion der Einflußbahn

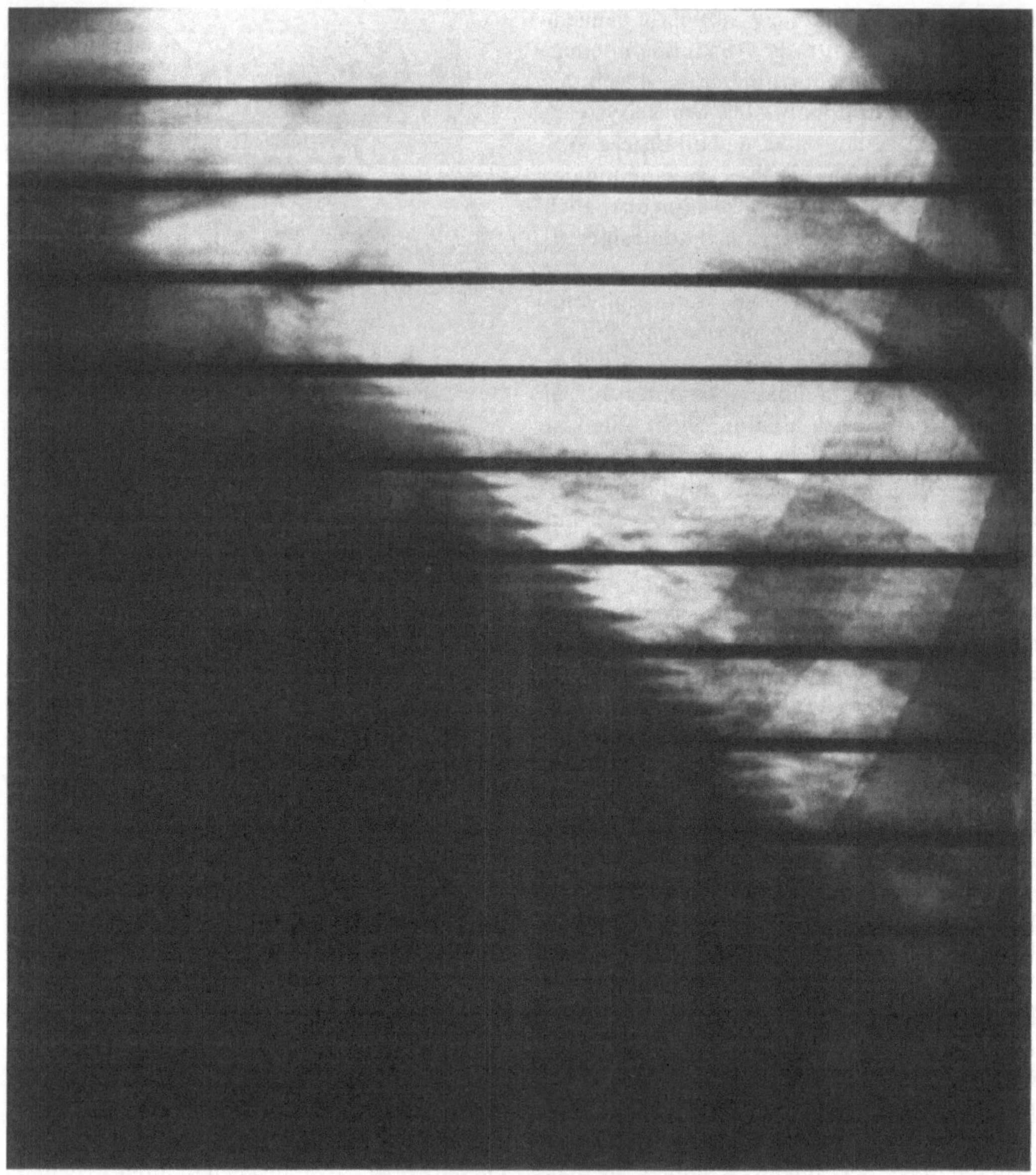

a

Abb. 45. Diffusionstyp der Kontraktion der linken Kammer in vorderer (**a**) und LAO-Projektion (**b**) bei Erweiterung der Höhle. Die Bewegung der Kontur ist überall gleich

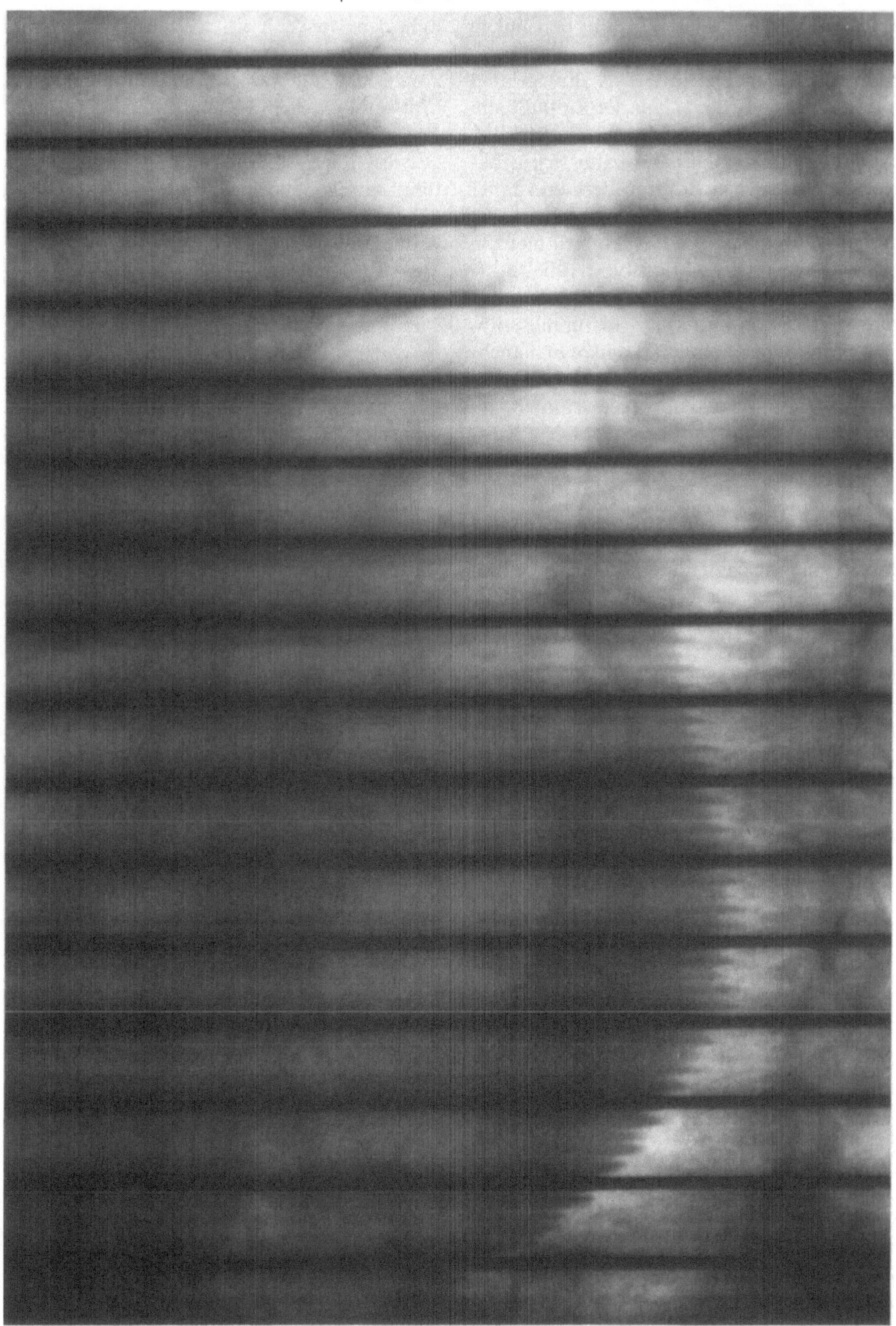

b

zu einem Rückfluß des Blutes in den linken Vorhof infolge der veränderten Lage der Papillarmuskeln apikalwärts. Das Blut gelangt nur in kleinen Portionen aus der Einflußbahn in die Ausflußbahn. Bei einer bestehenden Erweiterung der Ausflußbahn kann sich praktisch ihr Volumen nicht vergrößern und daher wird keine sichtbare lateralsystolische Bewegung hervorgerufen. Es handelt sich hier um einen diffusen Kontraktionstyp (Abb. 45).

Wenn man die Volumenüberlastung des Herzens mittels expiratorischer Spannungserhöhung künstlich vermindert, kann man manchmal bei diesen erweiterten Herzen einzelne Konturzuckungen erkennen, die der lateralsystolischen Bewegung entsprechen. Diese Kontraktionstypen in den verschiedenen Kammerabschnitten bleiben auch bei horizontaler Lage des Patienten erhalten.

Wie ist nun die Form der kymographischen Zacken im Bereich der lateralsystolischen Bewegung der linken Herzkontur zu beurteilen? Die Entstehung der oberen Krümmung der Zacke kann man sicher deuten: sie entspricht der Vorwölbung der linken Kammerwand als Folge der Entfaltung der Ausflußbahn durch die Blutmenge, die während der Kontraktion der Einflußbahn frühsystolisch hier hineingedrückt wurde. Die Zeitspanne, in deren Verlauf diese Bewegung erfolgt, entspricht der Kontraktion der Einflußbahn. Die rückläufige Bewegung der Kontur zur Herzmitte hin entspricht der Abflachung des gewölbten (entfalteten) Teils der Kammerhöhle als Resultat der Austreibung des Blutes in die Aorta und des Rückstroms von Restblut in die Einflußbahn zum Ende der T-Zacke im EKG. Für diese Beobachtungen eignet sich besonders die zeitgedehnte detaillierte Röntgenkymographie einzelner Segmente der Herzkontur bei sehr großer Geschwindigkeit der Kassettenbewegungen (Abb. 46a,b und 47a,b).

Der hier dargestellte Bewegungscharakter der Kammeroberfläche, insbesondere das frühsystolische Auswölben eines Teils der Ausflußbahn nach hinten — hervorgerufen durch zeitlich unterschiedliche Spannungsentwick-

lung der Muskelfasern — würde sich wenig vom Bild eines Aneurysmas unterscheiden. Auf jeden Fall wäre in der routinemäßigen röntgenologischen Untersuchung die Differenzierung unmöglich.

Offensichtlich ist diese laterale, in der Richtung ungewöhnliche Bewegung auch abhängig von dem aktiven Kontraktionsprozeß der Kammerwand in der Vorbereitungsphase für die Austreibung des Blutes. Das erklärt auch, daß die lateralsystolische Bewegung nicht während der ganzen Systole andauert, wie es bei einer einfachen Vorwölbung der Wand der Fall wäre, sondern nur in der Anfangsperiode.

Der schnelle Abfall der Spannung mit nachfolgendem Absinken des Kammerdrucks ist von einer Formveränderung begleitet, die am Radius der Oberflächenkrümmung erkennbar wird. Der Oberflächenabschnitt der linken Kammer, in welchem die lateralsystolische Bewegung bzw. Vorwölbung erfolgt, befindet sich oberhalb der Spitze mit Zentrum im Bereich des größten Kammerdurchmessers, am Äquator. Eine genauere Analyse dieser Erscheinung soll im folgenden gegeben werden. Hier muß die große Bedeutung der Röntgenkymographie für ein detailliertes Studium der Herzoberflächenbewegung betont werden. Trotz vieler neuer Techniken ermöglicht sie am besten, die Phänomene der Differentialbewegungen exakt und synchron zu analysieren. Man muß ein tiefes funktionell-morphologisches Verständnis für den kardialen Mechanismus und das Zustandekommen der kymographischen Schwingungen an der Herzoberfläche gewinnen, anderenfalls führt ihre Analyse zu groben Fehlern. Die Röntgenkymographie liefert mehr Information als die Elektrokymograhie. Im Röntgenkymogramm kann man die Schwingungsamplitude der Herzkontur nicht nur auf der Fläche, die im rechten Winkel zum Strahlengang liegt, sondern auch in der Tiefe verfolgen; das ist durch die Veränderung der Transparenz der Hauptmasse gegeben, die vom Wechsel der Wanddicke bei der pulsatorischen Bewegung abhängig ist. Die Elektrokymographie fixiert

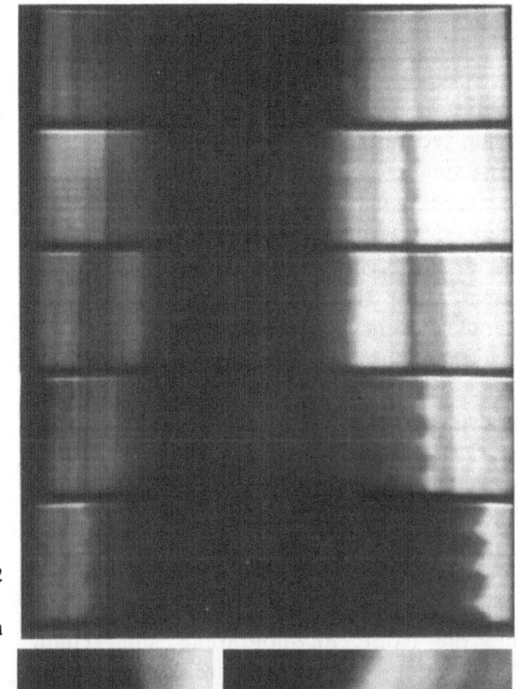

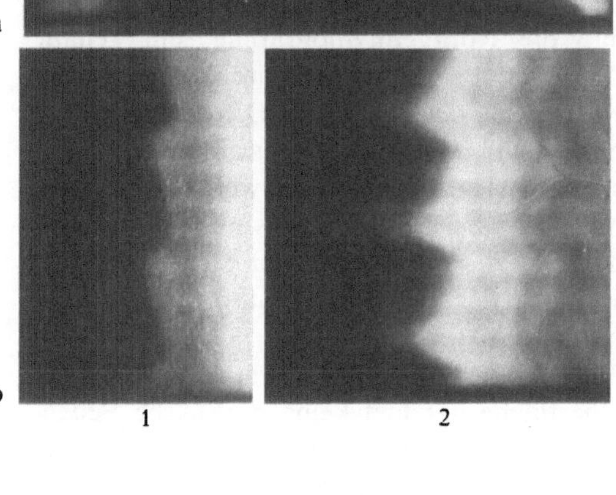

◄**Abb. 46 a,b.** Gedehnte Kymogramme bei schneller Filmbewegung in vorderer Projektion. **a** Kymogramm (verkleinert) ausgewählter Bewegungspunkte der Herzgefäßkontur (von unten nach oben zu lesen); **b** Gegenüberstellung der Bewegung der Aorta und der linken Kammer in der gleichen Zeitphase. *1* Aorta; *2* der stärker gewölbte Teil der Kontur der linken Kammer

Abb. 47 a,b. Gedehnte Kymogramme des Herzens und der großen Gefäße in LAO-Projektion. **a** Kymogramme der Richtungspunkte (verkleinert); *1* Aorta; *2* basaler Teil der linken Kammerkontur; *3* „Äquatorebene" (größter Durchmesser); *4* supradiaphragmaler Teil der Kontur; **b** Gegenüberstellung der Bewegung der Aortenkontur (*1*) und der linken Kammer (*2−4*) während der gleichen Zeitphase. Die lateralsystolische Bewegung der basalen Abschnitte und des „Äquators" der linken Kammer gehen der entsprechenden Bewegung der Aorta deutlich voraus

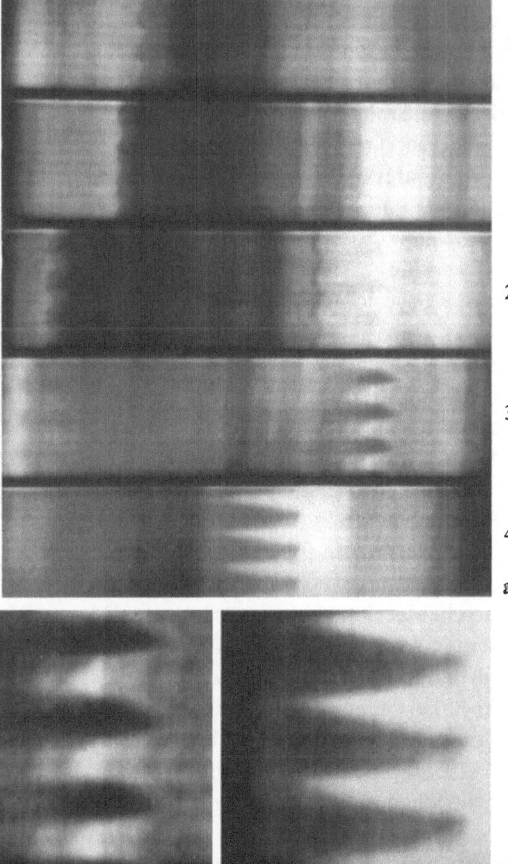

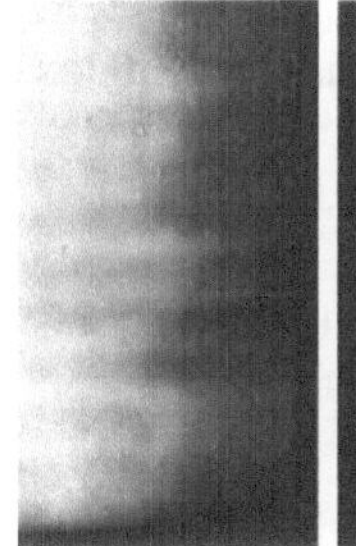

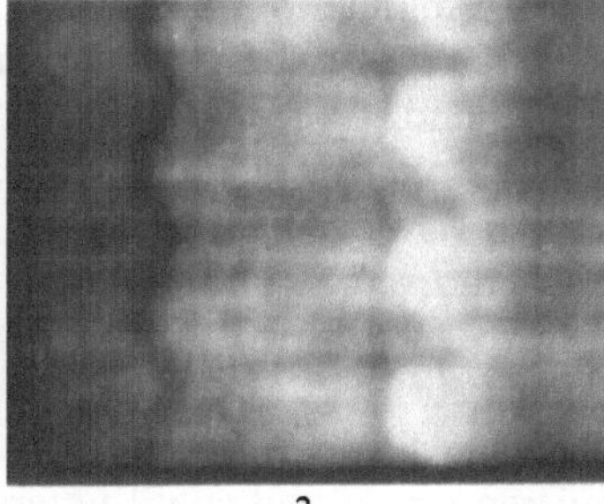

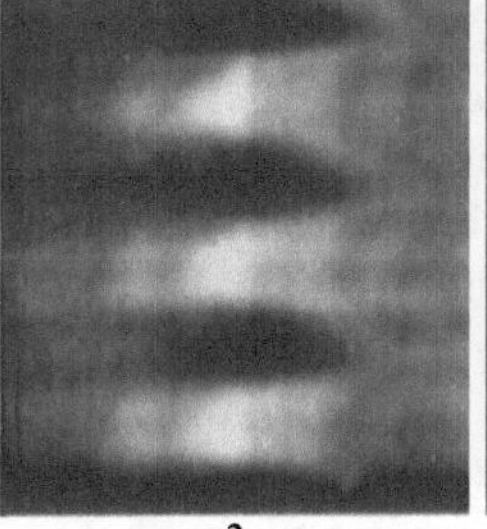

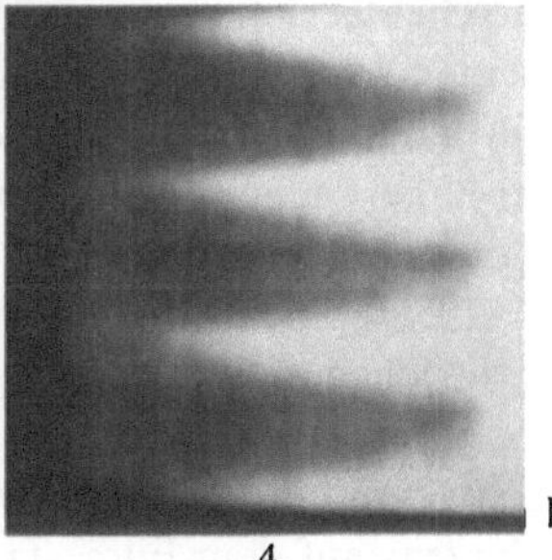

nur die Veränderung der Dichteunterschiede (der Lichtmenge) die auf den Photomultiplier fällt. Dabei ist nicht zu unterscheiden, ob dies durch eine Verlagerung der Herzkontur (Verstärkung oder Verminderung der Spalthelligkeit) oder aber infolge einer Verminderung des Tiefendurchmessers des Herzens (Abnahme der Strahlenabsorption mit Änderung des Lichtstroms zum Photomultiplier) erfolgt. Auf diese Weise entsteht die elektrokymographische Kurve als Resultat der Summe zweier Faktoren, ist sozusagen verschlüsselt und man hat keine Möglichkeit sie zu dekodieren (entziffern). Die Elektrokymographie gibt nur indirekt und ungenau die Bewegung der Herzoberfläche wieder, indem die Schwingungen in Schwankungen des Photostroms umgesetzt werden. Mit dieser Methode kann man ein integrales Oszillogramm erhalten, das aber nicht als Röntgenbild erscheint.

Cignolini (1964) sah, daß „die Mängel graphischen Schmarotzertums ihren Höhepunkt in der Elektrokymographie erreichen, bei der eine Überlagerung von Komplexen schwach erkennbarer Faktoren mit Hilfe offensichtlicher graphischer Fehler herbeigeführt wird". Luisada u. Fleischner (1965) haben bei der Anwendung der Elektrokymographie eine falsche Kurve von der Bewegung der Kontur des linken Ventrikels in LAO erhalten, aufgrund dieser Befunde die Existenz kleinerer Bewegungsamplituden in dieser Zone beschrieben und diese Bewegungen mit denen in der vorderen Projektion identifiziert. Wir haben schon gezeigt, daß dies nicht den Tatsachen entspricht. Die Bewegung der hinteren Oberfläche der linken Kammer, die sich als Herzkontur in der LAO-Projektion darstellt, unterscheidet sich beim unveränderten Myokard deutlich durch ihre Amplitude, die wesentlich größer ist als die Amplitude beliebiger anderer Oberflächenabschnitte des Herzens. Die Röntgenkymographie nach Stumpf oder die Kymographie nach Cignolini (Prinzip des unterbrochenen Schlitzes und analytische Kymographie) registrieren unmittelbar die Schwingungen durch Röntgendarstellung des Herzens auf dem Film. Trotz des flächenhaften zweidimensionalen Bildes vermittelt das Röntgenkymogramm eine Vorstellung von einer differenzierbaren Richtung der Bewegung im dreidimensionalen Raum.

Das „gedehnte Röntgenkymogramm" einer bestimmten Stelle der Kammerkontur oder der großen Gefäße, das man mit Hilfe der Cignolini-Methode bekommt, beinhaltet detaillierte Information von vielen Phasen des Herzzyklus. Ihre zusammengesetzten Elemente spiegeln die zeitlichen Beziehungen der Zwischenphasen wieder. Die synoptische Gegenüberstellung dieser kymographischen Kurven mit dem simultan aufgenommenen EKG und anderen physiologischen Parametern (Phonokardiographie und Druck) liefern eine umfassende Vorstellung von Kontraktionsablauf und Funktion des Herzens (Abb. 48).

Das Studium des Angiokardiogramms zeigt, daß die Röntgenkymographie sehr genaue Angaben über die Dauer einzelner Phasen des Herzzyklus machen kann. Die Amplitude einer Schwingung muß jeweils zu einem Standardtyp in Bezug gebracht werden und man muß sich über den Mechanismus klar werden, der die Verlagerung der zu untersuchenden Herzoberfläche in eine bestimmte Richtung bewirkt.

Die Kenntnis absoluter Bewegungsgrößen der Oberfläche hat fast keine praktische Bedeutung. Man darf nicht vergessen, daß die Bewegung der äußeren Oberfläche des Herzens, die wir auf dem Schirm betrachten, mit dem Kymogramm registrieren oder bei einem freigelegten Herzen sehen, nur ganz entfernt die Bewegung der endokardialen Fläche wiedergibt. Die Bewegungen sind gleichsinnig, aber die Amplitude der Bewegung der inneren Oberfläche übersteigt das der äußeren um das 5fache und mehr. Das ergibt sich zwangsläufig, weil die Muskulatur sich nicht nur in der Länge verkürzt sondern auch verdickt, als Folge der verschiedenen Lagen und Verlaufsrichtungen der Muskelfasersysteme in den Ventrikeln (s. Abb. 29).

Die verschiedenen Phasen des Herzzyklus müssen genau und subtil untersucht werden.

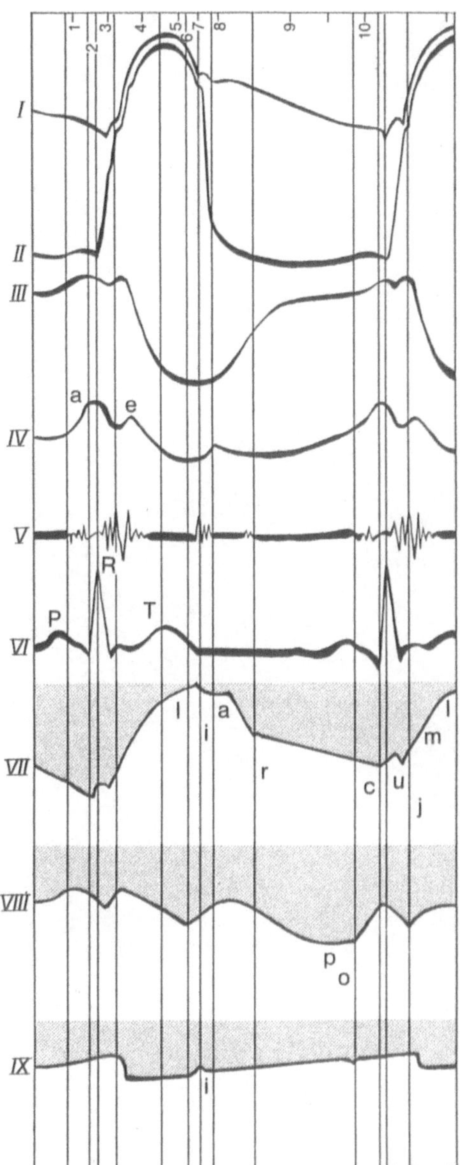

Abb. 48. Zeitliche Beziehung zwischen EKG, Phonokardiogramm, Größe des Druckes (Höhle der linken Kammer und Aorta) und Bewegung der Oberflächen, registriert nach der Methode der gedehnten (analytischen) Röntgenkymographie nach Cignolini (1954). *I* Druck in der Aorta; *II* Druck in der linken Kammer; *III* Volumen der linken Kammer; *IV* Druck in der Halsvene; *V* Phonokardiogramm; *VI* EKG; *VII* Kymogramm der linken Kammer; *VIII* Kymogramm des Truncus pulmonalis; *IX* Kymogramm der Aorta

Die kinematographische Analyse der Ventrikelkontraktion zeigt, daß sich Form und Größe der Herzhöhlen ständig verändern. Es ist schwierig, Momente zu entdecken, die einer echten Pause im Kontraktionsgeschehen entsprechen. Wenn für eine bestimmte Zeit ein Abschnitt der inneren Kammerfläche in seiner Lage verharrt, dann verlagert sich der benachbarte Abschnitt, um nach kurzer Zeit mit dem ersten seine Rolle zu tauschen. Das Herz befindet sich in einer dauernden Bewegung und kein einzelnes Filmbild ist mit dem anderen identisch. Offensichtlich ist auch die Diastole nicht als ein passiver Prozeß zu betrachten. Die Muskulatur des Herzens erholt sich in verschiedenen Teilen und Schichten jeweils während eines kurzen Zeitabschnitts (Refraktärphasen). Nur der Augenblick der Austreibung stellt einen gemeinsamen und synchronen Akt für das ganze Myokard dar.

2.3.3 Kinematographie des freiliegenden Herzens

Die Filmanalyse der Kontraktion des operativ freigelegten menschlichen Herzens zeigt, daß die Systole sowohl in der rechten als auch in der linken Kammer tatsächlich aus mehreren Phasen besteht. Es erscheint an dieser Stelle nützlich, die Analyse eines solchen Filmstreifens wiederzugeben. Anläßlich einer Koronarographie bei einem 60jährigen Patienten wurde eine Verengerung der rechten Koronararterie und des vorderen interventrikulären Astes festgestellt. Eine koronare Mangeldurchblutung konnte schon bei geringer physiologischer Belastung nachgewiesen werden. Trotzdem kontrahiert sich dieses Herz bei unveränderten Klappen und beim Fehlen eines Wandaneurysmas wie ein gesundes. Die rechte Kammer erfüllt ihre Funktion, den Transport des Blutes aus dem großen in den kleinen Kreislauf. Detaillierte Einzelbildauswertungen und das genaue Studium des Films bei verlangsamter Wiedergabe zeigten, daß die Bewegungen des rechten Ventrikels sehr kompliziert sind. In einem be-

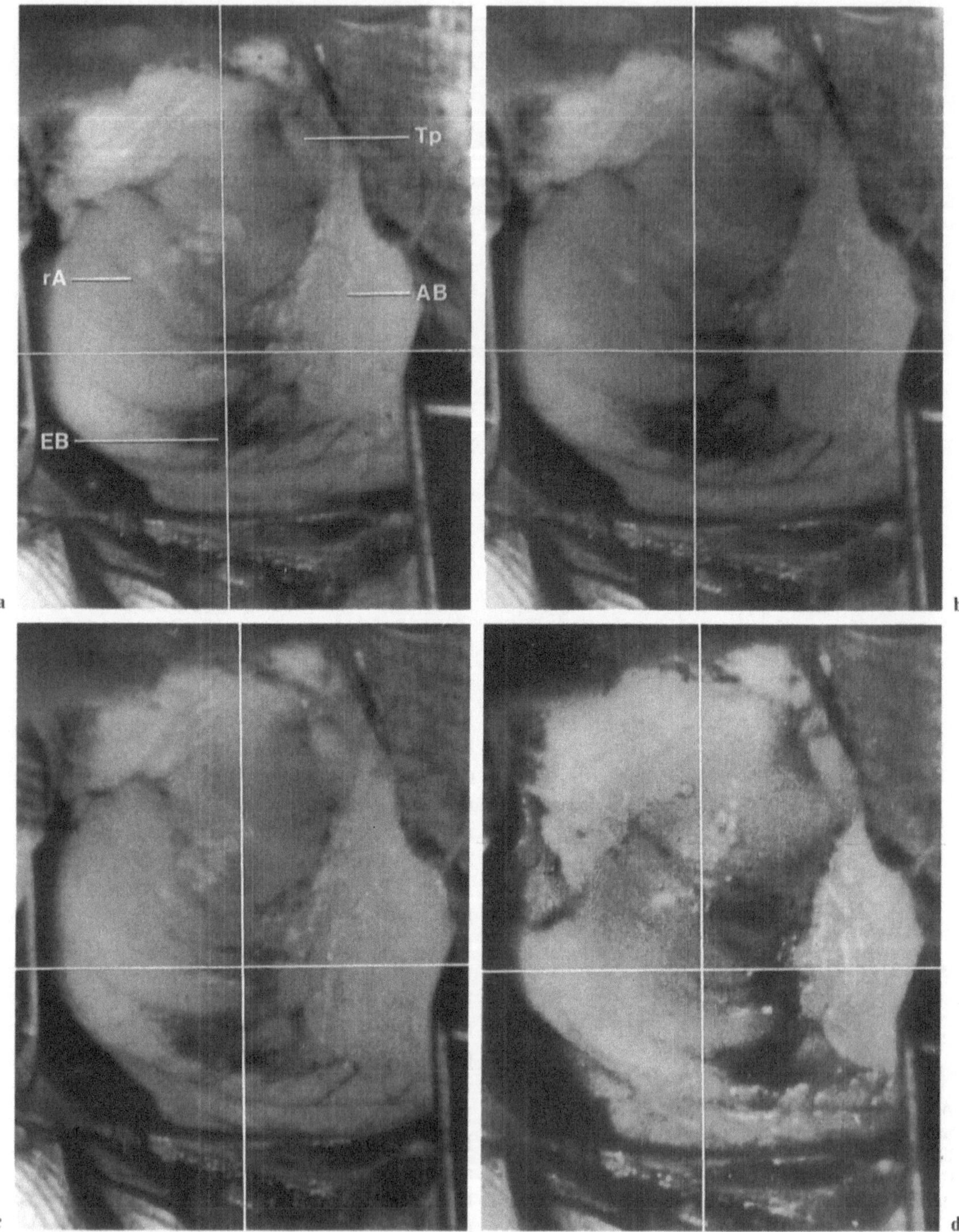

Abb. 49 a – d. Film des freigelegten menschlichen Herzens (48 Bilder/s), Bewegung der rechten Kammer. a Serienfilmbild (SFB) 14: Gerade untere Grenze der rechten Kammer; b SFB 15: Scharfe Krümmung der unteren Grenze als Folge der Bildung der Konvexität (Herauswölbung) der Vorderwand der rechten Kammer; c SFB 17: Beginn der schnellen Drehung des Herzens nach rechts, Auswurf des Blutes in den Truncus pulmonalis (erkennbar an der schnellen Veränderung der Form des Lichtreflexes); d SFB 30: Ende der Diastole, Rückbewegung nach links. (*TP* Truncus pulmonalis; *rA* rechtes Atrium (Ohr); *EB* Einfluß-bahn; *AB* Ausflußbahn)

stimmten Augenblick bildet die Vorderwand eine Wölbung, die sich zuerst schnell nach rechts und dann nach links bewegt (Abb. 49). Unter dem Epikard befinden sich ausgedehnte Fettlager im Bereich der rechten Kranzfurche und des vorderen Interventrikularsulkus. In der Breite nehmen diese eine mehr oder weniger große Fläche auf der rechten Kammer ein, so daß man nur einen kleinen Teil der Muskulatur der Vorderwand der Kammer sieht, in diesem Fall in Form eines Dreiecks, dessen Basis unten gelegen ist. Der starke Farbkontrast an der Oberfläche der rechten Kammer erlaubt, die Bewegung der nicht mit Fett bedeckten Teile der Wand genau zu beobachten, sowohl hinsichtlich der Bewegungsrichtungen als auch der Veränderung der Oberfläche. Die Filmaufnahmen wurden auf einem 16-mm-Film bei einer Bildgeschwindigkeit von 48 Bildern/s aufgenommen. Ein Herzzyklus hat die Länge von 32 Bildern oder 0,64−0,66s, was einer Pulsfrequenz von 99/min entspricht. Die Einzelbildauswertung zeigt, daß im Verlauf von 0,2s (über eine Länge von 10 Bildern) eine allmähliche Drehung des Herzens nach rechts erfolgt (Abb. 49). Dabei bewegt sich der rechte Vorhof nach rechts und nach hinten und versteckt sich hinter der Fettmasse in der rechten Kranzfurche. Die Fettmasse im Interventrikularsulcus verlagert sich nach rechts und nimmt dabei eine immer größere Fläche ein. Der Wandabschnitt, der frei von Fett ist, verbreitert sich horizontal, wird nach rechts verschoben und erreicht eine mittlere Position (Abb. 49b).

Danach erfolgt für die Dauer eines Bildes (0,02 s) eine starke lokale Auswölbung (Abb. 49c), wobei die Vorderwand der rechten Kammer nach vorn und unten herausquillt.

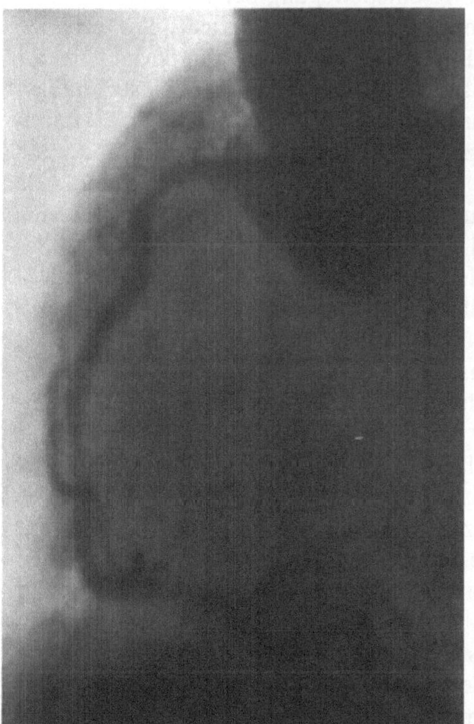
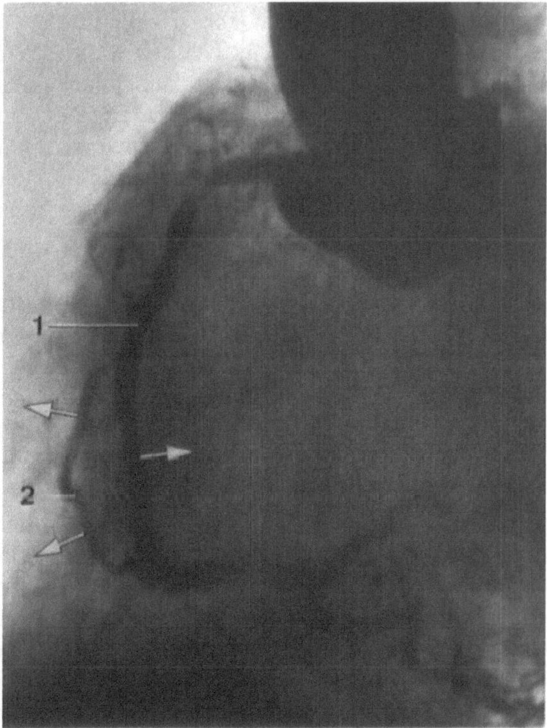

a   b

Abb. 50 a,b. Koronarogramm zu den Serienfilmbildern in Abb. 49 (LAO-Projektion). **a** Diastole; **b** Systole (Frühphase). Die rechte Koronararterie (*1*) bewegt sich in der Systole nach innen (→), aber ihr marginaler Ast (*2*) nach außen (←)

Tabelle 1. Phasendauer der Bewegung der rechten Kammer nach Ergebnissen der Kinematographie

Phase	Phasendauer [s]	Anzahl der Bilder
Langsame Drehung nach rechts (isovolumetrische Kontraktion)	0,2	10
Vorwölbung der Wand (Kontraktion der Einflußbahn)	0,02	1
Schnelle Drehung nach rechts (Austreibungsphase)	0,06	3
Kurzfristiges Anhalten („Verharrungszeit", „Puff")	0,02	1
Erschlaffungsphase — Diastole (Rückdrehung)	0,32	17
Gesamt	0,64	32

Das kann man an der Krümmung der unteren Grenze des fettfreien Abschnitts in bezug zu der unten parallel zu ihm verlaufenden horizontalen Linie erkennen. Darauf folgt sofort im Verlauf von 3 Bildern (0,06 s) eine schnelle Rotation der Kammer nach rechts. Der fettfreie Muskelabschnitt macht eine schnelle Bewegung nach rechts oben und beschreibt dabei einen Bogen (Abb. 49d). Das kann man als eine zweite, kurzfristigere Kontraktionsphase im Unterschied zur ersten, die zwar in der gleichen Richtung aber langsamer abläuft, ansehen. Diese beiden Bewegungen werden voneinander abgegrenzt durch die Phase, in der sich die Vorderwand der rechten Kammer vorwölbt. Daraufhin bleibt das Herz für die Dauer von 0,02 s (1 Bild) ruhig und unbeweglich. Nun beginnt eine langsame Drehung in der Gegenrichtung von rechts nach links bis zur Ausgangslage (17 Bilder, 0,4 s).

Die Auswölbung des basalen Bezirks der vorderen rechten Kammerwand zu Beginn der Systole kann man deutlich an der Bewegung der rechten Kranzarterie und ihres großen vorderen marginalen Astes verfolgen. Auf dem Koronarogramm sieht man, daß im Augenblick der Verlagerung der rechten Koronararterie zur Spitze und nach innen gegen das Kammerseptum der marginale Arterienast sich nach vorn (herzspitzenwärts) bewegt und dabei der Wölbung der Oberfläche folgt (Abb. 50a,b).

Wenn man die Richtung und Dauer der Bewegung in der rechten Kammer analysiert und sie mit den Angaben von Puff (Hochfrequenzkinematographie, s. Abb. 30b) vergleicht, kann man annehmen, daß die allmähliche Rechtsbewegung der isovolumetrischen Kontraktionsphase entspricht. Die schnelle Wölbung der rechten Kammerwand in der Phase der Kontraktion der Einströmungsbahn ist mit der Verlagerung der Trikuspidalklappe zur Spitze und der Formveränderung der Kammerhöhle verbunden. Die folgende schnelle, ruckartige Verschiebung nach rechts und oben entspricht dem Auswurf des Blutes in den Lungenstamm. Die langsame Zurückdrehung der Kammer von rechts nach links gehört schon zur Diastole. Die beschriebenen Phasen sind noch einmal auf Tabelle 1 dargestellt.

Bei der Kontraktion der Einflußbahn mit Verlagerung der Trikuspidalklappe in Richtung zur Herzspitze ist auch eine Drehung des ganzen Herzens nach rechts zu beobachten. Das Kammermyokard hat eine 3-schichtige Struktur mit sehr komplizierter Anordnung der Muskelsysteme. Die Kontraktion der oberflächlichen Schichten bedingt in allen Teilen einen gleichgerichteten Schub bestimmter Kammerwandabschnitte. So ist die Verlagerung der rechten Vorderwand nach rechts durch die gemeinsame Drehung beider Kammern bedingt. Dabei ist die Beteiligung

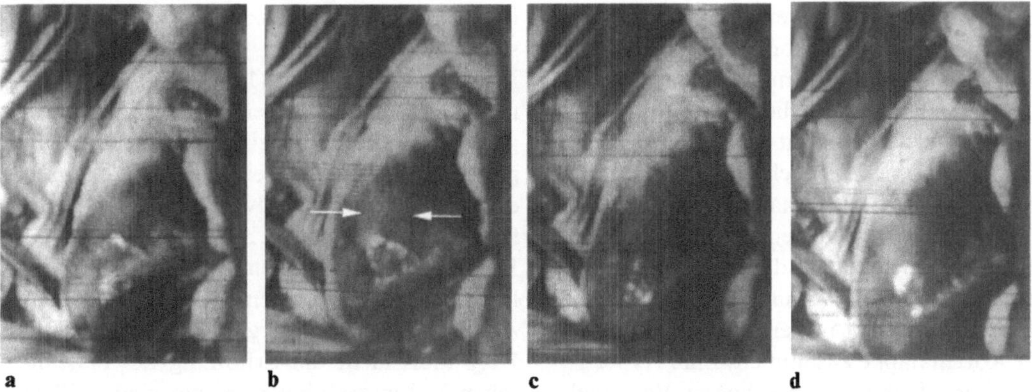

<table>
<tr><td>a</td><td>b</td><td>c</td><td>d</td></tr>
</table>

Abb. 51 a–d. Filmbilder des freigelegten menschlichen Herzens von der Seite der linken Kammer (24 Bilder/s). **a** SFB 1: Ende der Diastole; **b** SFB 8: Vorwölbung der Oberfläche der linken Kammer (gegeneinander gerichtete *Pfeile*); **c** SFB 11: Auswurf; **d** SFB 13: Beginn der Diastole. Die schnelle Veränderung der gewölbten Oberfläche der linken Kammer wird durch die unterschiedliche Form des Lichtreflexes deutlich

der linken Kammer sehr wichtig. Die systolische Ventilebenenverschiebung in Richtung auf die Spitze ist durch das Angiokardiogramm heute gut dokumentiert und mit aller Objektivität bewiesen.

In den Filmaufnahmen ist eindeutig zu erkennen, daß die Verlagerung der Klappe zur Herzspitze mit einer Bewegung des Herzohrs zur Gegenrichtung verknüpft ist. Am deutlichsten ausgeprägt ist die Bewegung der Trikuspidalebene an der vorderen freien Wand der Kammer. Wie im Koronarogramm gezeigt, ist die Bewegung der rechten Kranzarterie außerordentlich schnell und hat eine große Amplitude. Jedoch im Bereich des Kreuzes (wo die hintere Interventrikularfurche auf die äußere Atrioventrikularfurche trifft, septaler Abschnitt der Trikuspidalklappe) zeigt die rechte Koronararterie praktisch keine Bewegung.

Die Kontraktion des linken Ventrikels wurde auch mit Hilfe der Filmanalyse untersucht. Bei einem 27jährigen Patienten mit Mitralstenose wurde der Thorax zur Komissurotomie über der linken Kammerwand eröffnet. Der Patient liegt auf dem Rücken etwas nach rechts geneigt, das Herz ist so gedreht, daß seine linke Seite nach vorn oben gerichtet ist. Zu Beginn der Systole ist im Bereich der Ein-

flußbahn sehr deutlich das Hervorquellen der Kammerwand auf großer Fläche zu beobachten (Abb. 51).

Diese Phase wechselt schnell mit der Bewegung des Spitzenabschnitts der Kammer, die schon zur Austreibungsphase gehört. Die Bewegung des linken Herzohrs verläuft in der gleichen Zeitfolge wie rechts. Eine lateralsystolische Bewegung an der linken Kammer ist durch die phasische Lageveränderung der epikardialen Koronararterien ebenso bewiesen.

2.4 Restblut und Schlagvolumen

Die Angiokardiographie erlaubt, in einem bestimmten Maß das Restblutvolumen anzugeben. Das ist eine wichtige Aussage über den Funktionszustand des Myokards und das Ausmaß einer Klappeninsuffizienz. Schäde u. Thurn (1957) haben in vielen Serienangiogrammen gezeigt, daß in der Norm das systolische Restblut in der Kammer viel kleiner als das Schlagvolumen ist und sich am Ende der Systole in der Nähe der Atrioventrikularklappe befindet. Sie haben jedoch keine quantitativen Angaben gemacht. Das wurde später von Arvidsson (1967) beschrieben.

Am Ende der Systole, wenn sich die Ausflußbahn noch in Kontraktion befindet, erschlafft die Einflußbahn und damit wird das Restblut nach hinten in eben diesen Abschnitt der Kammer zurückgedrängt (Puff 1954/55). Iwanizkaja et al. (1971) beschreiben die röntgenkinematographische Analyse der Herzkontraktion bei verschiedenen Erkrankungen und zeigen, daß sich bei Hindernissen im Abflußbereich der linken Kammer (z.B. Aortenstenose) das Restblut in der Ausflußbahn nahe der Aortenklappe ansammelt. Eine Hypertrophie der Muskulatur des linken Ventrikels, die eine kräftige Kontraktion in der Systole ermöglicht, ergibt eine pilzförmige Restblutansammlung mit einem breiten Teil unter der Aortenklappe und einem schmalen in der sich kontrahierenden Ausflußbahn. Bei Volumenüberlastung, z.B. bei Mitralinsuffizienz, ist die systolische Restblutmenge groß und liegt im Zentrum der Kammerhöhle. Leider wurden diese Angiokardiographien von Iwanizkaja et al. (1971) nur in p.-a.-Projektion gemacht. Bei diesen Filmaufnahmen überlagert sich das kontrastierte Restblut mit der kontrastierten Aorta und dem linken Vorhof. Das erlaubt nicht, die systolische Restblutmenge im Bereich der Mitralklappe zu lokalisieren. Aber im Zusammenhang damit können die Angaben und Deutung von Schäde u. Thurn (1957) als Grundlage für die Annahme dienen, daß in der gesunden Kammer nach Beendigung der Austreibungsphase das systolische Restblut von der Aortenklappe schnell zur Mitralis umverlagert wird. (sog. Rückpendeln des Restbluts, Puff 1954/55). Bei pathologischen Zuständen befindet es sich je nach dem Grad der Störung, den hämodynamischen Bedingungen und dem Myokardzustand in verschiedenen Kammerteilen. Das Phänomen der jeweiligen Lokalisation des Restbluts könnte dann als röntgenologisches Symptom gewertet werden.

Bei Volumenüberlastung des Herzens bleibt das Restblutvolumen geringer als das Schlagvolumen, solange das Myokard nicht verändert ist. Bei Drucküberlastung muß die Dilatation der linken Kammer als Folge der kontraktilen Insuffizienz des Myokards angesehen werden.

Nach Komadel et al. (1968) wird bei „normalen" gesunden Herzen und gesundem Organismus in Ruhe bei einer Kontraktion ungefähr die Hälfte oder ein Drittel des ganzen diastolischen Ventrikelvolumens ausgeworfen. Das verbleibende „Restblut" kann als Reserve für den Fall einer sofortigen Erhöhung des Schlagvolumens bei entsprechender Anforderung an den Organismus dienen. Das Herz muß nicht die Erhöhung des diastolischen Volumens abwarten, um eine größere Blutmenge in den Kreislauf auszuwerfen. Diese Möglichkeit ist beim trainierten Sportler wesentlich größer als beim Untrainierten. Nach Berne u. Levy (1972) beträgt das Restblut in der Norm die Hälfte des Schlagvolumens, die Menge des Restbluts wird mit der Verstärkung der Herzaktion und mit der Verminderung des Ausflußwiderstands verkleinert. Bei gesunden Herzen zeigt die Vergrößerung der kontraktilen Leistung des Myokards noch keine Verminderung des Restbluts (oder Vergrößerung des Schlagvolumens). Bei geschwächtem Herzen ist das Restblut wesentlich größer als das Schlagvolumen. Als ein zusätzliches Blutreservoir läßt das Restblut im begrenzten Maße vorübergehend ein unterschiedliches Schlagvolumen der beiden Ventrikel zu.

Reindell u. Musshoff (1967) schätzen, daß in Ruhe die Relation von Restblut zum Schlagvolumen normalerweise 1:1 beträgt; bei kleinem Herzen 0,5:1 und bei Sportlern 2:1.

Bei Anwendung von Bestimmungsmethoden für das Gesamtvolumen des Herzens ist die Größe des Schlagvolumens praktisch nicht festzustellen. Das liegt an den funktionellen Eigenschaften des Herzens. Es wurde eine Unmenge von Versuchen angestellt, um das Schlagvolumen über die Volumendifferenz von Diastole zu Systole zu bestimmen. Die vorgelegten Angaben erweisen sich als höchst widersprüchlich.

Jonsell (1939) hat das systolische und das diastolische Volumen mit Hilfe des Fernröntgenbildes bestimmt und nachgewiesen, daß ein

Unterschied besteht. Das systolische Volumen erschien um 20% kleiner als das diastolische. Lind (1950) fand bei Kindern einen Unterschied ungefähr von 10–15%; manchmal waren die Unterschiede nicht bestimmbar oder es erschien sogar das systolische Volumen größer als das diastolische.

Kjellberg et al. (1951) konnten bei solchen Untersuchungen statistisch nur unbedeutende Unterschiede des Gesamtvolumens des Herzens in Systole und Diastole finden. Evans u. Carpenter (1965) fanden deutliche Unterschiede bei Gesunden und unwesentliche Unterschiede bei Kranken. Arvidsson (1967) bestimmte das Volumen der linken Kammer nach Angiokardiogrammen in 2 Projektionsebenen, indem er die Form der Höhle als zwei Halbellipsoide betrachtete, die er zu einem Ellipsoid kombinierte. Auf diesem Wege ist es ihm gelungen, das enddiastolische Volumen (EDV) und endsystolische Volumen (ESV) zu errechnen. So beträgt im Mittel das EDV 70 ± 20 ml/m^2 Körperoberfläche, das ESV 24 ± 10 ml/m^2 Körperoberfläche. Beim Gesunden beträgt dann das diastolische Volumen, das mit dieser Methode gemessen wurde, 60–80 ml/m^2 Körperoberfläche. Nach der Formel von Kennedy ist die Fraktion des systolischen Auswurfs SEF = (EDV–ESV)/EDV.

Die systolische Auswurffraktion stellt sich demnach als ein Verhältnis zwischen dem Schlagvolumen und dem enddiastolischen Volumen dar. In der Norm beträgt diese Fraktion 0,65–0,75 des diastolischen Herzvolumens ($0{,}67 \pm 0{,}08$).

Es ist sogar gelungen, die Dicke der Wand der linken Kammer (7–10 mm in der Diastole bei Erwachsenen) und ihre Masse zu bestimmen. Sie beträgt etwa 92 ± 15 g/m^2 Körperoberfläche. Die Wanddicke des linken Ventrikels ist bei mäßiger Aortenstenose ungefähr auf 12–15 mm und bei ausgeprägter Stenose auf 25 mm vergrößert. Nach unseren eigenen Ergebnissen stellt das verbleibende Restblut in der Kammer bei gesunden Menschen nur einen kleinen Teil des enddiastolischen Volumens dar. Die Lokalisation am Ende der systolischen Phase können wir nicht so festlegen wie Schäde u. Thurn (1957), die das Restblut im Bereich der Mitralklappe fanden oder Iwanizkaja et al. (1971), die es in Nachbarschaft irgendeiner Klappe in Abhängigkeit vom Zustand des Myokards nachgewiesen haben. Soweit wir auf den Filmbildern in RAO und LAO erkennen konnten, ist das Restblut in annähernd gleichem Maß in der Nachbarschaft beider Klappen lokalisiert. Das ist physiologisch erklärbar, weil der subvalvuläre Raum, besonders subaortal, sich niemals vollkommen reduziert.

Die quantitative Bestimmung des Restvolumens in der linken Kammer ist bis heute auch deshalb sehr schwierig, weil die Kammerhöhle hinsichtlich ihrer Größe und Form in der endsystolischen und in der enddiastolischen Phase sehr unterschiedlich ist. Wenn in der einen Phase die Form der Höhle mit einem Ellipsoid vergleichbar ist, so ist sie das jedoch in der zweiten keineswegs. Das bedeutet, daß man zur Volumenberechnung verschiedene Formeln benötigt. Bei muskulärer Insuffizienz gleicht sich die Formverschiedenheit der Höhle mit dem Fortschreiten dieses Prozesses aus. Ausführlicher und vollständiger sind diese Fragen in Kap. 7 diskutiert.

2.5 Geschwindigkeit der Kontrastmittelpassage durch die Herzkammern

Die Passage des kontrastierten Blutes durch die Herzkammern und die Gefäße des Lungenkreislaufs ist auf großformatigen Röntgenserienaufnahmen und noch besser im Film darstellbar. Diese Untersuchungsmethode ermöglicht eine objektive Beurteilung der Tätigkeit des normalen und des pathologisch veränderten Herzens. Dabei muß man nicht nur die Passagedauer des Kontrastmittels sondern auch seine Richtung in Fällen pathologischer Verbindung zwischen den Kammern (Shunts) sowie die Umformung und Verkleinerung der Herzkammern berücksichtigen.

Lind et al. (1955) haben eine sehr originelle Methode einer graphischen Darstellung des Funktionszustands des Herzens auf der Basis der Angiokardiographie vorgeschlagen, Durchgangszeit des Kontrastmittels, EKG und Kontrastmittelmenge (nach der Intensitätsstufe des Schattens) werden für jede Kammer und für die großen Gefäße in einem Diagramm zueinander in Beziehung gesetzt. Für normale Verhältnisse und für typische Herzfehler bekommt man charakteristische Kurven. Die maximale Füllung der linken Herzhälfte und der Aorta mit Kontrastmittel erscheint beim Gesunden nach 3–4 Herzzyklen. Die übliche Zeit für die adäquate Füllung der linken Herzhälfte und der großen Gefäße ist auf 8–12 Zyklen nach Kontrastmitteleintritt in den rechten Vorhof begrenzt. Das entspricht etwa 6–9 s für den Durchlauf des Kontrastmittels bei einer Herzfrequenz von 90/min 4–6 s bei 120/min und 3 s bei 180/min (Wegelius u. Lind 1953). Masaew et al. (1971) geben aufgrund eigener Erfahrung und nach den Angaben in der Literatur die mittlere Zeit des Erscheinens des Kontrastmittels in den Gefäßen und in der Herzkammer nach Injektionsbeginn (Kubitalvene) an: In der oberen Hohlvene ist das Kontrastmittel nach ungefähr 1–1,5 s, in der rechten Kammer nach 2–3 s, in der Lungenarterie nach 3–4 s, in den Lungenvenen und im linken Vorhof nach 6–8 s, in der linken Kammer nach 7–8 s und in der Aorta nach 9–11 s nachzuweisen.

Die in die Vorhöfe einmündenden Venen (Hohlvene und Lungenvenen) haben keine Klappen, deshalb strömt das Blut bei der Vorhofkontraktion nicht nur in die Kammer sondern auch retrograd in diese Venen. Durch den Trägheitsfaktor der Strömungsumkehr und eine gewisse Einschnürung der Venenmündung im Augenblick der Vorhofsystole ist der Rückfluß sehr begrenzt, aber er ist nachweisbar. Das kann man besonders häufig beim Einspritzen des Kontrastmittels in den rechten Vorhof beobachten. Im Augenblick der Vorhofkontraktion kann man einen Reflux des Kontrastmittels in die Lebervene be-

obachten. Die Kontrastmasse wird „eingesaugt" und sofort wieder aus dieser Vene ausgeschwemmt, sobald der Blutstrom im Herzen wieder frei wird (Wegelius u. Lind 1953). Schlingen von Herzmuskulatur um die Eingänge der Hohlvenen und der Lungenvenen verhindern einen massiven Rückfluß bei höheren Frequenzen (Puff 1978).

Für die Füllung der Kammer ist die Kontraktion der Vorhöfe nicht sehr wichtig, dafür sprechen die Fälle von Vorhofflimmern und AV-Block (Berne u. Levy 1972). Bei ausgesprochener Tachykardie, die besonders die schnelle Füllungsphase der Kammer verkürzt, ist aber die Vorhofkontraktion für die schnelle „Injektion" des Blutes in die Kammer während dieser kurzen Periode des Herzzyklus notwendig. Die Vorhofkontraktion gewinnt auch bei der Stenose der Atrioventrikularklappen an Bedeutung. Nach Dienerowitz (1956) kommt es dabei zu einer deutlichen Hypertrophie des Vorhofs.

Durch Volumen- und Druckänderung erhält der linke Vorhof folgende Grundfunktionen:

1) Reservoir des Lungenvenenbluts in der Kammersystole;
2) Blutleiter von den Lungenvenen zur linken Kammer in der Kammerdiastole;
3) Druckpumpe in die linke Kammer kurz vor deren Systole.

Nach den Angaben von Dodge et al. (1973) und Graham et al. (1971), ist das Volumen des linken Vorhofs in der Norm mit 36–38 ml/m^2 Körperoberfläche anzusetzen. Die Veränderung seines Volumens während des Herzzyklus beträgt im Mittel 18 ± 7,4 ml/m^2 Körperoberfläche, das bedeutet in der Norm etwa 38% des Schlagvolumens der linken Kammer. Die restlichen 62% durchfließen den Vorhof aus der Lunge zur linken Kammer. Die Vorhofkontraktion vergrößert das Volumen der linken Kammer um 21% (Best u. Heath 1964).

Eine Mitralstenose führt zu einer Verminderung der Durchlaßfunktion des linken Vorhofs, dabei vergrößert sich seine aktive Kontraktionsleistung. In diesem Fall vermehrt die

Kontraktion des linken Vorhofs das Kammervolumen um 33%. Geht diese wichtige kontraktile Funktion als Folge eines Vorhofflimmerns verloren, erhöht sich der Vorhofdruck und es kann zu einer Lungenstauung kommen (Dodge et al. 1973).

2.6 Zusammenfassung der Grundergebnisse

Eine sehr genaue Beobachtung der pulsatorischen Bewegungen verschiedener Oberflächenabschnitte der Herzkammer führten zur Abkehr von der allgemein üblichen Vorstellung einer überall gleichförmigen, zentripedalen systolischen Bewegung der Herzkontur. Es mehren sich die Fakten, die beweisen, daß in der gleichen Phase des Herzzyklus die Bewegungen an der Kammeroberfläche in verschiedener Richtung gehen. Dies war der Anstoß für ein vertieftes Studium der Funktion des Kammermyokards, des komplizierten Klappenapparats und des Systems der Papillarmuskeln.

Es ist interessant, die Untersuchung der Herzpulsation chronologisch zu verfolgen. Im Jahre 1947 wurde in der Röntgendiagnostik der Herzkrankheiten festgestellt, daß in der vorderen Schrägprojektion und in der seitlichen Projektion nicht so klare Wechselbeziehungen der Konturbewegungen von linker Kammer und Aorta zu beobachten sind, wie in der p.-a.-Projektion. Besonders in der LAO-Projektion war deutlich zu sehen, daß im Gegensatz zum gewohnten Bild die Verbreiterung des Aortenschattens gleichzeitig mit einer Konturveränderung des breitesten Teils der linken Kammer nach außen stattfindet. Dabei stellte man fest, daß die schnelle, lateralwärts gerichtete systolische Bewegung merklich früher beginnt als die systolische Verbreiterung der aufsteigenden Aorta. Dieses Phänomen wurde schon 35 Jahre vorher bei der einfachen Durchleuchtung entdeckt, obwohl das Schirmbild noch verhältnismäßig kontrastarm war. Die später folgende systematische Untersuchung der pulsatorischen

Bewegung des Herzens und der großen Gefäße mit der Methode der Röntgenkymographie haben diese Angaben voll bestätigt. Die Ergebnisse dieser Untersuchung wurden im Jahre 1950 (Tichonow) publiziert. In dieser Mitteilung wurde auch die Möglichkeit erwogen, daß die lateralwärts gerichtete systolische Bewegung der Hinterwand der linken Kammer (und der Vorderwand der rechten Kammer) durch die schnelle Verdickung der Kammerwand im Bereich der Einflußbahnen hervorgerufen sein könnte. Bis dahin gab es keine Publikation zu diesem Thema.

1952 haben Dack u. Paley laut Keats u. Martt (1962) ihre Beobachtungen über die kurzfristige nach außen gerichtete expansive Bewegung der linken Kammer im Anfang der Systole publiziert. Die Autoren nahmen an, daß der Hauptfaktor, der diese Bewegung bedingt und als Formveränderung des Herzens in der frühen systolischen Phase erscheint, die Kontraktion der Kammerscheidewand darstellte, die der Kontraktion der freien Kammerwand vorangeht und so zur Verkürzung der Längsaches und zur kurzfristigen Vorwölbung der freien Wand führen würde.

Der Physiologe Rushmer hat in gezielten und exakten Experimenten im Jahre 1956 dann gezeigt, daß sich der Durchmesser der linken Kammer in der Phase, die der Austreibung des Blutes vorangeht, innen und außen vergrößert. Mit Hilfe der unterschiedlichen induktiven Spannung und des Widerstands eines flüssigen Leiters (Quecksilber) wurde der innere Durchmesser zwischen der Kammerscheidewand und der freien Wand im Bereich des interpapillären Raumes gemessen. Die Verbreiterung des Kammerdurchmessers erklärte der Autor mit einer Verlagerung der Mitralklappe zur Spitze hin durch die Zugwirkung der Papillarmuskeln und der trabekulären Muskulatur. Er zeigte, daß die Vergrößerung des Kammerdurchmessers teilweise durch die Kontraktion des linken Vorhofs hervorgerufen wird, wodurch ein Teil des Blutes in den Ventrikel gepreßt wird und bewies das durch Synchronisation mit dem EKG. Nach unseren Zeitlupenuntersuchungen geht die endgültige Kammerentfaltung – zumindest in der rechten Kammer – jedoch der Umformungsphase voraus (Puff 1954/55). In dieser Phase erfolgt nach Meinung Rushmers lediglich eine Formveränderung der Kammerhöhle von länglichem Oval zur Ellipse. Dabei vergrößert sich der Druck, aber das Volumen der Höhle bleibt unverändert. Trotz dieses gleichbleibenden Volumen der Kammerhöhle erfolgt eine Verkürzung von Muskelfasern in der Kammer und darum kann man diese Phase nicht als „isometrische Kontraktion" bezeichnen sondern besser als „asynchrone Kontraktion". Später wurde dieser Terminus verändert und richtiger als „isovolumetrische Kontraktion" definiert. Es muß betont werden, daß Rushmer (1956) nur die summarische Vergrößerung des äußeren Durchmessers der linken Kammer bestimmte und nichts über die einzelnen Wandabschnitte aussagen konnte. Puff (1954/55, 1960b) untersuchte mit einer Spezialtechnik zunächst nur die dabei stattfindenden Veränderungen der äußeren Oberfläche des Herzens. Seine Betrachtungen über die Umformung der Strukturelemente in den Kammerhöhlen machte er an Angiokardiogrammen, die Janker ausschließlich in p.-a.-Projektion aufgenommen hatte. Daher enthalten diese Studien noch keine erschöpfende Information. Die Bestimmung des Bewegungscharakters der inneren Oberfläche ist in diesem Konzept zunächst in einer Hypothese begründet; trotzdem ist die Existenz der Vorwölbung eines Teiles der freien Wand vor der Austreibungsphase klar bewiesen, und zwar in Form einer lateralsystolischen Bewegung an der Ventrikeloberfläche (Tichonow 1950).

Dieser Effekt wurde zweifelsfrei auch von Keats u. Martt (1962) dargestellt. Mit der Methode der Röntgenkinematographie –bei gleichzeitiger Registrierung des EKG studierten sie die Bewegung der Hinterwand der linken Kammer. Die Hauptaufmerksamkeit wurde auf die Konturbewegung der linken Kammer in der seitlichen Projektion gerichtet. Die lateralsystolische Bewegung der Kontur zu Beginn der systolischen Phase wurde synchron zur R- und S-Zacke im EKG registriert. Diese Bewegungen wurden mit der sog. „asynchronen Kontraktionsphase" (isovolumetrischen Phase nach Rushmer) identifiziert. Die Autoren stellen sich vor, daß diese frühsystolische Bewegung der Hinterwand der linken Kammer nach außen von der Erhöhung des Ventrikeldrucks in diesem Augenblick abhängig ist. Da sich die Fasern des Myokards nicht alle gleichzeitig kontrahieren, wölbt sich die Wand dort, wo sie sich noch nicht in Spannung befinden, vor.

In den letzten Jahren wird in der Literatur immer klarer, die physiologische Bedeutung der lateralsystolischen Bewegung bestimmt (Feige u. Fry 1964, zit. nach Braunwald et al. 1968; Bowie 1966, zit. nach Braunwald et al. 1968). Unter Berücksichtigung der Daten von Rushmer et al. (1956) zeigen Braunwald et al. (1968): „Im Beginn der *isovolumetrischen Kontraktion* der linken Kammer werden die Chordae tendineae der Mitralklappe angespannt, sie schließt sich und die elliptische Form der linken Kammer in der Diastole nähert sich der Kugelform, weil sich die Kammer in Richtung von der Spitze zur Basis verkürzt und ihr Querdurchmesser sich vergrößert. Diese Größenänderung der linken

---

Abb. 52 a – f. Filmaufnahme der Bewegung der inneren und äußeren Kontur der Wand der linken Kammer in LAO (47 Bilder/s; 46jähriger Patient). **a** SFB 169: Enddiastolische Phase (Q-Zacke); **b** SFB 172: Anfang der Systole (absteigender Schenkel der R-Zacke) — die Periode der isovolumetrischen Kontraktion; betonte Bewegung der Kontur der linken Kammer in Richtung zur Wirbelsäule (lateralsystolische Bewegung); **c** SFB 175: Beginn der Austreibungsperiode. Die Kontrastmasse öffnet die Aortenklappe (S-Zacke) wie ein Keil; **d** SFB 177: die erste Portion der Kontrastmasse tritt in die Aorta über (Zwischenstück S – T); **e** SFB 179: Austreibung. Abflachung der oberen Kontur der Kammer als Folge der Verlagerung von der Basis zur Spitze (Beginn der T-Zacke); **f** SFB 181: enddiastolische Phase. Deutliche Darstellung der Trabekel und Papillarmuskeln im Ventrikel. Die Kontur der linken Kammer hat sich vom Schatten der Wirbelsäule wegbewegt. Man sieht eine vielgestaltige Kontur der Kammerhöhle, besonders in der Einflußbahn, wo die Oberfläche ein trabekuläres Relief hat

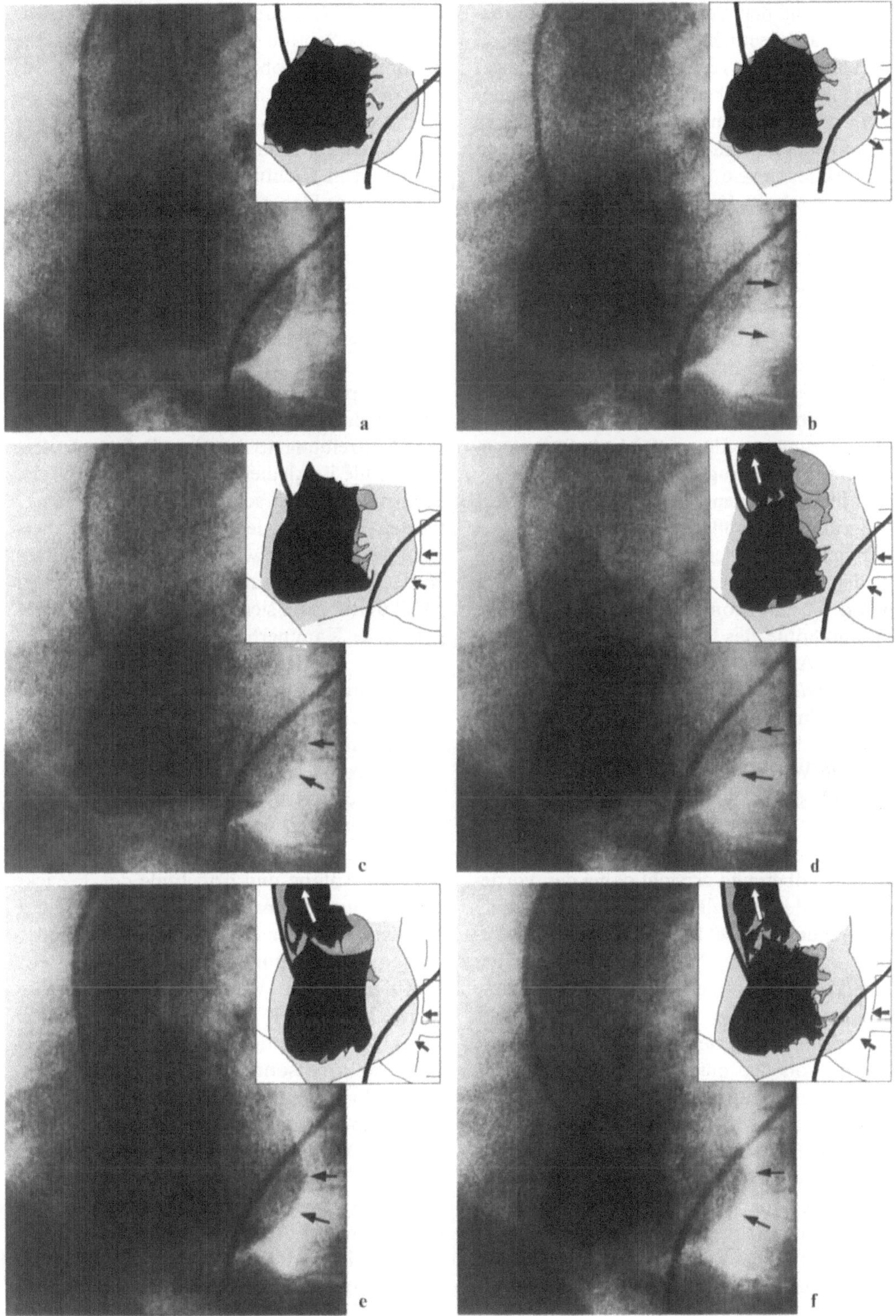
a
b
c
d
e
f

Kammer, die der Austreibungsphase vorausgeht, ist am deutlichsten an der Außenwand der Kammer zu verfolgen, weniger ausgeprägt, jedoch gleichsinnig mit der Veränderung des Innenraums der Kammer ... Dieses Phänomen, das in der isovolumetrischen Kontraktionsphase sichtbar wird, kann anscheinend mit der Veränderung der Form und Dickenzunahme der Kammerwand (um 6–10%) erklärt werden."

Es ist nun interessant, die systolischen Veränderungen — sowohl der äußeren wie auch der inneren Oberfläche der freien Wand des linken Vertrikels — gleichzeitig zu verfolgen. Bei einem 46-jährigen Patienten wurde ein Ventrikulogramm in LAO mit synchroner EKG-Registrierung gefilmt. Die Aufnahmegeschwindigkeit betrug 47 Bilder/s (Abb. 52).

Die Filmaufnahmen zeigen bei geringer Vergrößerung die äußere Kontur der linken Kammer, die von der epikardialen Oberfläche auf der Seite der freien Wand gebildet wird, ebenso die mit Kontrastmasse gefüllte linke Kammerhöhle, das Diaphragma und die Wirbelsäule. Auf dem ersten Filmbild (Bild 169) ist die *enddiastolische Phase* dargestellt, die P-Zacke im EKG. Der helle Zwischenraum zwischen der Kontur des linken Ventrikels und dem Wirbelkörper ist deutlich. Auf dem Bild 172 ist der Querdurchmesser (Äquator) der linken Kammer wesentlich größer, die Kontur der Kammer hat sich zur Wirbelsäule hin verschoben und erreicht dabei den vorderen Rand des Wirbelkörpers in seiner ganzen Ausdehnung. Diese lateralsystolische Bewegung entpricht der R-Zacke (absteigender Schenkel). Die Höhle ist mit Kontrastmasse gefüllt. Ihre Kontur auf der septalen Seite zeigt deutlich Vertiefungen, die durch die Kontraktion der muskulären Trabekel entstanden sind. Auf der Seite der freien Kammerwand ist die Kontur der Höhle unscharf; dies ist wahrscheinlich durch die schnelle Bewegung des vorderen Papillarmuskels bedingt. Eine genaue Messung des horizontalen Kammerdurchmessers ist nicht möglich. Auf dem Bild 175, das der S-Zacke entspricht, ist der Tiefendurchmesser der Höhle zum unteren Teil der Kammerscheidewand hin verkleinert. Das Septum wölbt sich in die rechte Kammer vor, wobei zu berücksichtigen ist, daß dies diastolisch in einem größeren Ausmaß der Fall ist als systolisch. Der Inhalt der Höhle steht jetzt unter größerem Druck, bewegt sich in Richtung zur Aorta und öffnet die Klappe. Das ist durch die Keilform des Raumes zwischen den Taschenklappen, der mit Kontrastmasse gefüllt ist, deutlich. Die hintere Kontur der linken Kammer befindet sich nahe der Wirbelsäule. Auf diesem Filmbild ist der Augenblick kurz vor der Austreibung am Ende der isovolumetrischen Kontraktionsphase fixiert. Die Kontur der Höhle ist jetzt glatt. Auf dem Bild 177 ist der Anfang der Austreibung (ST-Intervall) festgehalten. Die Höhle ist kleiner geworden. Ein Teil der Kontrastmasse ist schon in die Aorta ausgeworfen, ihre kraniale Begrenzung ist als abgerundeter Konus bzw. als Horn mit scharfen Konturen erkennbar. Die Anspannung der Muskulatur zeigt sich auch an den Eindellungen in der Kammerhöhlenfigur, die durch die Trabekel im Bereich des Septums und der diaphragmalen Fläche entstehen. Die hintere Papillarmuskelgruppe ist offensichtlich von Kontrastmittel verdeckt, sie erscheint in dieser Projektion nicht immer randbildend. Die innere Kontur in der Gegend der vorderen Papillarmuskelgruppe ist unscharf.

In den nachfolgenden Bildern 179 und 181, die dem Anfang und dem Ende der T-Zacke entsprechen, beobachtet man eine weitere Verkleinerung der Höhle und tiefere Eindellungen am diaphragmalen Abschnitt des Reliefs der inneren Wandfläche. Die Restblutmenge ist ziemlich groß, daher sieht man die Strukturelemente der Höhle nicht. Die Papillarmuskeln, besonders die hintere Gruppe, sind nicht so deutlich wie in den früheren Beispielen zu erkennen (s. auch Abb. 37I und II). Auf Bild 181 ist die Kontur der linken Kammer vom Schatten der Wirbelsäule abgerückt, die Dicke der Kammerwand im hinteren und diaphragmalen Abschnitt verändert sich weniger. Mit dem Fortschreiten des Austreibungsprozesses verstärkt sich die Krümmung

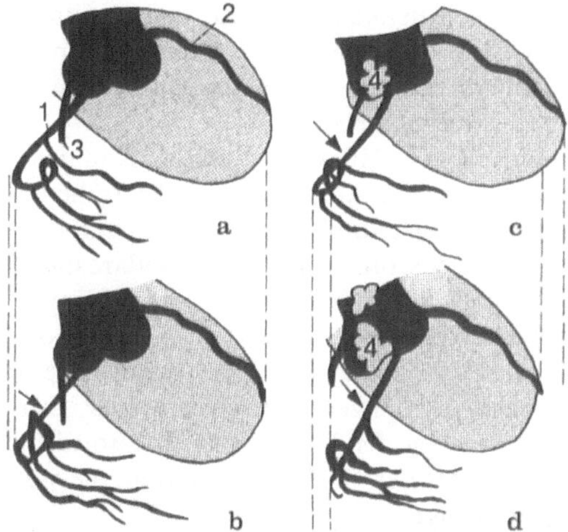

Abb. 53. Halbselektive Koronarangiographie in RAO (45jährige Patientin). *1* rechte Koronararterie; *2* R. interventricularis anterior; *3* R. circumflexus. Die Serienfilmbilder zeigen die Bewegung der rechten Koronararterie vom Ende der diastolischen Phase (SFB 1,a) bis zum Ende der systolischen (SFB 13,d) in Richtung von der Basis zur Spitze. Diese Bewegung beginnt lange vor der Austreibung des Blutes aus der linken Kammer in die Aorta. Auf der ganzen Serie ist die Austreibung nur bis zum SFB 7,c) erkennbar. Hier stellt sich auch das nicht kontrastierte Blut im Bulbus der Aorta (*4*) dar.

der Kontur des linken Ventrikels durch die Verlagerung seiner Basis (oben in dieser Projektion) zum Zentrum und zur Spitze hin. Das entspricht der Bewegung der Klappenebene (Ventilebene) zur Herzspitze, die nicht nur in der frühen systolischen Phase sondern auch noch während der Austreibung stattfindet. Im folgenden Beispiel (Abb. 53) wird das deutlich. Die Bilder stammen aus dem Film einer halbselektiven Koronarographie (50 Bilder/s). Bei der Zuordnung der Bilder zum EKG zeigt sich, daß die Verlagerung der rechten Kranzarterie zur Spitze unmittelbar vor der R-Zacke beginnt und mit der T-Zacke endet, d.h. die Bewegung ist auf die ganze Länge der Systole ausgedehnt. Der Vergleich aller physiologischen Parameter führt zu dem Schluß, daß die lateralsystolische Bewegung der Periode der isovolumetrischen Kontraktion entspricht (Abb. 54).

Dieselben Angaben machen Becker (1972) und Spiller et al. (1975), nach deren Untersuchungen die isovolumetrische Phase mit der Q-Zacke beginnt und bis zur Öffnung der Aortenklappe andauert. Die Austreibungsphase erstreckt sich vom Moment der Klappenöffnung bis zum Schluß derselben.

Die hier beschriebenen Befunde der Röntgenkinematographie mit Kontrastdarstellung des linken Ventrikels stimmen nicht mit den Angaben von Rushmer (1956) und den ursprünglichen Vorstellungen von Puff (1954/55) überein. Unsere späteren Befunde bestätigen nicht die Hypothese, daß die Vergrößerung des Kammerdurchmessers das Resultat der Verlagerung der Kammerbasis zur Spitze ist. Nach Tichonow et al. (1978) verbreitert sich der Querdurchmesser der linken Kammerhöhle früher als die Verlagerung der Kammerbasis gegen die Spitze beginnt. Dabei verändert sich der Durchmesser nur im Bereich des Äquators. Der sagittale Durchmesser zwischen der diaphragmalen und der vorderen Kontur verkürzt sich zur selben Zeit. Auf dem Kinematogramm in der LAO-Projektion sieht man, daß im Verlauf des Formwandels des Kammerquerschnitts unmittelbar vor der Austreibung große Kontrastdefekte, hervorgerufen durch die Papillarmuskeln, deutlich werden.

Die scheinbare Diskrepanz zwischen den angiokardiographischen Befunden von Tichonow et al. (1978) und denen von Puff (1954/55) sind leicht aufzuklären. Die Papillarmuskelkontraktion, die der Kontraktion der Kammerwand vorausgeht, führt im Bereich des muralen Mitralsegels durch einen Zug an den anulären Chorden zu einer Auswölbung des Recessus im suprapapillären Abschnitt, dessen Wand dabei vorgedehnt und für die nachfolgende Kontraktion vorbereitet wird (Puff et al. 1965).

Dieses Phänomen ist so zu interpretieren, daß sich die Papillarmuskeln in eine optimale Lage orientieren, um im Fixationsmechanismus der Mitralklappen in der Vorbereitungsphase für die Austreibung des Blutes in die Aorta maximal wirksam werden zu können.

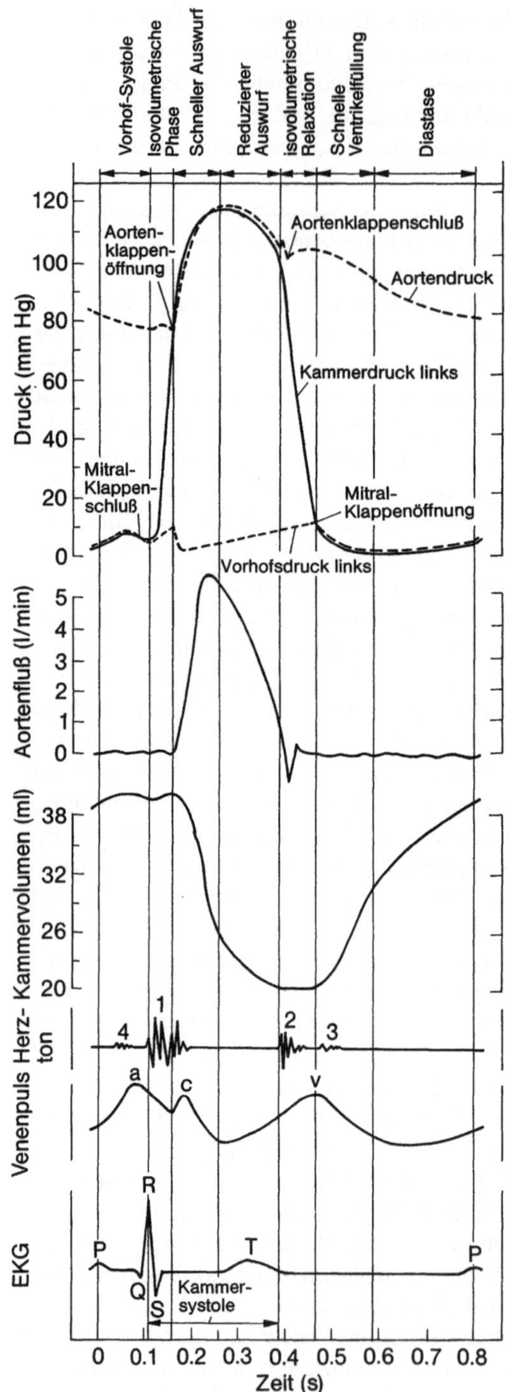

Abb. 54. Synoptisches Diagramm der physiologischen Parameter (Nach Berne u. Levy 1972)

Es ist auch denkbar, daß die Umgestaltung des Querschnitts der linken Kammer hämodynamisch durch den ansteigenden Druck vor der Austreibung bedingt ist.

Die allmähliche Rückbewegung der Kammerbasis in der Diastole bestätigt die früheren Angaben von Laurell (1928), daß sich in dieser Phase das offene Atrioventrikularostium an der Blutsäule vorbei nach oben bewegt. Das Blutvolumen befand sich bis jetzt im Vorhof, der durch die systolische Ventilebenenverschiebung spitzenwärts gedehnt war. Der Wiederanstieg der Ventilebene ist also nicht das Resultat der Vorhofkontraktion, die viel später erfolgt.

Unter Berücksichtigung aller oben angeführten klinischen und experimentellen Befunde kann man bei der Kontraktion des linken Ventrikels 3 Phasen erkennen: 1) Kontraktion der Papillarmuskeln und Mitralklappenschluß; 2) Veränderung der Form der Kammerhöhle, Entfaltung des Recessus, Erhöhung des intraventrikulären Drucks und Umstellung der Papillarmuskeln in eine neue Position (Phase der isovolumetrischen Kontraktion), die auch die lateralsystolische Bewegung der freien Wand und der Kammer bewirkt; 3) Auswurf des Blutes in die Aorta (mit initial hohem Druck, der später absinkt).

Diese Reihenfolge wird durch die Ergebnisse der echokardiograhischen Registrierung der Durchmesserveränderung der linken Kammerhöhle, sowie der Bewegung ihrer hinteren Wand und des Kammerseptums bestätigt. Das EKG-synchronisierte Echokardiogramm zeigt, daß in der Phase der isovolumetrischen Kontraktion (entsprechend der R- und S-Zacke und der unmittelbar auf sie folgenden kurzen Strecke des ST-Intervalls) eine schnelle und kurzzeitige Verbreiterung der linken Kammerhöhle erfolgt, die vom Septum und der freien Wand des linken Ventrikels ausgeht. Das entspricht der Ausbeutelung der äußeren Oberfläche an der hintere Wand der linken Kammer in diesem Augenblick und spiegelt die lateralsystolische Bewegung wieder (Abb.55 a).

Abb. 55. a Echokardiogramm mit Darstellung der Bewegung der Ventrikelwände und des Kammerseptums. Im Vergleich mit dem EKG kann man die Lateralbewegung der inneren und äußeren Oberfläche der linken Kammer verfolgen, die exakt dem RS-Intervall im EKG entspricht.
1 rechte Kammerhöhle; *2* Kammerscheidewand; *3* linke Kammerhöhle; *4* Hinterwand der linken Kammer; *5* EKG-Kurve; *6* Zeitmarkierung (0,02 s; M-mode);
b Zuordnung der Echo-„Schnittebene" im p.-a.-Röntgenbild

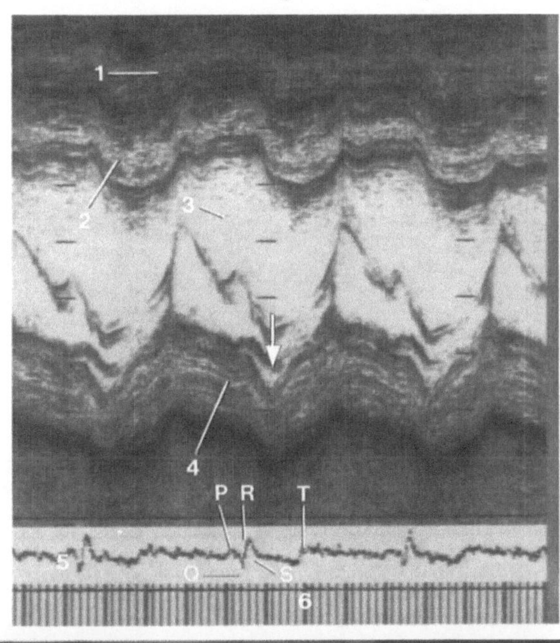

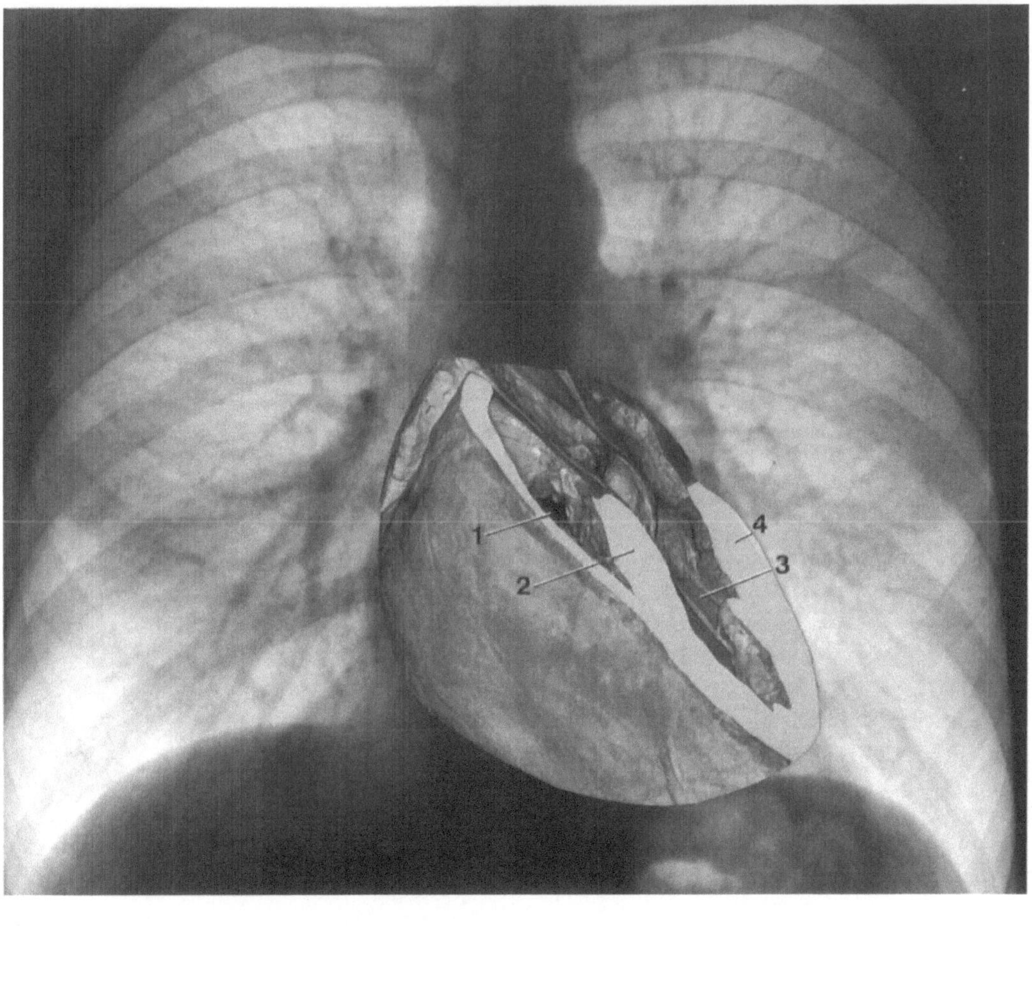

3 Koronargefäße

Im Zusammenhang mit den überaus häufigen artherosklerotischen Veränderungen der Koronargefäße hat sich die dringende Notwendigkeit ergeben, röntgenologische Methoden zu ihrer Untersuchung zu entwickeln. Die Darstellung der Koronargefäße durch Kontrastmittelinjektion ist eine verhältnismäßig neue Errungenschaft der Röntgenologie. Bei der sog. semiselektiven Methode wird das Kontrastmittel in den supravalvulären Raum (Sinus valsalvae aortae) und bei der selektiven unmittelbar in die Einmündung der jeweiligen Koronararterie eingespritzt. Die Deutung des Koronarangiogramms verlangt eine gute Kenntnis der Topographie der Herzgefäße, sowohl der Norm als auch der verschiedenen anatomischen Varianten. Darüber hinaus ist eine gründliche Kenntnis der Kreislaufphysiologie im Koronargefäßgebiet notwendig.

3.1 Röntgenanatomie

Die Topographie der Koronararterien und der Herzvenen wird in 4 röntgenologischen Projektionen des Herzens untersucht, der vorderen Projektion (p.-a.-), der linkslateralen Projektion und den beiden schrägen Projektionen (RAO und LAO). In neuester Zeit wird von einigen Autoren auch die axiale Projektion mit kraniokaudalem oder kaudokranialem Strahlengang angewandt, die es erlaubt, besonders die den Ostien unmittelbar folgenden Stämme der Koronararterien darzustellen.

Die 3 Sinus, die den Aortenbulbus bilden, werden ihrer Anordnung gemäß als vorderer,

linker und hinterer Sinus benannt. Die beiden ersteren werden als koronare Sinus, aus denen Koronargefäße entspringen, und der hintere als akoronarer (nicht koronarer) Sinus bezeichnet (Abb. 56).

Die rechte Koronararterie entspringt aus dem vorderen Sinus und die linke aus dem linken Sinus. Nach Paulin (1964) beträgt der Winkel zwischen den beiden Koronarien 80–120°. Darum erkennt man den Ursprung der rechten Kranzarterie aus der Aorta am besten in der linkslateralen Projektion und den der linken Arterie in der LAO-Projektion.

Nach Ognew et al. (1954) schwankt der Mündungsdurchmesser der rechten und linken Kranzarterie zwischen 0,15 und 0,6 cm. Der

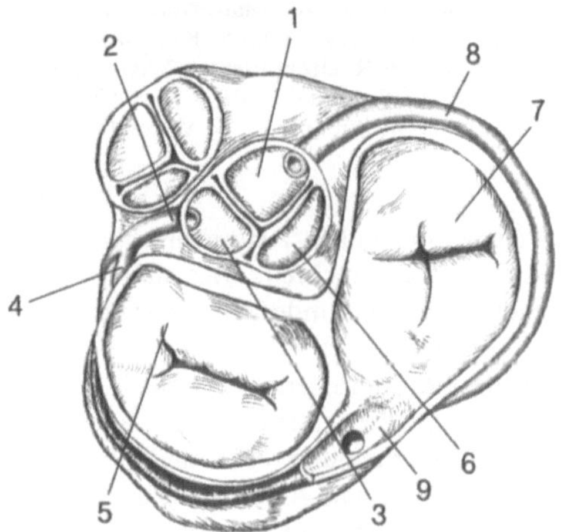

Abb. 56. Topographie des Aortensinus und der Koronararterien in der Ebene der Kammerbasis. *1* vorderer Sinus; *2* linke Koronararterie; *3* linker Sinus; *4* R. circumflexus; *5* Mitralklappe; *6* hinterer nicht koronarer Sinus; *7* Trikuspidalklappe; *8* rechte Kranzarterie; *9* Koronarsinus (Mündung in den rechten Vorhof)

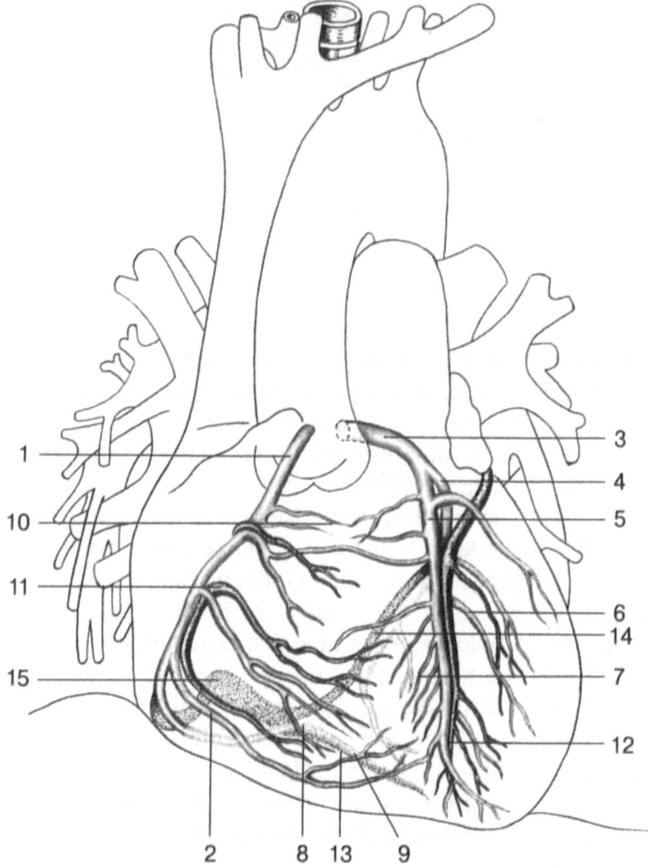

Abb. 57. Topographie der Koronararterien in der p.-a.-Projektion. *1* rechte Koronararterie; *2* R. marginalis der rechten Kranzarterie; *3* linke Koronararterie; *4* R. circumflexus; *5* R. interventricularis anterior; *6* diagonaler Ast des R. circumflexus; *7* Äste zum Kammerseptum; *8* Zone des „Kreuzes"; *9* R. interventricularis posterior; *10* arterieller Ring nach Visenius; *11* V. cordis parva; *12* vordere Interventrikularvene; *13* hintere Interventrikularvene; *14* V. cordis magna; *15* Koronarsinus

Durchmesser der linken Arterie erscheint oft größer als der der rechten. Dies sind jedoch rein anatomische Befunde von Untersuchungen an der Leiche.

Die rechte Koronararterie folgt nach ihrem Abgang der rechten Atrioventrikularfurche von oben nach unten und rechts und gibt mindestens zwei marginale Äste ab, die die rechte Kammer versorgen und fast parallel zum Margo acutus verlaufen (Abb. 57).

Auf der (diaphragmalen) Rückfläche des Herzens folgt sie rechtwinklig abbiegend, der hinteren Interventrikularfurche zur Spitze. Hinten bildet die Atrioventrikularfurche die Grenze zwischen der Facies diaphragmatica der Kammer und der des Vorhofs.

Die Stelle, an der sich Interventrikularfurche und Atrioventrikularfurche schneiden, wird als das „Kreuz" bezeichnet. Vor dem Umbiegen aus der atrioventrikulären in die interventrikuläre (diaphragmale) Furche verläuft die rechte Kranzarterie auf einer kurzen Strecke gebogen bzw. U-förmig gekrümmt im Myokard eingebettet (James 1961). Aus dem Scheitel dieses Bogens, seiner tiefsten Stelle, entspringt, nach vorn und oben gehend eine kleine Arterie, die den Vorhofkammerknoten (Aschoff-Tawara-Knoten) versorgt. Aus dem

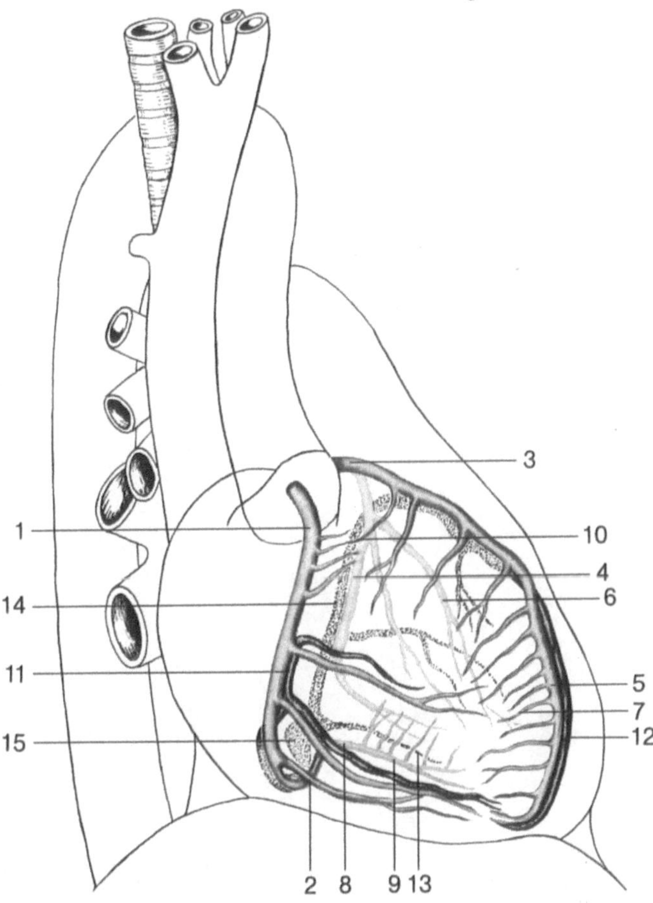

Abb. 58. Topograhie der Koronargefäße in RAO-Projektion, Bezeichnung s. Abb. 57

proximalen Abschnitt der rechten Koronararterie, etwa 8–10 mm vom Ostium entfernt, entspringt ein dünner Gefäßstamm, der zwischen der Aorta und der oberen Hohlvene liegt. Er verläuft im Gegenuhrzeigersinn über die obere Hohlvene, erreicht ihre vordere rechte Oberfläche und versorgt den Sinusknoten (Keith-Flack). So werden beide Zentren des Erregungsleitungssystems des Herzens von der rechten Kranzarterie versorgt. Das ist sehr wichtig zum Verständnis der Herzreaktion auf Injektion von Kontrastmitteln; bei selektiver Gabe von Kontrastmittel in die Mündung dieser rechten Arterie, oder auch schon beim Einführen des Katheters, tritt häufig eine ausgesprochene Arrhythmie auf. Nur in seltenen Fällen werde Sinus- und

Atrioventrikularknoten aus der linken Arterie versorgt (Chalfen 1972). Die rechte Kranzarterie und die von ihr abgehenden kleineren Äste versorgen die Wand des rechten Vorhofs und Ventrikels, sowie ein Drittel der linken Kammer an der Hinterfläche.

Die linke Kranzarterie hat nur einen kurzen Stamm von 6–15 mm und teilt sich in zwei große Äste, den vorderen interventrikulären (R. interventricularis anterior) und den bogenförmigen Ast (R. circumflexus). Die Teilungsstelle dieser Arterien ist vom linken Herzohr bedeckt. Der Verlauf des vorderen interventrikulären Astes in der gleichnamigen Furche von oben nach unten hat die Form eines gestreckten Fragezeichens. An der Spitze biegt er auf die hintere, diaphragmale

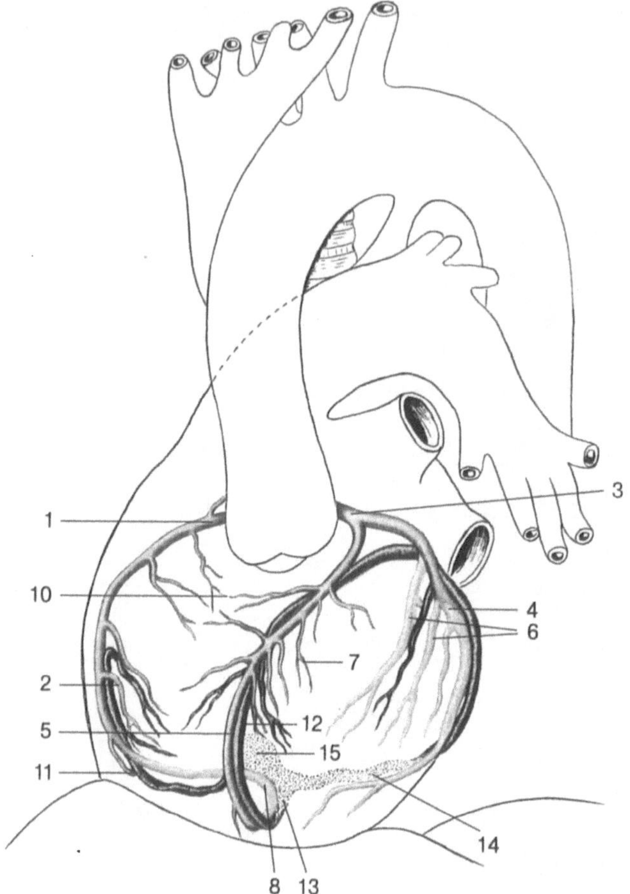

Abb. 59. Koronargefäße in LAO, Bezeichnung s. Abb. 57

Fläche des Herzens um. Aus dieser Arterie gehen Äste sowohl zur rechten Kammer und ernähren ein Drittel von ihr als auch zur linken (Abb. 58–61).

Die Blutversorgung der vorderen zwei Drittel der Kammerscheidewand erfolgt über den vorderen interventrikulären Ast. Das hintere (untere) Drittel der Kammerscheidewand wird durch den hinteren interventrikulären Ast versorgt. (James 1961).

Zwischen dem proximalen Teil des vorderen Interventrikulararterienastes und der rechten Kranzarterie im Bereich der Vorderwand im oberen Abschnitt der Ausflußbahn (infundibulärer Teil, Lungenarterienkonus) der rechten Kammer existieren kräftige Anastomosen (Abb. 62).

Dieser sog. arterielle Bogen oder Vieussens-Ring ist eine sehr wichtige Kollateralverbindung zwischen dem proximalen Teil der rechten und der linken Kranzarterie. In der Nähe der Herzspitze dringen Zweige des vorderen absteigenden Arterienastes bogenförmig tief in das Myokard bis zu den Trabekeln und vorderen Papillarmuskeln der rechten Herzkammer vor. Diese komplizierten anatomischen Verbindngen der Arterien und ihre Versorgungsgebiete spielen eine wichtige Rolle für die Interpretation des Koronarogramms und die Beurteilung des funktionellen Zustands des Myokards.

Der linke R. circumflexus beginnt nicht als direkte Fortsetzung der linken Koronararterie, sondern verläßt diese in einem Winkel,

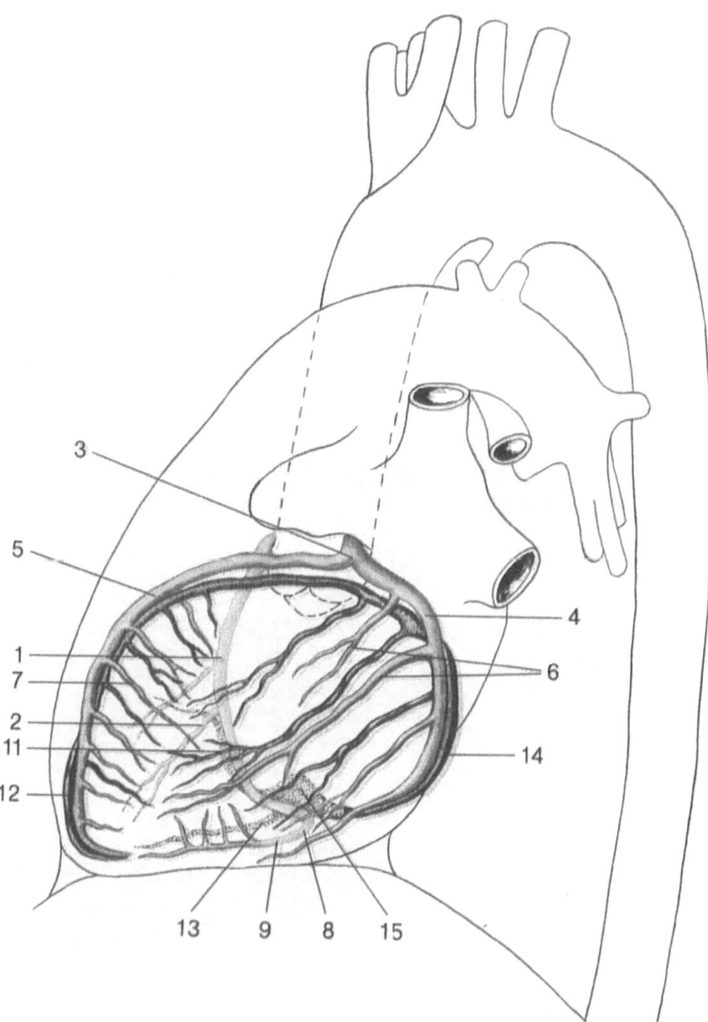

Abb. 60. Koronargefäße in linker seitlicher Projektion, Bezeichnung s. Abb. 57

manchmal sogar fast im rechten Winkel. Im Normalfall (Intermediärtyp) verläuft dieses Gefäß in der linken Atrioventrikularfurche nach hinten fast bis zum Kreuz, erreicht aber nicht ganz die hintere Interventrikularfurche. In seltenen Fällen geht der R. circumflexus über die Zone des Kreuzes weg und verläuft dann ähnlich wie die rechte Kranzarterie, krümmt sich bogenförmig ins Myokard und gibt die Atrioventrikularknotenarterie ab. Die epikardialen Zweige des vorderen interventrikulären und des bogenförmigen Astes entspringen im spitzen Winkel und haben einen streng parallelen Verlauf. Samojlowa

(1970) stellt fest, daß die Abgangswinkel der Arterienäste aus den Basisarterien unterschiedlich groß sind und von der Form des Herzens bestimmt werden. Beim breiten Herzen ist der Abgangswinkel der Zweige 2. Ordnung ein rechter (nach dem Typ eines Kreuzes) und bei konusförmigen Herzen (Tropfenherzen) gehen die beschriebenen Zweige im spitzen Winkel ab und haben eine schräge, ja sogar eine vertikale Verlaufsrichtung. Bei chirurgischen Eingriffen am Herzen ist die Kenntnis dieser Besonderheiten bei der Entscheidung über die beste Schnittführung hilfreich.

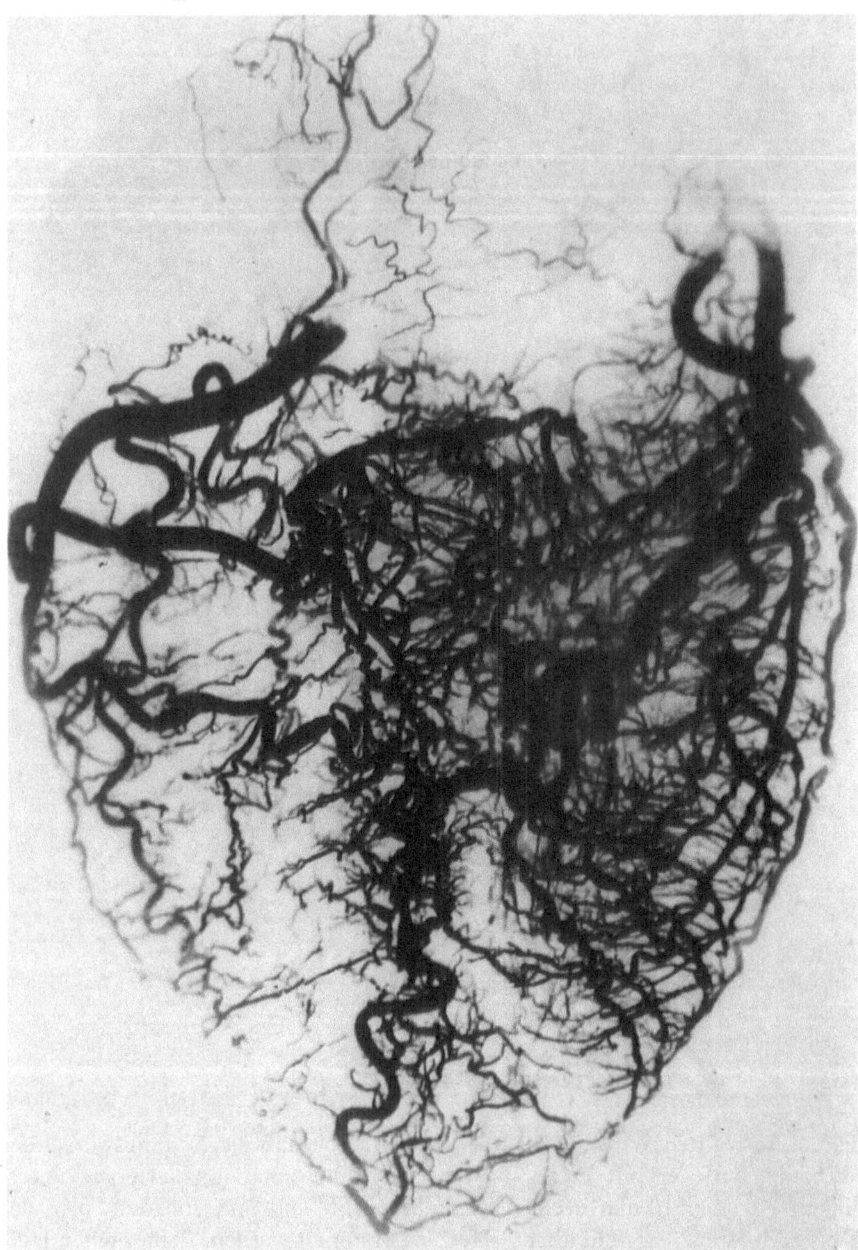

a

Abb. 61. a Koronarogramm eines Präparates. **b** Korrosionspräparat des Herzens (6jähriges Kind). Das Koronarsystem in RAO-Projektion (**1**) und LAO-Projektion (**2**)

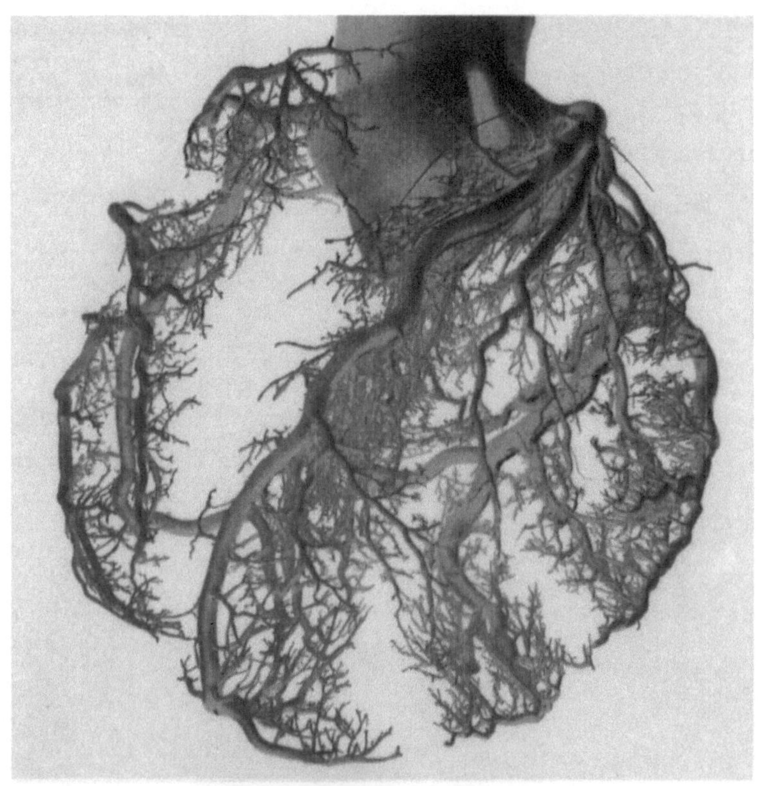
b1

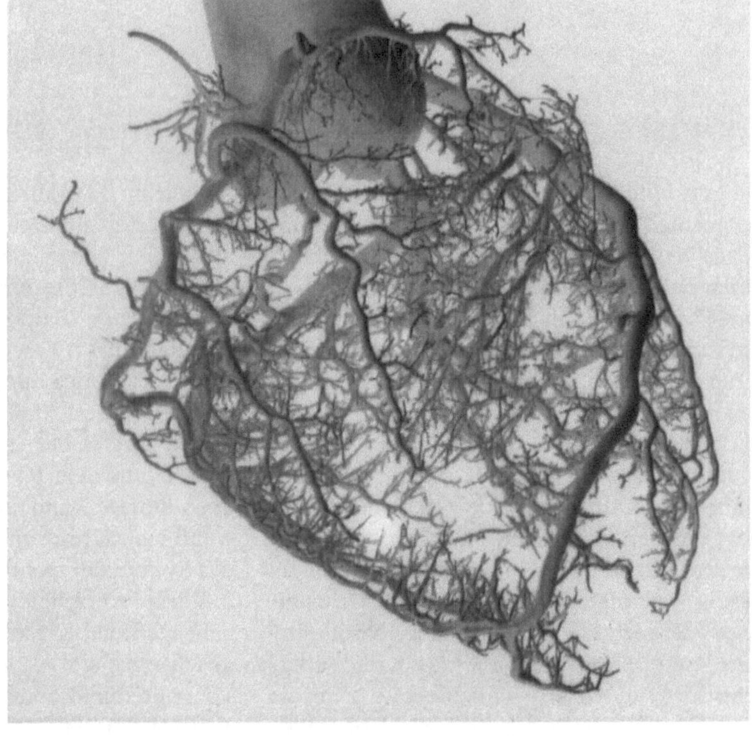
b2

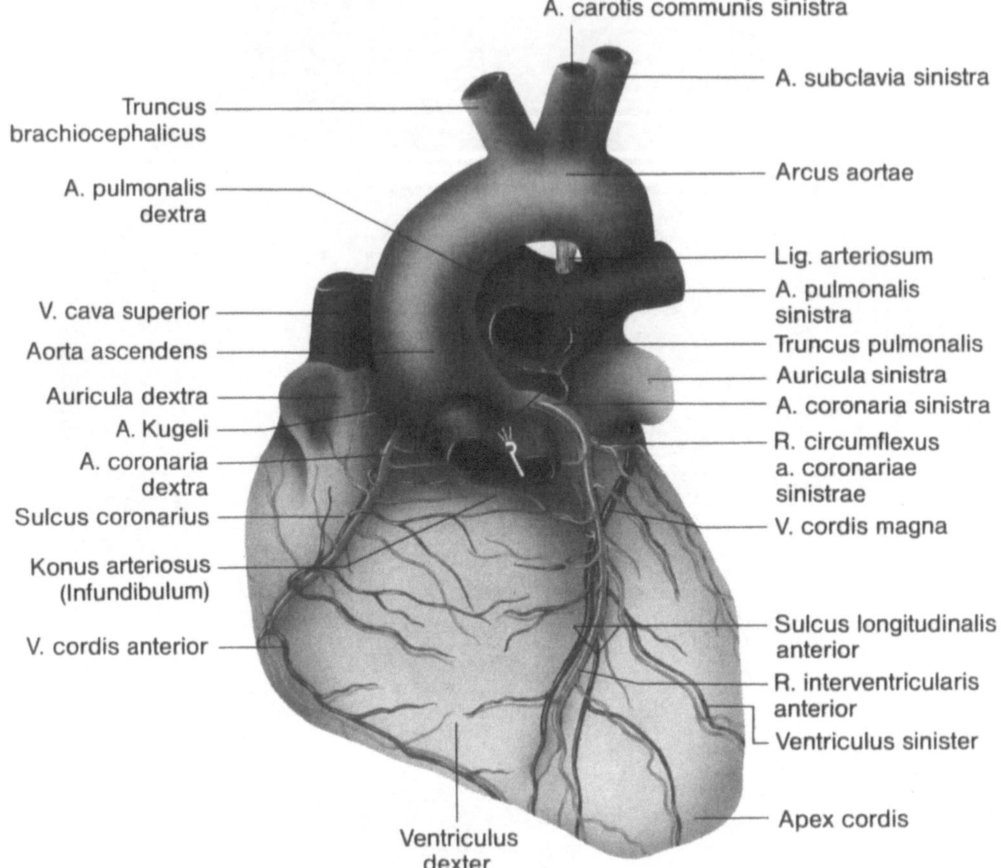

Abb. 62. Die Gefäße der Vorderfläche des Herzens. (Nach Sinjelnikow 1973)

Die Vorhöfe werden von kleinen Ästen aus der rechten Kranzarterie und dem R. circumflexus versorgt. Eine der wichhtigsten Herzarterien ist die Arteria Kugeli (Kugel-Arterie). Diese Arterie kann ebensohäufig aus dem proximalen Teil der rechten wie der linken Kranzarterie abgehen. Dann verläuft sie in der Ebene der Atrioventrikularfurche und erreicht den vorderen Rand der Vorhofscheidewand. Diese penetrierend, erscheint sie in der Nähe der Kammerscheidewand, anastomosiert mit den Ästen der Sinusknotenarterien und ernährt oft auch diesen Knoten. Relativ häufig vereinigt sich die Kugel-Arterie mit Ästen der rechten oder der linken Koronararterie, wenn eine von ihnen das Kreuz überschneidet. In diesen Fällen stellt sich die Kugel-Arterie als eine potentielle Kollateral-

bahn zum Myokard der linken Kammer im Bereich der hinteren Herzfläche dar. Soto et al. (1973), haben die Angaben von Kugel u. Gross (1925/26) überprüft und systematische Studien der Topographie dieser Arterie durchgeführt. Diese erhielt dann den Namen A. anastomotica auriculris magna. Die Autoren stellten fest, daß es 3 anatomische Variationen gibt. In der 1. Variante geht die Kugel-Arterie aus dem R. circumflexus ab, verläuft am unteren Rand unter der Vorhofscheidewand zum Kreuz und bekommt Anschluß an das System der rechten Koronararterie. In der 2. Variante erscheint die Kugel-Arterie als Ast der rechten Kranzarterie (Abb. 62) und gleichzeitig als Ast des R. circumflexus, die sich miteinander in der Nähe des Aschoff-Tawara-Knotens vereinigen. In der 3. Variante entspringt die Kugel-Arterie aus dem R. circumflexus und teilt sich in eine Reihe kleiner arterieller Äste, die sich dann mit entsprechenden Ästen aus der rechten Koronararterie, die in Höhe des Kreuzes abgehen, verbinden. In vielen Projektionen bei der Koronarangiographie füllt sich die Kugel-Arterie über die rechte Kranzarterie oder über den R. circumflexus der linken.

Auf Röntgenaufnahmen von Herzpräparaten, bei denen die Koronargefäße mit Kontrastmittel gefüllt wurden und die A. Kugeli mit einem Metalldraht markiert war, beschreiben diese Autoren, daß die günstigste Darstellung der Kugel-Arterie in LAO gelingt. In dieser Lage projiziert sie sich in das Innere eines Ringes, der von der rechten Koronararterie und dem R. circumflexus gebildet wird; sie verläuft dann parallel zum R. cirumflexus. Die Lichtung der Arterie ist nach Angaben von James (1960) nicht kleiner als 300 μ. Smith u. Amplatz (1973) zeigen, daß sich im Fall einer Obstruktion der Koronararterie die Kugel-Arterie erweitert und die Aufgabe eines Kollateralgefäßes übernimmt. Die Unterscheidung dieses Gefäßes von anderen Kollateralästen auf dem Angiogramm ist sehr schwer. Bei der Identifizierung dieser Arterie muß man sie am unteren Teil der Vorhofscheidewand suchen.

Die Hauptstämme der Koronararterien und ihre Zweige 1. Ordnung sind in einem Fettpolster eingelagert (epikardiale Gefäße) die übrigen bis zu den Arteriolen zwischen Muskelfaserschichten (intramurale Gefäße). Die Richtung der Gefäße, die im interstitiellen Bindegewebe verlaufen, ist abhängig von der Richtung der Muskelfasern in den Schichten (Ognew et al. 1954). Im Bereich der Herzspitze bilden sowohl die Muskelfasern als auch die Gefäße Wirbel. Rissanen (1973) hat sehr ausführlich die Architektur der arteriellen Netze des Koronarsystems untersucht. Er hat die Methode der Kontrastdarstellung im Mikrokoronarogramm angewandt und konnte die Vorstellung von Ognew bestätigen, daß die Myokardkapillaren parallel zu den Muskelfasern verlaufen.

Auf histologischen Schnitten von 300–500 μ Dicke hat man festgestellt, daß die Äste der epikardialen Arterien unter rechtem Winkel in das Myokard eindringen und sich auf ihrem Weg verzweigen und damit eine starke Quelle der Blutversorgung im ganzen Myokard bis in die tiefsten Schichten darstellen. Davon sind lediglich die Trabekel und Papillarmuskeln ausgenommen. Man kann sich vorstellen, daß der quere Verlauf der Arterie durch das Myokard der Herztätigkeit am günstigsten angepaßt ist. Nach Meinung anderer Autoren ist diese Anordnung der arteriellen Gefäße im Myokard aber disponierend für Störungen in der subendokardialen Blutversorgung, da das arterielle Blut diese Zone der Kammerwand nur in der diastolischen Phase erreichen kann. Es ist nachgewiesen, daß die Kapillaren die ganze Dicke des Myokards durchdringen. Dabei ist aber nicht klar, wie die Zirkulation über die Anastomosen erfolgt. Der Autor vertritt die Ansicht, daß die Anastomosen im gesamten Kapillarniveau frei durchströmt werden, möglicherweise mit unterschiedlichem Druck in den Systemen der rechten und linken Koronararterie. Bei geschädigtem Myokard (z.B. bei Hypertrophie und Dilatation) findet man mehr kleine Arterienzweige als bei unverändertem Gewebe. Ognew et al. (1954) und Samojlowa (1970) zeigen, daß die Blutversorgung der Kranzgefäßwände selbst im Anfangsteil über Gefäße erfolgt (Vasa vasorum), die aus der aufsteigenden Aorta und aus Gefäßen 2. Ordnung des R. circumflexus entspringen. Gleichzeitig wird die Wand des Bulbus und der aufsteigenden Aorta über kleine Äste der Koronararterien versorgt. Außerdem erhalten die Wände der Kranzarterien selbst noch zusätzlich aus Muskelästen und aus Gefäßen des Fettgewebes Blutzuflüsse. Gefäße die aus den Ästen 2. Ordnung der Aorta ascendens abgehen, sind nach Meinung von Samojlowa für die Ernährung der Koronargefäßwände bestimmt und sind als deren Basisversorgung anzusehen. Diese Analyse des arteriellen Systems des Herzens zeigt, wie wichtig bei der Koronarangiographie auch die Füllung ver-

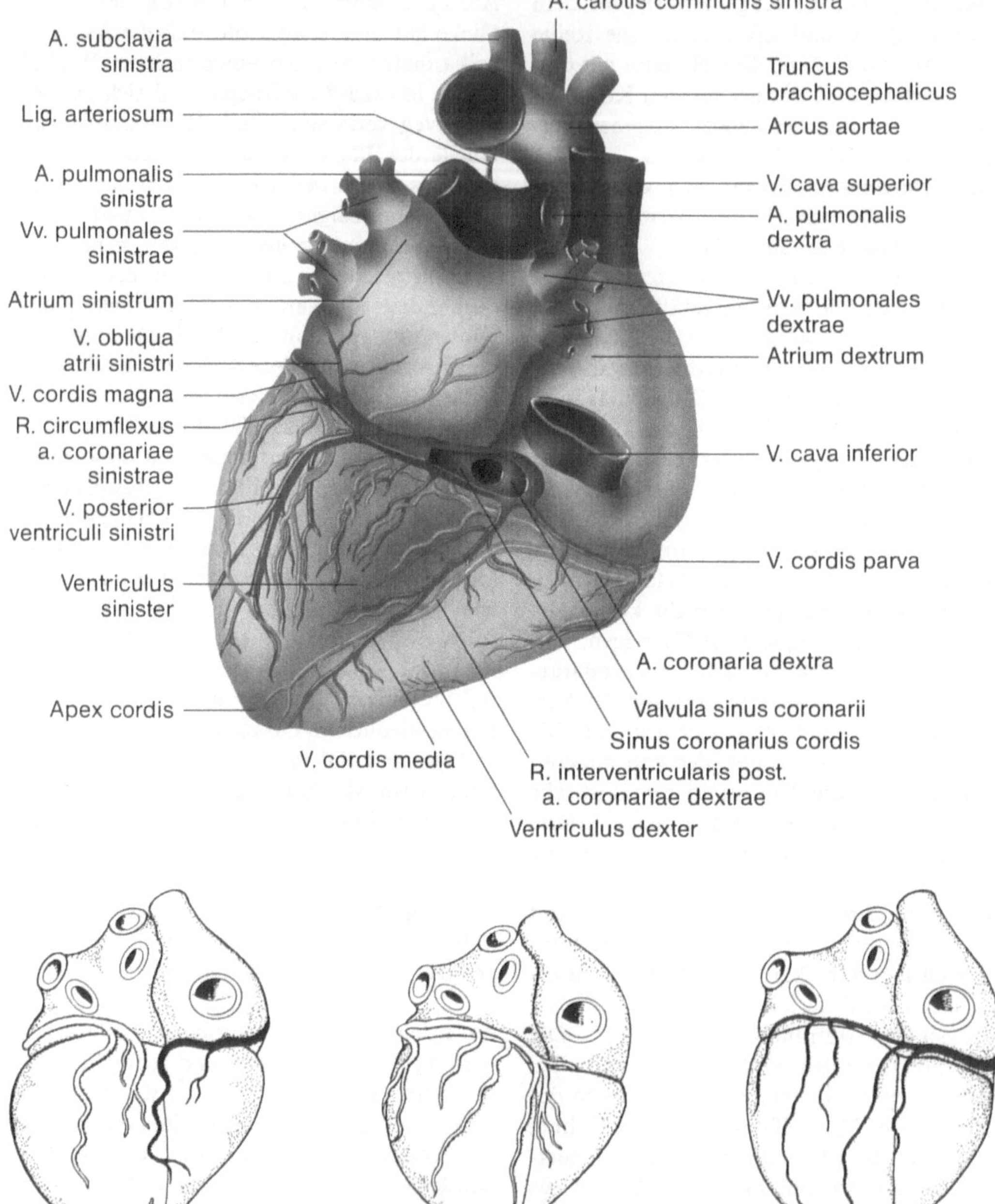

Abb. 63. a Die Gefäße der diaphragmalen Fläche des Herzens und die Sammelvene (Sinus coronarius). **b** Variationen und Versorgungstypen der Koronararterien: **1** Normaltype; der R. interventricularis posterior wird von der rechten Kranzarterie gebildet. **2** Linkstyp; der R. interventricularis posterior wird von der linken Kranzarterie gebildet. **3** Rechtstyp; die gesamte Rückfläche des Herzens bis zur Margo obtusus wird von der rechten Kranzarterie versorgt

hältnismäßig kleiner Äste mit Kontrastmittel ist, um diese zur Darstellung zu bringen. Wenn sich ein Kollateralkreislauf, z.B. nach dem System der A. Kugeli entwickelt, könnte es sonst rätselhaft erscheinen, wieso das Herz bei dem Verschluß einiger seiner Hauptäste funktionell absolut leistungsfähig ist. Leider interessiert man sich beim Studium des Koronarogramms wenig für die kleinen Äste und konzentriert sich nur auf die großen Hauptstämme.

Es muß auch kurz die Topographie der Herzvenen erwähnt werden. Das Blut aus der Wand der rechten Herzkammer wird über kleine Venen drainiert, die direkt in den rechten Vorhof münden, manchmal auch in den Koronarsinus oder hinten in die interventrikuläre Vene. Der venöse Abfluß in der linken Kammerwand wird überwiegend durch die vordere und die hintere Interventrikularvene und die linke Vena marginalis übernommen. Zwei Venen 1. Ordnung drainieren auch teilweise die rechte Kammerwand. Die vordere interventrikuläre Vene beginnt an der Herzspitze und verläuft parallel zur vorderen interventrikulären Arterie. Sie folgt dann weiter der Atrioventrikularfurche, wo sie als Vena cordis magna bezeichet wird. In der Nähe des hinteren Randes des linken Herzohrs kommt in der Lichtung der großen Herzvene eine endotheliale Falte zum Vorschein, die als Vieussens-Klappe bekannt ist; hier mündet auch die Vena obliqua (Marshalli, rudimentäres linkes Sinushorn). Von dieser Stelle bis zur Mündung im hinteren Medialwinkel des rechten Vorhofs wird die Vene als Koronarsinus (Sinus coronarius cordis) bezeichnet. Die Öffnung dieses Sinus an seiner Mündung wird zum Teil von einer halbmondförmigen Klappe bedeckt: die Valvula Thebesii (Abb. 56 und 63a).

Die hintere Interventrikularvene (Vena cordis media) beginnt an der Herzspitze, verläuft in der hinteren Interventrikularfurche und mündet meist zusammen mit dem Sinus coronarius in den rechten Vorhof. Die linke Vena marginalis, wie auch andere venöse Stämme aus der Kammer und dem Vorhof, münden in die Vena cordis magna oder in den Koronarsinus. Alle diese Venen anastomosieren vielfältig untereinander.

Aber auch zwischen den Koronararterien und ihren Ästen existieren anatomisch nachgewiesene Anastomosen von einem Durchmesser über 300 μ. Beim Auftreten chronischer Hypoxie des Myokards vergrößert sich der Durchmesser der Anastomosen bis auf 1–2 mm (James 1961).

Die Untersuchungen der letzten Jahre haben gezeigt, daß die großen Anastomosen eine wesentliche Bedeutung für die Wiederherstellung einer gestörten Myokarddurchblutung haben und es erscheint daher wichtig, alles über ihre Topographie zu wissen. Samojlowa (1970) fand, daß im System der vorderen Interventrikulararterie ein zweiter Zweig existiert, der mit dem ersten Zweig der rechten Kranzarterie anastomosiert. Die beiden Rr. circumflexi der Koronargefäße haben in der Regel acht Zweige. Ognew et al. (1954) zeigte, daß die Hauptanastomosen zwischen Systemen der Rr. circumflexi Zweige der 5. Ordnung sind. Obwohl alle Gefäße des Myokards ein einziges geschlossenes System reicher innerer Anastomosen darstellen, ist die Ausbildung eines Umgehungskreislaufs aber von einer Reihe von Bedingungen abhängig, z.B. vom Alter, vom Grad der Progredienz des Gefäßschadens, von Art und Lage der Obstruktion etc. Deshalb wird die Ansicht vertreten, daß die Gefäße des Herzens beim Infarkt klinisch als funktionelle „Endarterien" zu betrachten sind. Levin et al. (1973a,b) und Lavine et al. (1974) sehen das kollaterale Arteriennetz nicht als eine Neubildung in der Folge einer Obstruktion, sondern vielmehr als eine schon vorher bestehende anatomische Struktur des normalen Herzens an, die nur bei Bedarf genutzt wird. Die Lichtung dieser anatomisch vorgebildeten Anastomosen beträgt 200–350 μ. Sie verbinden die großen Koronararterienstämme und ihre Äste. Als sog. „Homokoronare" verbinden sie untereinander die Äste einer Koronararterie, als „Interkoronare" die rechte und linke Koronararterie. Trotz des verhältnismäßig großen Kalibers besteht die Wand dieser Gefäße nur aus Endothel. Im gesunden Herzen ist es nicht möglich, sie darzustellen, weil sie nicht gefüllt werden. Bei Obstruktion einer großen Koronararterie sinkt der Druck im distalen Gefäßabschnitt. Durch den normalen Druck der unbeschädigten Arterien werden die Anastomosen gefüllt, und das Blut fließt dann in das Versorgungsgebiet der verschlossenen Arterie. Weil diese dünnwandiger sind, verlängern sie sich, schlängeln sich, erweitern den Durchmesser auf 1–2 mm und werden dann im Angiogramm sichtbar. Nach Ansicht vieler Autoren sinkt der Druckgradient, der für die Durchströmung der Anastomosen ausreicht und der bei der Verengerung der Lichtung an der Obstruktionsstelle entsteht, nicht unter 90% ab. Sobald der Arteriendurchmesser distal von der Okklusionsstelle 1 mm beträgt, gewährleistet dies einen normalen Blutfluß zur Peripherie. Die konzentrische Kontraktion der linken Kammer im Ventrikulogramm ist in solchen Fällen unverändert. Rabkin et al. (1973) beobachteten auch kurze Koronarshunts und interkoronare Anastomosen bei bedeutendem Okklusionsgrad, wenn die Lichtung der befallenen Gefäße mehr als 70% verengt war. Er hat als erster Originalröntgenbilder vorgelegt, auf denen sich kurze homokoronare Anastomosen in großer Zahl rund um die Okklusionsstelle gelegt haben.

Zur röntgenologischen Quantifizierung des Zustands des koronaren Blutflusses wird der Durchmesser verschiedener Koronararterienlumina gemessen. Dabei müssen die durch die Projektion bedingten Vergrößerungen berücksichtigt werden. Wenn die Messungen auf einem Kinofilm durchgeführt wurden, dann sind Verzerrungen, die durch das System der elektromagnetischen Linsen des Röntgenbildverstärkers und der optischen Linsensysteme der Kamera hervorgerufen werden, nicht zu vermeiden. Die Verfälschung (Vergrößerung) der Meßwerte im peripheren Anteil des Filmbildes im Vergleich zum zentralen beträgt 6,7%. Man kann die Verzerrung auf ein Minimum reduzieren, wenn die zu untersuchenden Gefäße nach Möglichkeit ins Zentrum des Bildes gebracht werden. Für die Messung sollen Arterien ausgesucht werden, die verhältnismäßig nahe beieinander liegen aber zu verschiedenen Gefäßversorgungsgebieten gehören. So befinden sich z.B. die Arterien, die den eigentlichen „Kranz" bilden (die rechte A. circumflexa) beim liegenden Patienten in LAO-Projektion in einer Ebene, fast parallel zur Schirmebene des Bildverstärkers. Der Querschnitt der vorderen und hinteren Interventrikulararterie sollten nahe ihrem Abgang möglichst noch im Bereich der Ventilebene gemessen werden. In der RAO-Projektion sind die beiden Gefäße nicht mehr als 3–4 cm voneinander entfernt, so daß ihre Abbildung im Film bei guter Zentrierung nicht in den Bereich der Randverzerrung gerät. Außerdem kann der Durchmesser des Kontrastkatheters, der sich bei selektiver Koronarangiographie in einer der Arterienöffnungen befindet, als Maßstab bei der Errechnung der realen Meßwerte dienen.

Nach den Untersuchungen von McAlpin et al. (1973) und Rutishauser et al. (1970) ist der Querschnitt der epikardialen Koronararterien in Systole und in Diastole nicht wesentlich unterschiedlich, und darum kann man die Messung in jeder beliebigen Herzphase machen.

Es kommt allerdings vor, daß Muskelbrücken die epikardialen Gefäße sozusagen „strangulieren". Die Messung des Lumens soll etwa 1 cm distal der Stelle erfolgen, wo der erste große Ast aus dem betreffenden Gefäß abgegeben wird. Da das Stammgefäß zwischen 2 Verzweigungen seinen Durchmesser beibehält, ist diese Regel als Richtwert zu verstehen (McDonald 1960). Bei manchen Arterienzweigen, wie z.B. denen für die rechte Kammer und den rechten Vorhof, beobachtet man peripher sogar eine Erweiterung der Lichtung über eine bestimmte Strecke.

Dies ist offensichtlich eine Besonderheit des Koronararteriensystems, das nach einem speziellen Prinzip den Blutstrom in dem sich kontrahierenden Myokard gewährleistet.

Die epikardialen Koronargefäße sind „intermittierende Stenosegefäße". Durch die Kontraktion des Myokards wird der Koronarfluß am Übergang der epikardialen Arterien in die intramuralen Gefäßstrecken unterbrochen und bei der Erschlaffung wieder freigegeben. Infolge der räumlichen und zeitlichen Differenz des Kontraktionsablaufs in den verschiedenen Abschnitten der Herzwand erfolgt auch der Koronareinstrom phasenverschoben in den jeweiligen Kammerabschnitten der Ein- und Ausflußbahn. Diese Besonderheit manifestiert sich auch im unterschiedlichen Wandbau der epikardialen und intramuralen Gefäßstrecken, wobei nur die epikardialen eine nachweisbare Längsmuskulatur der Intima aufweisen (Puff 1960a, 1983).

Unter den oben beschriebenen technischen Bedingungen wurden die Messungen von McAlpin et al. (1973) bei gesunden Menschen gemacht. Sie zeigten, daß die linke Koronararterie einen Durchmesser von $4 \pm 0,7$ mm hat (Grenzwerte 3,4–5,5 mm) die rechte $3 \pm 0,5$ mm (Grenzwerte 2,5–3,8 mm). bei Männern sind i. allg. die Arterien großlumiger als bei Frauen. Die außerordentliche Variabilität der Querschnittsgrößen erlaubt nicht, aufgrund des Koronarlumens Gesunde von Kranken zu unterscheiden. Dieses steht vielmehr in Relation zum Vaskularisationstyp. In Abhängigkeit von der Ausdehnung der Vaskularisationszone einer Koronararterie oder ihrer großen Zweige sind ihre Meßdaten individuell unterschiedlich. Mit der Vergrößerung des Versorgungsgebietes vergrößert sich auch der Durchmesser der Arterie. Darum kann man allein aufgrund der Querschnittsgröße einer Koronararterie nicht mit Sicherheit sagen, ob ihre Lichtung normal ist oder pathologische Veränderungen zeigt. Eine exaktere Aussage über den Zustand des Koronarkreislaufs kann man mit Hilfe des summarischen Querschnitts (der Summenfläche der Koronararterienquerschnitte) machen. Diese Werte sind in erster Linie von der Körpermasse abhängig, zeigen aber auch eine proportionale Beziehung zur Körperoberfläche. In der Norm ist das Verhältnis der Summenquerschnitte zur Körpermasse $0,34 \pm 0,08$ mm/kg. Die Querschnittsflächen der vorderen Interventrikulararterie, des R. circumflexus und der rechten Kranzarterie bilden zusammen eine gemeinsame Koronarzone. In ihr unterscheidet man die linkskammerige Koronarzone, die von der vorderen interventrikulären Arterie, dem R. circumflexus und dem distalen Teil der rechten Kranzarterie versorgt wird. Das Verhältnis der Querschnittsflächen der linken interventrikulären Arterie zur linkskammerigen Koronarzone beträgt im Mittel $0,41 \pm 0,09$, das der Querschnittsfläche der Circumflexa zur linkskammerigen Koronarzone $0,3 \pm 0,1$; der Schnittflächenanteil des distalen Teils der rechten Koronararterie an der linkskammerigen Koronarzone beträgt $0,29 \pm 0,11$ (McAlpin et al. 1973).

Mit Hilfe von Kontrastmittel lassen sich die Herzgefäße in den für die Untersuchung des Herzens typischen Projektionen anschaulich darstellen (Abb. 57).

Bei gesunden Menschen beobachtet man verschiedene Varianten der normalen Blutversorgung (Abb. 63). Smoljannikow u. Naddatschina (1960) unterscheiden 5 Versorgungstypen des Herzens: Linkstyp, Rechtstyp, mittlerer Typ (intermediärer Typ), Mittellinkstyp und Mittelrechtstyp. Beim Linkstyp geht die linke Circumflexa bis zur Zone des Kreuzes und biegt dort in die hintere Längsfurche um und bildet den hinteren Interventrikularast. Von der Abbiegungsstelle geht dann ein Zweig ab, der die hintere Wand der rechten Kammer versorgt (Abb. 63b2)

Der Rechtstyp unterscheidet sich darin, daß die rechte Kranzarterie den Margo obtusus des Herzens erreicht und die ganze Facies diaphragmatica des Herzens versorgt, sowie Äste zur rechten Kammerwand, zur Kammerscheidewand und zur hinteren Wand der linken Kammer abgibt. Der R. circumflexus der linken Koronararterie fehlt dann (Abb. 63b3).

Der Intermediärtyp ist der häufigste und durch die gleichmäßige Entwicklung beider Koronararterien charakterisiert. Dabei wird der R. interventricularis posterior von der rechten Kranzarterie gebildet. Beim Mittellinkstyp bilden beide Koronararterien hintere interventrikuläre Zweige, die parallel zur hinteren Längsfurche verlaufen. Beim Mittelrechtstyp bildet die rechte Koronararterie auf der Hinterwand der linken Kammer zwar absteigende Äste, sie erreichen aber nicht den Margo obtusus des Herzens. Der linke R. circumflexus gibt dann einen dünnen Ast ab, der nur den oberen lateralen Abschnitt der Hinterwand der linken Kammer versorgt. Die Aufgliederung der Blutversorgung im Herzen in 5 Typen nach Smoljannikow u. Naddaschinoj (1960) ist unvollkommen, weil in Wirklichkeit zahlreiche Spielarten vorhanden sind. Die von den Autoren abgesonderten Mittellinks- und Mittelrechtstypen erscheinen im Grunde genommen nicht selbständig. Winogradow et al. (1971) meinen, daß die Aufgliederung in Untertypen ziemlich subjektiv ist und sich nur schwer eindeutig definieren läßt. Sie unterscheiden 3 Grundtypen der Myokardversorgung: den mittleren, linken und rechten. Beim mittleren Typ versorgt die linke Koronararterie den ganzen linken Ventrikel, seine beiden Papillarmuskeln und die Hälfte oder zwei Drittel des vorderen Abschnitts der Kammerscheidewand. Die rechte Kranzarterie versorgt die hintere Hälfte oder das hintere Drittel der Scheidewand und die rechte Kammer. Beim Linkstyp wird außer dem schon beschriebenen Gebiet die ganze Kammerscheidewand von der linken Koronararterie versorgt und auch ein Teil der rechten Kammer.

Der Rechtstyp unterscheidet sich dadurch, daß der R. circumflexus der linken Koronararterie schwach ausgebildet ist und nur bis zum Margo obtusus reicht, und deshalb ein Teil der linken Kammer über die rechte Kranzarterie versorgt wird.

Unter den normalen Varianten kommt es gelegentlich vor, daß nicht zwei, sondern drei voneinander unabhängige Koronararterien aus der Aorta abgehen. In solchen Fällen gehen vom linken Koronarsinus getrennt der vordere interventrikuläre Ast und der R. circumflexus ab. Nach Meinung von Hackensellner (1955) erscheint das sogar in 50% der Fälle. Daher wird von einigen Kardiologen der vordere Interventrikularast als 3. Kranzarterie bezeichnet. Es gibt aber auch fehlerhafte Ursprünge der Koronararterien. Ogden u. Stansel (1971) unterscheiden 3 Formen angeborener Koronarfehler:

1) kleine Varianten am Austritt aus der Aorta bei normaler Lage der übrigen Teile;

2) bedeutsame Varianten mit anormalen Verbindungen zwischen den Gefäßen untereinander (arteriovenöse Fisteln) und mit der Kammerhöhle oder anormaler Abgang der Koronargefäße, z.B. aus der Lungenarterie anstatt aus der Aorta.

3) eine sekundäre Anomalie, bei der sich die Gefäßvariante anscheinend als zirkulatorische Antwort auf vorausgegangene pathologische Veränderungen im Herzen ausbildet.

Bei der 1. Gruppe handelt es sich um Fälle mit selbständigem Abgang der Zweige der Koronararterien aus der Aorta. Im Gegensatz zu Hackenseller beschreiben James (1961), und Zumbo et al. (1964), daß der getrennte Abgang des vorderen Interventrikularastes und des R. circumflexus direkt aus der Aorta nur in 1% der Fälle auftritt. Hierher gehören auch Fälle von angeborener Verlagerung der Koronararterienöffnung an den Rand der Semilunarklappen oder etwas oberhalb der Grenze des koronaren Sinus. Die selektive Katheterisierung in solchen Fällen sollte möglichst nur nach vorheriger orientierender Kontrastmittelgabe oberhalb der Klappen durchgeführt werden (semiselektiv). Nicht selten findet man, daß die Arterie, die den Konus pulmonalis (Ausflußbahn der rechten Kammer) ernährt, mit selbständigem Ostium aus dem rechten Koronarsinus entspringt. Das hat eine große Bedeutung für die Beurteilung der Kollateralen zwischen dem System der rechten und der linken Koronararterie. Der R. circumflexus entspringt möglicherweise auch nicht aus der linken, sondern aus der rechten Koronararterie oder selbständig aus dem rechten koronaren Sinus. Die zuletzt genannten Fälle von fehlerhaften Ursprüngen gibt es auch noch in Kombination mit anderen angeborenen Herzfehlern wie z.B. Fallot-

Tetralogie oder Transposition der großen Gefäße. Auch die vordere Interventrikulararterie kann aus der rechten Kranzarterie als einer ihrer Äste entspringen.

Sekundäre Anomalien der Koronargefäße entstehen dadurch, daß bei allmählicher Ausbildung von Herzfehlern während der Embryonalzeit über die Kranzgefäße der Blutausstrom aus irgendeiner Kammer organisiert wird. So erfolgt bei angeborener Atresie der Aortenklappe der Auswurf des Blutes aus der linken Kammer über Koronargefäße, die bei entsprechendem Druck in dieser Kammer die in der Embryonalzeit bestehenden Verbindungen bewahren. Unter analogen Bedingungen können zwischen der linken Kammer und dem Truncus pulmonalis Verbindungen über Koronaräste, die ihre Wand versorgen, entstehen. Eine ausgeprägte supravalvuläre Aortenstenose kann zu einer bemerkenswerten Erweiterung der Lichtung der Koronararterie führen, über die sogar der Blutauswurf aus der linken Kammer in der Systole erfolgt. Johnsson (1969) beschreibt 2 Fälle, bei denen Kontrastmittel aus den Koronargefäßen in die Bronchialgefäße gelangte. Dadurch wird bewiesen, daß die Blutversorgung der Myokardabschnitte letzten Endes davon bestimmt wird, wie kurzfristig die Koronararterien in der betreffenden Zone verengt wurden. Die selektive Katheterisierung der Bronchialarterien zeigte das Erscheinen von Kontrastmasse im Koronarsystem, distal der Okklusion.

3.2 Blutversorgung der Papillarmuskeln

Im Zusammenhang mit der besonderen funktionellen Bedeutung der Papillarmuskeln für die Kammerkontraktion, ist es sehr wichtig, die Blutversorgung und insbesondere die Anatomie der Gefäße, die die Papillarmuskeln versorgen, zu studieren.

Estes et al. (1966) haben sehr subtil die Textur der arteriellen Gefäße untersucht, die die Papillarmuskeln der linken Kammer versorgen.

Sie haben am Leichenherzen die Methode der Mikroangiographie angewandt und festgestellt, daß diese Muskeln aus Ästen versorgt werden, die aus einem subendokardialen arteriellen Netz hervorgehen. Es besteht aus den Gefäßen der Klasse B, welche als intramurale Zweige aus den epikardialen größeren Gefäßstämmen entspringen.

Der vordere Papillarmuskel wird gewöhnlich von Marginalästen des R. circumflexus versorgt. Die Versorgung der hinteren Gruppe ist variabler. Nach Spalteholz (1924) kann in Herzen mit vorwiegend linksseitiger Koronarversorgung die linke Koronararterie über den R. circumflexus die hintere Papillarmuskelgruppe versorgen. Bei Herzen mit rechtsüberwiegender Koronarversorgung (Rechtstyp) werden diese Papillarmuskeln aus dem R. interventricularis posterior der rechten Kranzarterie versorgt.

Die großen epikardialen Äste verlassen die Atrioventrikularfurche radiär in Richtung auf die Herzspitze. Sie verlaufen subepikardial im Fettgewebe und treten nicht tiefer in die Oberfläche des Myokards ein als 1–2 mm. Aus diesen Gefäßen gehen Zweige im rechten Winkel ab. Sie dringen in das Myokard ein und verteilen sich sofort unter Bildung eines Netzes kleiner Gefäße mit einem Durchmesser von 400–500 µ. Die kleineren Verästelungen (Klasse A) zweigen sich schnell auf und bilden ein Netz im mittleren oder äußeren Drittel des Kammermyokards. Relativ große Äste (Klasse B) geben selten Zweige ab und dringen nach innen ein, ohne ihren Durchmesser zu verändern. Sie enden in den subendokardialen Muskelschichten einschließlich der Trabeculae carneae und der Papillarmuskeln. Jeder Papillarmuskel wird von einigen Gefäßen der Klasse B versorgt, entsprechend der segmentalen Ausdehnung. Die gleichen Gefäße gehen auch untereinander Verbindungen über Gefäßstrecken zwischen den Trabekeln und den Papillarmuskeln ein. Einige Arkaden, die das subendokardiale Netz bilden, sind auf eine Länge von 1–2 cm an der subendokardialen Fläche parallel zu den intertrabekulären Furchen zu sehen.

Estes et al. (1966) zeigen, daß bei geschädigten Koronargefäßen (z.B. bei diffuser Fibrose) Aussprossungen kleiner Gefäße (Klasse A) erkennbar sind, die in die Papillarmuskeln eindringen können. Die Gefäße der Klasse B können dann erhalten bleiben. In Zonen schwerer Fibrosen, die man bei alten Myokardinfarkten beobachtet, verändert sich die arterielle Versorgung der Papillarmuskeln wesentlich auffälliger. Die Gefäße der Klasse B obliterieren bei regelrechter Lage. In Papillarmuskeln mit sehr intensiver Fibrose sind Inseln unveränderter Muskelzellen erhalten, die aus Ästen subendokardialer Netze, die parallel zum Endokard verlaufen, versorgt werden und nicht von solchen, die durch die Kammerwand eindringen. Nach den Angaben von Smoljanikow und Naddaschina (1960) ist die Blutversorgung der Papillarmuskeln sehr variabel, wenn auch bevorzugte Quellen existieren. Der vordere Papillarmuskel der linken Kammer ernährt sich aus Seitenästen des R. interventricularis anterior, der hintere Muskel aus der Arterie des Margo obtusus; der vordere Papillarmuskel der rechten Kammer erhält fast immer seine Versorgung aus großen Ästen des R. interventricularis anterior und vom Septum her über das Moderatorband (Doppelversorgung), der hintere Muskel der rechten Kammer vom R. interventricularis posterior, der gewöhnlich aus der rechten Kranzarterie entspringt.

Windogradow et al. (1971) zeigen, daß der vordere linke Papillarmuskel und der hintere rechte Papillarmuskel regelmäßig aus entsprechenden rechten und linken Koronararterien versorgt werden. Der rechte vordere Papillarmuskel und der linke hintere haben häufig eine gemischte Blutversorgung.

Die Blutversorgung des Myokards ist i. allg. sehr üppig. Es ist mit einem außerordentlich dichten Kapillarnetz versehen: auf jede Muskelfaser kommt eine Kapillare. Zusätzlich existiert intrazellulär ein transversales tubuläres (T-) System, das einen intensiven Stoffaustausch (Ionen) gewährleistet (Berne u. Levy 1972).

3.3 Röntgenphysiologie der Koronargefäße

Die Blutversorgung jedes Organs (oder Systems) hat eine eigene Charakteristik, abhängig von seiner Funktion und Aufgabe, aber im Koronarsystem des Herzens ist diese besonders eigenartig. Die rhythmische Kontraktion der Kammer und der damit verbundene wechselnde Druck in den intramuralen Gefäßen erzeugt einen intermittierenden Blutfluß und an einigen Stellen auch einen retrograden. Das alles muß man bei der Untersuchung der Koronargefäße wissen und berücksichtigen. Die günstigsten physiologischen Bedingungen zur Kontrastdarstellung der Koronargefäße sind dann gegeben, wenn man das Kontrastmittel in die linke Kammer einbringt. Dabei bleibt die natürliche Charakteristik des Druckes in Aorta und Koronargefäßen erhalten, die für jeden Patienten spezifisch ist. Dadurch kann man Richtung, Volumen und Schnelligkeit des Blutflusses in den Hauptstämmen der Koronararterien bestimmen. Solche Angaben sind sehr wichtig, und man kann diese auch sinnvoll bei Personen mit langsam fortschreitender Verengerung der großen Gefäßstämme anwenden, wenn kollaterale Wege der Myokardversorgung aus extrakardialen Versorgungsgebieten stammen (A. thoracica (mammaria) interna, diaphragmale und bronchiale Arterien). Die Einführung des Kontrastmittels in die linke Kammer schließt jedoch die Darstellung der Äste der linken Kranzarterie aus. Das System der rechten Kranzarterie kann man mit dieser Methode ebenfalls nur in LAO darstellen, da viele marginale Äste sich im Ventrikulogramm gegenseitig überlagern. Um das Kontrastmittel näher an der Koronararterienmündung einzuführen, wurden verschiedene Methoden der Injektion in den supravalvulären Raum der Aorta angeboten (Paulin 1964).

Ohlsson (1962) beobachtete in Experimenten an Hunden kleine Tropfen Röntgenkontrastöl, die er in den linken Vorhof einführte, bei ihrer Fortbewegung. Er stellte fest, daß die Flußgeschwindigkeit in der Aorta im Zentrum besonders groß ist. In den Randschichten des Blutstroms ist die Strömungsgeschwindigkeit jedoch sehr gering. Die Öltropfen bewegten sich während der ganzen systolischen Phase praktisch nicht. Im unteren (bulbulären) Teil der Aorta, in der Nähe der Sinus, war sogar ein retrograder Fluß festzustellen. Die Öltropfen bewegten sich entlang der Aortenwand zum Bulbus hin und dann in die Koronararterien. Auf diesen Beobachtungen basierte die Methode der Einführung von Kontrastmasse in den supravalvulären Raum mit dem Ziel, die Koronargefäße zu füllen (abgesehen von der physikalischen Notwendigkeit, die sich aus der Funktion des Aortenwindkessels nach Klappenschluß ergibt). Die großen Koronararterien und ihre Äste lassen sich damit gut darstellen. Nicht selten sieht man auch sehr kleine Arterienäste, aber nicht immer. Das wiederum war der Grund für die weitere Suche nach verbesserter Methodik, zunächst der sog. semiselektiven und schließlich der selektiven Einführung des Kontrastmittels unmittelbar in das Ostium einer jeden Arterie (Amplatz 1963; Judkins 1967; Bourassa u. Massard 1972; Sones 1972). Dieser letzteren Methode ist es zu verdanken, daß jetzt die Möglichkeit einer intensiven Füllung vieler Verzweigungen des Koronarsystems bestand, was für die Diagnose sehr bedeutsam war. Das allein ist der Grund für die weite Verbreitung der selektiven Methode trotz der sie häufig begleitenden Komplikationen, wie z.B. reflektorischer Spasmus der katheterisierten Arterie mit nachfolgender Myokardischiämie oder Intimaödem. Auch eine Arrythmie kann als Folge eines gestörten Blutflusses in der Sinusknotenarterie, die aus der rechten Kranzarterie nahe ihrem Ursprung abgeht, auftreten. Diese Symptomatik entwickelt sich nicht immer, aber es ist auch keine Prophylaxe möglich.

Die physiologische Besonderheit der Koronargefäße besteht in ihrer Bewegung und Verlagerung zusammen mit der sich kontrahierenden Kammerwand und in der Veränderung des Durchmessers ihrer Lichtung in den verschiedenen Phasen des Herzzyklus. Entgegen der klassischen Vorstellung der Physiologie wurde mit Hilfe der Aortographie und kinematographischer Aufzeichnung festgestellt, daß der Koronarstrom in extramuralen Arterien in beiden Phasen erfolgt, jedoch mit einem diastolischen Maximum (Thurn et al. 1963).

Das ist deutlich an der Bewegungscharakteristik des Kontrastmittels in den Koronararterien zu verfolgen.

Das in der Diastole in den supravalvulären Raum eingebrachte Kontrastmittel tritt schnell in die Koronararterien ein, wie unsere Beobachtungen mit der halbselektiven Methode nach Paulin zeigen (Abb. 64).

In der Systole, die durch die Lage der Aortenklappe definiert wird, ist die Menge des Kontrastmittels im proximalen Abschnitt der Koronararterie vermindert. Dieses Phänomen entsteht dadurch, daß in der Aorta und später auch in den Koronararterien während der Systole nicht kontrastiertes Blut aus der linken Kammer nachfolgt. Das bedeutet, daß auch in der Systole Blut in die Koronararterien einströmt (Greg 1950; Puff 1983). Das systolische Maximum des Koronareinstroms ist aber wesentlich geringer als das diastolische, welches durch die Windkesselwirkung der Aorta während der Erschlaffung des Kammermyokards bewirkt wird. Ein wenig erfahrener Diagnostiker, der die Kontraktionsphase des Herzens nicht berücksichtigt, könnte die Verminderung des Kontrastschattens in der Nähe der Koronarostien als Folge einer Verengung dieser Gefäße deuten, was aber nicht den Tatsachen entspricht.

In der Systole kann man eine leichte Verbreiterung des Querschnitts der extramuralen Koronararterien feststellen. Das hängt damit zusammen, daß bei der Kontraktion des Myokards kleine intramurale Zweige einem starken Wanddruck ausgesetzt sind. Dadurch wird der Blutstrom in ihnen blockiert, und die Füllung der extramuralen (epikardialen) Abschnitte der Koronargefäße führt zu einer leichten Verdickung derselben; oft ist aber diese Veränderung nicht erkennbar. Dicht beieinanderliegend, aber in verschiedener

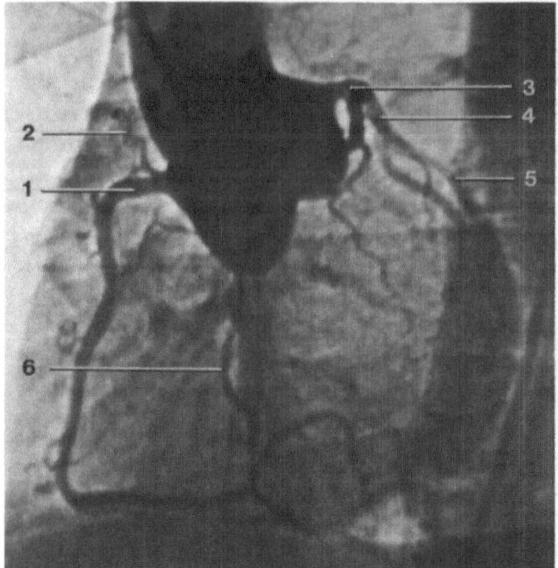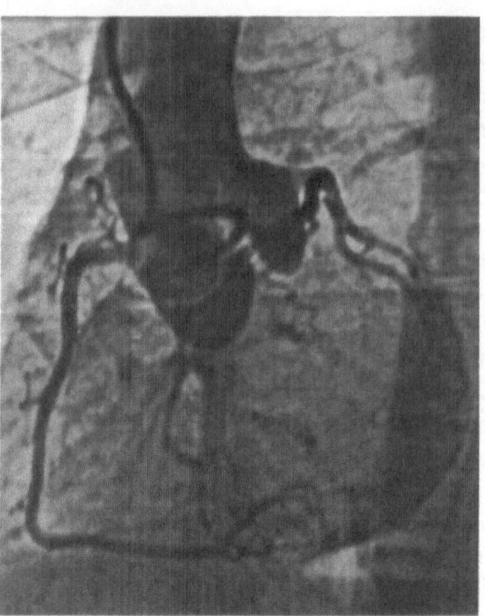

a   b

Abb. 64 a,b. Halbselektive Koronarographie bei Einführung des Kontrastmittels in den supravalvulären Raum (nach der Methode Pauli) in LAO. **a** Diastole. *1* rechte Koronararterie; *2* Sinusknotenarterie; *3* linke Koronararterie; *4* R. circumflexus; *5* diagonaler Ast des R. circumflexus; *6* vordere Interventrikulararterie; **b** Systole (Auswurfphase). Die Aortenklappe ist breit geöffnet. Die Kontrastmasse ist in der Nähe der Mündung der Koronararterien in geringerer Konzentration als in der Diastole enthalten als Folge des Eintritts des nichtkontrastierten Blutes in die Aorta

Richtung orientiert, bewirken die Muskelfasern bei ihrer Kontraktion einen Schereffekt. Als Folge davon kann der Blutfluß durch die myokardialen Gefäße stark eingeschränkt oder sogar vollständig unterbrochen werden. Außerdem werden bei der Verdickung des Myokards während der Kontraktion die im rechten Winkel aus den subepikardialen Arterien in Richtung zum Endokard abgehenden Äste verengt und verlängert. Das vergrößert zusätzlich den Gefäßwiderstand. In der Phase der isovolumetrischen Kontraktion steigt der Druck im Kammerraum an und erhöht dadurch nicht nur den Wanddruck auf die intramuralen Gefäße, sondern wirkt auch auf den Perfusionsdruck in der Kammerwand ein. In diesem Zusammenhang ist verständlich, daß der Blutdurchfluß proportional der Differenz zwischen Perfusions- und Gewebedruck ist (Downey et al. 1974). Es ist wichtig zu beachten, daß die systolische Verbreiterung der Aorta und die der extramuralen Koronargefäße gleichzeitig stattfinden.

Unter normalen Bedingungen ist die linke Kranzarterie viel voluminöser und ihre Kontrastfüllung erfolgt schneller als die der rechten Kranzarterie. Diese Verhältnisse ändern sich, wenn die rechte Kranzarterie ein weiteres Lumen hat, z.B. beim Rechtstyp der Koronarversorgung, bei dem der größere Teil der linken Kammer über die rechte Kranzarterie versorgt wird. Dasselbe ist auch bei kompensatorischer Vergrößerung der Lichtung der rechten Kranzarterie zu beobachten, wenn der Sauerstoffbedarf in der hypertrophierten rechten Kammer vermehrt ist, z.B. bei Mitralstenose und bei manchen Shunts. Dieser Unterschied ist nicht immer deutlich, weil aufgrund der besonderen Myokardstruktur der Wanddruck auf die intramuralen Gefäße in

Abb. 65 a,b. Dynamische Veränderung der Form der Koronararterien; **a** starke Krümmung der Arterien in der Systole; **b** Streckung der Arterien in der Diastole

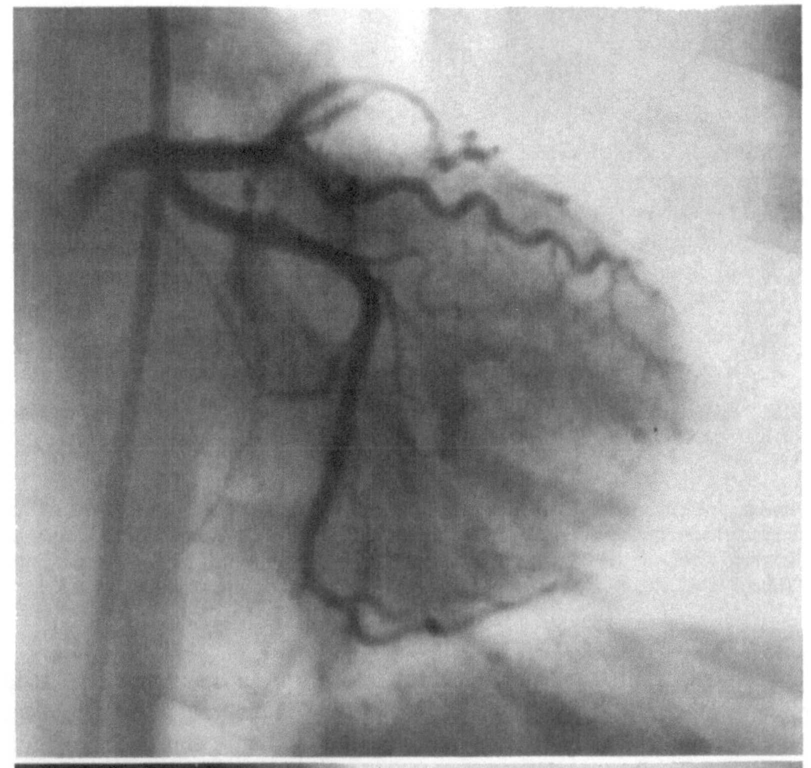

a

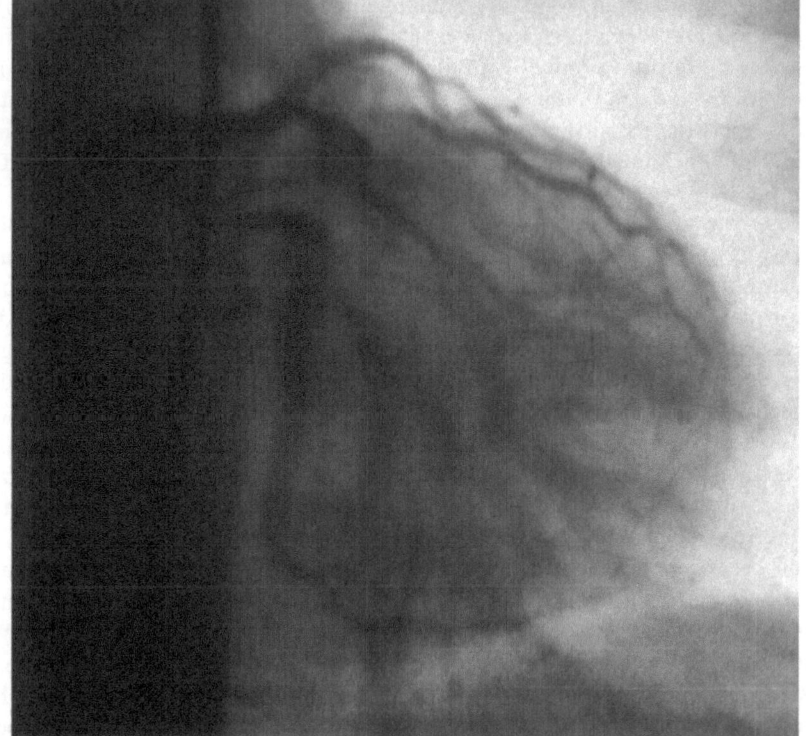

b

Abb. 65 a,b

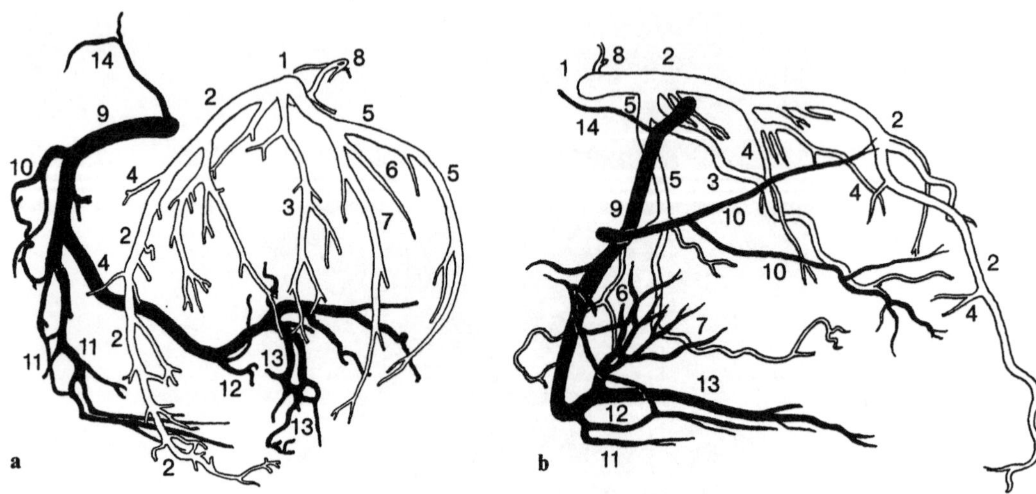

Abb. 66. Schema des selektiven Koronarogramms in (a) LAO; (b) RAO; *1* A. coronaria sinistra; *2* R. interventricularis anterior; *3, 6, 7* Rr. diagonales; *4* R. septalis anterior; *5* R. circumflexus; *8* Rr. aortales; *9* A. coronaria dextra; *10* Äste zur Vorderfläche der re. Kammer; *11* R. marginalis dexter; *12* Zone des „Kreuzes"; *13* R. interventricularis posterior; *14* R. nodi sinoatrialis

der rechten Kammer schwächer ist, als in der linken.

Die epikardialen Arterienzweige erscheinen in der Systole geschlängelt. Diese Schlängelung ist eine Folge der Oberflächenverkleinerung der sich kontrahierenden Kammer. In der Diastole, wenn das Volumen und die Oberfläche der Kammer größer werden, schwindet die Schlängelung der Koronararterien, und ihr Verlauf begradigt sich (Abb. 65).

Wenn die systolische Schlängelung auch in der Diastole erhalten bleibt, deutet das auf einen sklerosierenden Prozeß in der Wand der Koronararterien hin, der ihre elastischen Eigenschaften stark vermindert. Es darf nicht vergessen werden, daß die Verlagerung der Zweige der großen Arterien von der Bewegung bestimmter Herzteile und ihrer topographischen Lage bestimmt ist; z.B. entspricht die große systolisch-diastolische Bewegung der proximalen Anteile des R. circumflexus und besonders der rechten Kranzarterie (d.h. der Stämme, die in der Atrioventrikularfurche liegen) der Verlagerung der Ventilebene. In der Systole bewegen sich diese Gefäße in Richtung Herzspitze und in der Diastole wieder basiswärts.

Eine deutliche individuelle Bewegung ist bei kleineren arteriellen Ästen zu konstatieren. Dazu gehören die diagonalen Zweige des R. circumflexus (Abb. 66a,b).

Die angiographischen Befunde und ihre Interpretation ergänzen die Untersuchungen über die Bewegung der Ventilebene (von Spee 1909; Böhme 1936; Benninghoff u. Nitzschke 1936/37; Puff 1954/55). Diese Untersuchungen ergaben, daß sich die Bewegungsamplituden des rechten und des linken Ventilebenenabschnitts wie 3:1 oder gar wie 5:1 verhalten. Damit wird die Vorstellung einer wesentlich größeren Beweglichkeit der Ventilebene der rechten Kammer im Vergleich zur linken bestätigt (Schäde u. Thurn 1957; Puff 1954/55). Auf das Koronarflußvolumen wirken viele Faktoren ein: die Kontraktion der Herzmuskulatur, die Herzfrequenz, der Aortendruck, metabolische Prozesse im Myokard, der Widerstand der Kapillaren im Koronarsystem usw. Nach der Untersuchung von Paulin (1964), ist der Koronardurchfluß in der Diastole am größten. Der Weitertransport des Kontrastmittels (selektive Methode) findet jedoch auch in der systolischen Phase statt, und damit werden die Tierexperimente von Gregg

(1963) bestätigt. Im Gegensatz zu anderen Untersuchern fand er, daß sich der Blutfluß systolisch in den epikardialen Koronararterien nicht stark vermindert oder sogar abbricht, sondern noch 25% der Menge des diastolischen Volumens betragen kann.

Schalthalt u. Lochner (1966; zit. nach Aronowa 1970) haben bei Experimenten an Hunden festgestellt, daß der Koronarfluß sein Maximum in der Phase der isometrischen Erschlaffung erreicht. Die künstliche Vergrößerung des Blutdurchflusses führt zur Verschiebung des Maximums in Richtung zur Phase der „isotonischen" (auxotonischen) Kontraktion. Das koronare Blutvolumen soll während der Systole allein 40,8% und im Verlauf von Systole **und** isometrischer Erschlaffung 68,7% des gesamten Koronarblutflusses betragen: dieses Verhältnis ist konstant. Aronowa (1970) hat eine lineare Abhängigkeit zwischen dem mittleren Koronarfluß und dem mittleren systolischen Blutfluß aufgedeckt.

Hochrein u. Keller (1930; zit. nach Aronowa 1970) haben nachgewiesen, daß bei kontinuierlichem Blutfluß der maximale Koronareinstrom in der Zeit der Systole stattfindet. Das wurde später von uns bestätigt (Tichonow et al. 1978).

Wiggers (1954) beobachtet, daß 78% des Blutes den Koronarsinus während der Phase der Austreibung und der isometrischen Erschlaffung passieren und 22% in der restlichen Diastole.

Berne u. Levy (1972) vermuten, daß durch die rhythmische Kontraktion des Myokards die Koronararterien in der Wand des rechten und des linken Ventrikels mit unterschiedlicher Kraft zusammengepreßt werden und daß dadurch der bekannte Unterschied im Koronarfluß der beiden Kammern bedingt ist. Nach ihren Befunden ist der Preßdruck auf die Koronararterien durch das sich kontrahierende Myokard so groß, daß zu Beginn der Systole (isovolumetrische Kontraktion) der Blutfluß in der linken Koronararterie sogar kurzzeitig einen Rückstrom erkennen läßt. Das geschieht in dem Augenblick, wo der Druck der Kammermuskulatur am höchsten und der

Druck in der Aorta am niedrigsten ist. Das Maximum des Koronarflusses in der linken Kranzarterie findet sich zu Beginn der Diastole, wenn die Kammer erschlafft und der extravasale Druck auf die Koronararterien abfällt. Nach dem anfänglichen Rückstrom verläuft der Einstrom in die linke Kranzarterie parallel zum Aortendruck bis zum Beginn der frühen Diastole, wo er sich dann schnell verstärkt und allmählich wieder absinkt in dem Maß, wie auch der Aortendruck im Laufe der weiteren Diastole wieder abfällt. Der Innendruck in der Wand der linken Kammer erreicht sein höchstes Niveau in Endokardnähe und ist am geringsten in der Nähe des Epikards. Trotzdem bringt unter normalen Bedingungen dieser Druckgradient keine Verminderung des endokardialen Blutflusses mit sich.

Die rechte Kranzarterie wird nach demselben Prinzip durchblutet, außer im Verlauf der Systole. Wegen der dünneren Wand der rechten Kammer entwickelt sich nur ein niedriger Druck, und ein Blutrückfluß in der frühen Systole findet auch nicht statt; somit hat rechts der systolische Koronarfluß einen wesentlich größeren Anteil am Gesamtdurchfluß als in der linken Kammer. Der aortale Druck hat links den größten Einfluß auf die Koronarzirkulation. Die artefizielle Druckerhöhung in den Koronararterien vergrößert zu Beginn den Durchfluß; in der Folge aber, ungeachtet der Druckerhöhung, fällt der Durchfluß auf sein anfängliches Niveau zurück. Eine Anhebung der Herzfrequenz durch Verstärkung metabolischer Prozesse, die von einer Verminderung des Widerstands begleitet ist und den koronaren Fluß erhöht, wird als sog. „Autoregulationsphänomen" bezeichnet.

Bei Experimenten am isolierten Herzen läßt sich eine lineare Abhängigkeit der Koronarflußgeschwindigkeit von der Herzfrequenz nachweisen. Im intakten Organismus kommt es parallel zum Abfall des Widerstands in den Koronargefäßen (Berglund et al. 1956, zit. nach Gazura 1969) und der Erhöhung des Koronardurchflusses zu einem Anstieg des

Sauerstoffverbrauchs und einer Erhöhung des arteriellen Drucks. Eine Tachykardie wird von einem deutlichen Nachhinken der relativen Flußerhöhung im Verhältnis zur Vergrößerung des myokardialen Sauerstoffverbrauchs begleitet (Gazura 1969; Lourent et al. 1956, zit. nach Gazura 1969). Diese Befunde spiegeln in Grundzügen die Phasen der Herztätigkeit bei allen Warmblütern wider. Trotzdem können experimentelle Ergebnisse nur mit großer Zurückhaltung auf den Menschen übertragen werden. Die teilweise widersprüchlichen Angaben sind in den großen anatomischen Unterschieden im Koronarsystem von Hund und Mensch begründet (James 1961; Marshall u. Shepherd 1968). Beim Hund überwiegt stets der Linsktyp der Blutversorgung d.h. die linke Kranzarterie versorgt 85% des Koronarkreislaufs, während bei Menschen diese Verhältnisse variieren. Nach Schlesinger (1940, zit. bei James 1961) dominiert die rechte Kranzarterie in 48% der Fälle, die linke in 18%, bei 34% ist der Koronarfluß in rechter und linker Kranzarterie gleich. James (1961) zeigt, daß ein Linksüberwiegen bei Menschen nur in weniger als 5% der Fälle vorkommt.

Man muß weiterhin berücksichtigen, daß durch die phasenverschobene Kontraktion von Ein- und Ausflußbahn das Volumen des Koronarstroms in den verschiedenen Kammerabschnitten jeder Kammer unterschiedlich beeinflußt wird. Zu Beginn der Systole, wenn sich in erster Linie die Einflußbahnen kontrahieren, werden nur dort die intramuralen Arterienäste zusammengepreßt. In dieser Phase findet in der Ausflußbahn keine so starke Komprimierung der Gefäße statt, und der Koronarfluß wird in diesem Kammerabschnitt kaum oder gar nicht reduziert. In der Austreibungsphase sind fast alle arteriellen Äste betroffen, auch die Gefäße der Ausflußbahn. Folglich variiert der Koronarfluß nicht nur in Abhängigkeit von den hämodynamischen Bedingungen der rechten und linken Kammer, sondern es existiert auch ein zeitlich unterschiedlicher Blutfluß in den verschiedenen Kammerabschnitten (Puff et al. 1960 a).

Bei Stenose oder Thrombosierung einer Koronararterie oder einer ihrer Äste entsteht ein Mißverhältnis zwischen Sauerstoffbedarf und -angebot mit allen Folgesymptomen sowie eine Störung der kontraktilen Aktivität der Muskelabschnitte in der Ischämiezone. Es bildet sich eine Asynergie der Kontraktion aus, die sich in Akinesie (Ausfall der Bewegung der Kammerwand), Dyskinesie (paradoxe systolische Bewegung der Kammerwand), Hypokinesie (Verminderung der kontraktiven Bewegung) und Asynchronie (Störung der zeitlichen Folge des Kontraktionsablaufs) äußern kann (Herman u. Gorlin 1969).

Alle diese Veränderungen können mit der Methode der Angiokardiographie auf großformatigen Röntgenaufnahmen exakt untersucht werden, am besten aber in Filmaufnahmen.

Linzbach et al. (1972) haben im Experiment den R. interventricularis anterior der linken Kranzarterie unterbunden und konnten die Ausbildung der kontraktilen Insuffizienz der linken Kammer demonstrieren, die in einer Veränderung des Formwandels der Kammerhöhle und der Funktion der Mitralklappe zum Ausdruck kam. Neben dem Auftreten einer akinetischen Zone war eine Vergrößerung des Kammerraums in allen Phasen erkennbar und als Folge davon eine Zunahme des Restblutes. Durch das große Ausmaß der Höhlenerweiterung wurde offensichtlich auch das Mitralostium dilatiert (relative Mitralinsuffizienz), sichtbar an einer Regurgitation des Blutes in den linken Vorhof. In der Akinesiezone wird das Phänomen einer Unterschichtung der Kontrastmasse beschrieben, bei manchen Tieren auch eine Konzentration an dieser Stelle nach Art eines Depots.

Diese Befunde können als Zeichen für einen Koronararterienverschluß gewertet werden, wenn sie im Angiokardiogramm (Lävogramm) sichtbar werden. Größe und Lokalisation der Asynergiezone geben orientierende Hinweise auf die Okklusion bestimmter Koronararterienzweige noch vor Durchführung einer Koronarographie. Das bekommt eine große praktische Bedeutung in den Fällen, wo

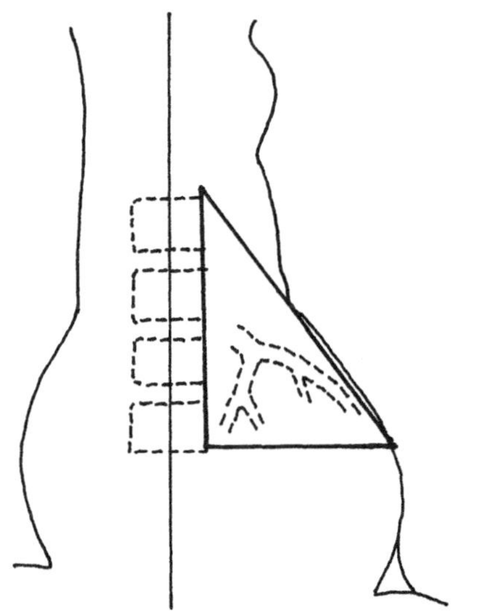

Abb. 67. Dreieck der verkalkten Koronararterien „Dreifuß" (Erläuterung im Text)

die Koronarograhie kontraindiziert oder nicht durchführbar ist.

Man muß auch im Auge behalten, daß in bestimmter Weise das Kontrastmittel selbst die Koronargefäße beeinflußt. Carson u. Lozzara (1970) beobachteten bei der direkten Einführung eines jodhaltigen Kontrastmittels in die Koronararterien das Auftreten einer Bradykardie und einer verminderten Myokardfunktion. Sie führen diese Reaktion auf reflektorische Einflüße zurück, wobei der Reflex in den Mechanorezeptoren (Dehnungsrezeptoren) entstehen soll, die um die Kapillaren im Koronarsystem angeordnet sind. Die Reizung der Gefäßwand erfolgt, wenn die Moleküle der Jodverbindung mit den Muskelzellen in der Intima bzw. Media in Kontakt kommen.

Bassan et al. (1975) machen Angaben über die Vergrößerung des Koronarflusses bei Einführung von Kontrastmittel. In die Koronararterie wurden selektiv 3 ml eines 76%igen Kontrastmittels innerhalb von 5 s eingebracht und

die Größe des Blutflusses mit Hilfe einer Thermosonde bestimmt, die in der Kubitalvene lag (bei der Einführung in die linke Koronararterie wurde der Abfluß in der Nähe des Koronarvenensinus bestimmt). Unmittelbar nach Applikation des Kontrastmittels vergrößert sich der Blutdurchfluß und erreicht ein Maximum nach 5–10 s. Nach 60 s fällt der Blutdurchfluß auf das anfängliche Niveau zurück. Bei Personen mit gesunden Koronargefäßen zeigt der Blutdurchfluß eine Zunahme um 70 ± 27%. Bei Patienten mit Koronararterienstenose war die Vergrößerung des Koronarflusses und die Verminderung des Widerstands deutlich kleiner (46 ± 25%).

Diese physiologischen Reaktionen spielen eine wichtige Rolle bei der Bewertung der kontraktilen Leistungsfähigkeit des Myokards in Angiokardiogramm und Koronarogramm.

Um Kalzifizierungen der Koronargefäße lokalisieren zu können, muß man über ihre Projektion auf die Herzsilhouette in den unterschiedlichen Strahlengängen orientiert sein. Souza et al. (1978) schlagen deshalb vor, die Untersuchung mit dem üblichen Röntgenbild des Herzens zu beginnen, da sich aus den Verkalkungen in den Wänden der wichtigsten Koronararterien oft ein „Dreifuß der verkalkten Koronararterien" bildet (Abb. 67).

An diesem Dreifuß sind folgende Gefäße beteiligt: der Hauptstamm der linken Koronararterie und der proximale Abschnitt ihrer Zweige, die vordere Interventrikulararterie und der R. circumflexus. Am häufigsten ist in der Endphase der Artherosklerose der proximale Abschnitt dieser Gefäße durch die Kalzifizierung betroffen, nicht selten genau an der Teilung des Hauptstamms in seine zwei Äste. Als beste Methode zum Nachweis der Verkalkungen wird die Durchleuchtung in Kombination mit gezielten Aufnahmen empfohlen.

4 Gefäße der Lungenwurzel und der Lungenfelder

Der funktionelle Zustand des Herzens läßt sich auch im Röntgenbild der Lungenwurzel und der Lungengefäße als Grundelemente des kleinen Kreislaufs beurteilen.

Die großen Äste der Lungenarterie und der Lungenvenen, das perihiläre Gewebe und die Lymphknoten haben normalerweise wenig Bedeutung für die Struktur des Röntgenbilds der Lungenwurzel. Die rechte Wurzel zeichnet sich in einem größeren Bereich deutlich ab, weil auf dieser Seite das Herz den Stammbronchus, der sich zwischen ihm und den Gefäßstämmen der Wurzel befindet, nicht bedeckt (Abb. 68).

Die rechte Lungenarterie teilt sich schon im Mediastinum in zwei Stämme, den Truncus anterior und die Pars interlobaris. Dabei verläuft der Truncus anterior, der sich bald weiter aufzweigt, nach oben und lateral, die Pars interlobaris meist nach unten und hinten und gibt Arterien mittleren Kalibers ab. Auf den Arterienstamm selbst projiziert sich ein großer Ast der oberen Lungenvene mit segmentalen Verzweigungen. Vor ihrer Mündung in den linken Vorhof vereinigt sich diese Vene mit der Mittellappenvene (oder der Lingulavene von links). In ihrer Gesamtheit bilden sie die sog. obere Lungenvenengruppe. Sie läuft schräg von oben außen nach unten, überschneidet den oberen Abschnitt der großen Arterienstämme und schlingt sich hier um die Pars interlobaris der Pulmonalarterie. Diese großen Gefäßstämme teilen sich verhältnismäßig schnell in kleinere Lappen- und Segmentgefäße. Durch die Überlagerung der Gefäßschatten hat die Lungenwurzel im Röntgenbild die Form eines Kommas.

Der breitere und dichtere Teil des „Kommas", sein Kopf, entspricht der Überlagerung der Schatten von oberer Lungenvene und Truncus interlobaris der Lungenarterie (Abb. 69).

Weiterhin gibt es eine untere Venengruppe, die sich erst unmittelbar vor ihrer Einmündung in den linken Vorhof vereinigt, bestehend aus einer apikalen und zwei basalen Venen (obere und untere). Diese Venen verlaufen senkrecht von oben nach unten und überschneiden die etwas nach außen laufende Unterlappenarterie und ihre Zweige. Sie geben keinen intensiven Schatten, weil sie in einer anderen Ebene, weiter vom Schirm entfernt liegen.

Die Struktur des Röntgenbildes der Lungenwurzel wurde von Fridkin (1963) sorgfältig an Leichen untersucht. Der Autor faßt seine eigenen Untersuchungen und die Angaben in der Literatur zusammen und zeigt, daß man am Bild der Lungenwurzel „Köpfchen, Körper und Schwanz" unterscheiden kann. Danach wird das Köpfchen der rechten Lungenwurzel vom oberen bogenförmigen Abschnitt des unteren Stammes der rechten Lungenarterie (Pars interlobaris) gebildet. Ihr Schatten fließt in Richtung dieses Gefäßes mit dem Schatten des proximalen Abschnitts der Venen zusammen, die von der Lungenspitze und den lateralen Teilen des Lungenfelds kommen. Der mittlere Teil, der Körper der Lungenwurzel, enthält den unteren Stamm der Lungenarterie (Pars interlobaris) und die zentralen Abschnitte der oberen und unteren Lungengefäße. Der Schwanz, der untere Teil des Schattens, vereinigt die unteren Segmentalarterien.

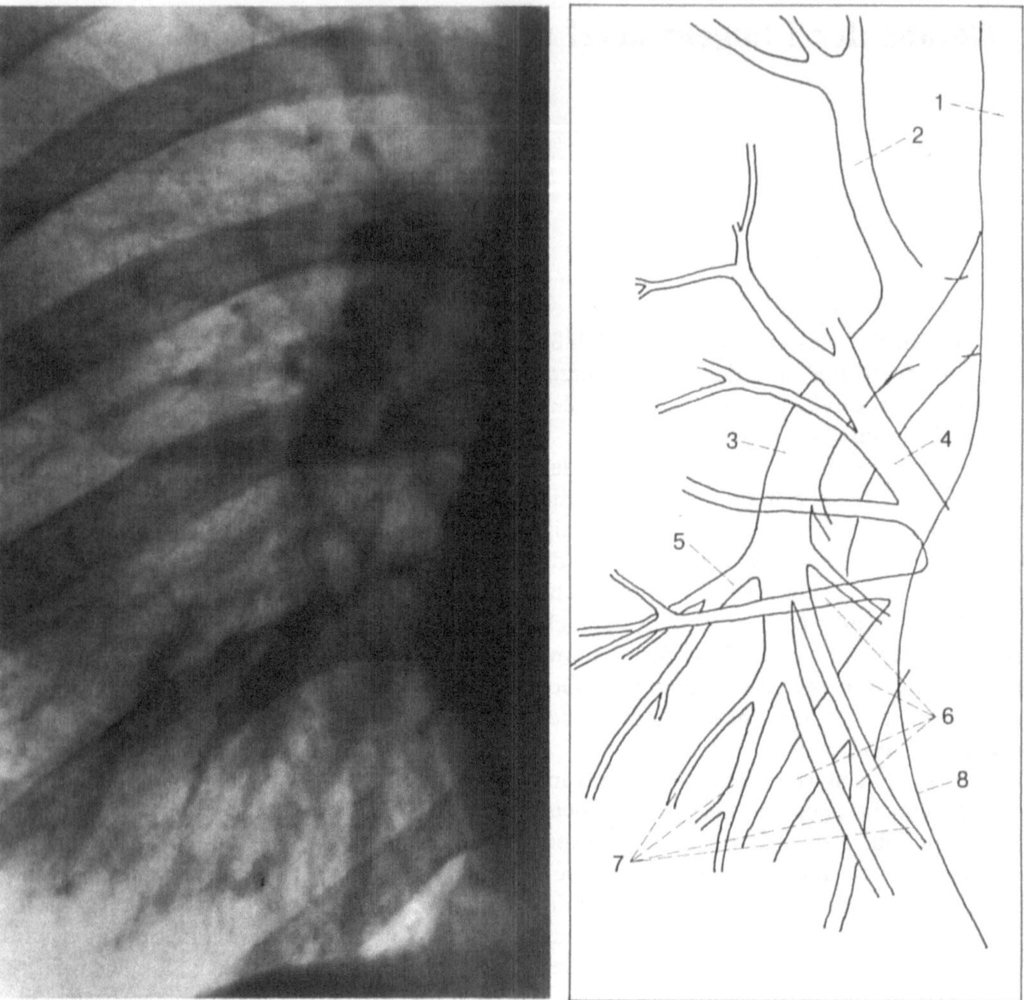

Abb. 68. Röntgenogramm der rechten Lungenwurzel in a.-p.-Projektion. *1* V. cava superior; *2* A. lobi superioris; *3* R. descendens (intermedius) arteriae pulmonalis dextrae; *4* V. lobi superioris; *5* A. lobi medii; *6* Äste der unteren Venengruppe; *7* Aa. segmenti inferioris; *8* Kontur des rechten Vorhofs

Die Längsachse der Lungenwurzel bildet mit der Achse des Thorax einen nach unten offenen Winkel von ungefähr 15° (Abb. 70).

In der seitlichen Projektion sind die Gefäße der rechten Lungenwurzel ebenso schräg gelagert wie in der a.-p.-Projektion, und zwar von oben nach unten und von vorn nach hinten. Die Arterie und ihre Stammäste verlaufen in dieser Richtung und überkreuzen den rechten Hauptbronchus. Beide Venengruppen liegen vor den Arterien. Die Verbindungslinie zwischen diesen Venengruppen liegt dem Schrägverlauf der Arterie parallel, so daß sich die obere Gruppe vor der unteren befindet (Abb. 70b).

In der rechten seitlichen Projektion kann man die Elemente der Wurzel ebenso klar erkennen (Abb. 71).

Die Gefäßelemente der linken Lungenwurzel (in der p.-a.-Projektion) liegen 1,5 cm höher als die der rechten und sind zum großen Teil von der linken Herzkammer bedeckt (Simon

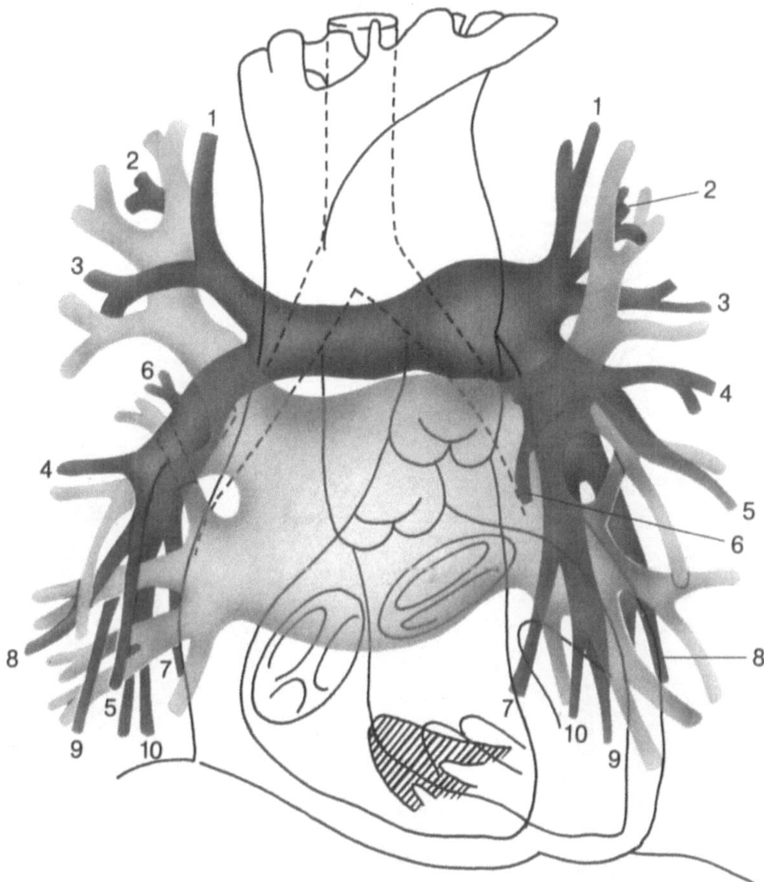

Abb. 69. Blutgefäße der Lunge in der p.-a.-Projektion. Die rechte Lungenwurzel ist vollständig zu übersehen, weil sie von der Herzkontur durch den rechten Hauptbronchus getrennt ist. Mit den Ziffern sind die Segmentalarterien bezeichnet.

Rechte Lunge

Oberlappen
  1 apikales Segment
  2 posteriores Segment
  3 anteriores Segment
Mittellappen
  4 laterales Segment
  5 mediales Segment
Unterlappen
  6 apikales Segment
  7 mediobasales Segment
  8 anterobasales Segment
  9 laterobasales Segment
  10 posterobasales Segment

Linke Lunge

Oberlappen
  1 apikales Segment
  2 posteriores Segment
  3 anteriores Segment
  4 superiores Segment (lingular)
  5 inferiores Segment (lingular)
Unterlappen
  6 apikales Segment
  7 mediobasales (kardiales) Segment-Variabel
  8 anterobasales Segment
  9 laterobasales Segment
  10 posterobasales Segment

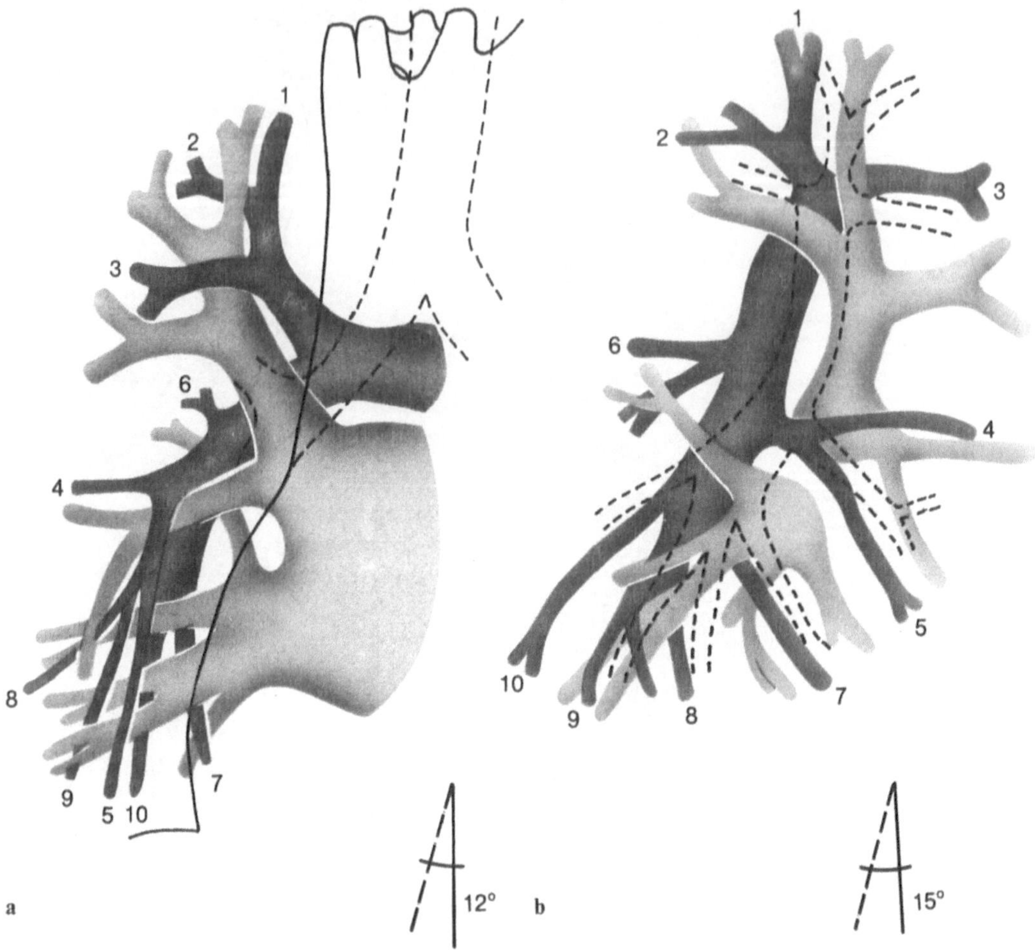

Abb. 70 a,b. Wurzel der rechten Lunge in der p.-a.- (**a**) und in der RAO-Projektion (**b**). *1 — 10* Segmentalarterien. (Bezeichnung s. Abb. 69)

1974). Wegen der geringeren Überstrahlung
stellen sich die Gefäße an der linken Wurzel,
deutlicher dar als rechts (Abb. 72).
In linker Seitenprojektion ist die Struktur der
Gefäßbilder der linken Wurzel ebenso scharf
wiedergegeben wie rechts in entsprechender
Projektion (Abb. 73).
Über die Grenze des Herzschattens tritt nur
ein kleiner Teil der linken Lungenarterien und
der oberen Venengruppe hinaus. Die Verzweigung der linken Lungenarterie in die Oberlap-
penarterien und lingulären Zweige erfolgt
schon im Bereich der eigenen Wurzel im Unterschied zur rechten Seite, wo sich die Lungenarterie auf dem Weg zur Wurzel, d.h. im
Mediastinum aufteilt. Die Beziehung der arteriellen Stämme zu den venösen ist in der linken Wurzel dieselbe wie auf der rechten Seite
(Abb. 74b).
In der seitlichen Projektion läßt die Anordnung der Elemente der linken Wurzel ebenso
wie rechts eine schräge Lage erkennen
(Abb. 74a). Im Unterschied zur rechten Wurzel findet man an der linken keine Durchflech-
tung der Gefäßstämme mit dem Hauptbronchus, sondern einen parallelen Verlauf aller
Strukturen von hinten nach vorn: dorsal der
interlobuläre Zweig der Lungenarterie, davor

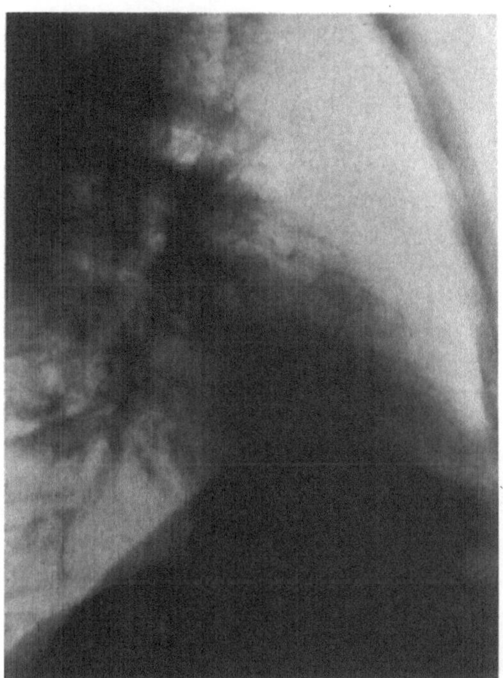
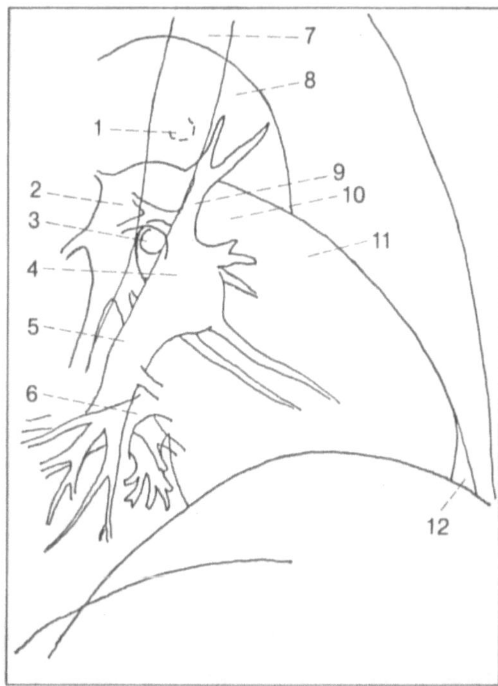

Abb. 71. Rechtslaterale Thoraxaufnahme mit Struktur der Lungenwurzel. *1* rechter Oberlappenbronchus; *2* linke Pulmonalarterie; *3* linker Oberlappenbronchus; *4* rechte Pulmonalarterie; *5* Pars basalis der A. pulmonalis dextra; *6* rechte untere Venengruppe; *7* Trachea; *8* Aortenbogen; *9* Ramus ascendens der A. pulmonalis dextra; *10* Truncus pulmonalis; *11* Austreibungsbahn der rechten Kammer; *12* linker Ventrikel

der Hauptbronchus mit seinen unteren Aufzweigungen, und noch weiter vorn die Venen. Die Elemente der Wurzel können auch auf der Übersichtsröntgenaufnahme identifiziert werden.

Für die Röntgenuntersuchung des Herzens sind mindestens zwei Übersichtsaufnahmen erforderlich, eine p.-a.- und eine linke seitliche Aufnahme. Auf der letzteren sieht man außer dem Herzen selbst auch die Hauptgefäßstämme, die die Lungenwurzel bilden, sehr deutlich. Vergleichende Studien an Röntgenübersichtsaufnahme, Angiogramm und Bronchogramm, die viele Autoren, darunter Vix u. Klatte (1970), angestellt haben, erlauben heute, die Strukturen des Mediastinums und die hineinprojizierten Gefäßelemente der Lunge eindeutig zu identifizieren. Auf der linken seitlichen Röntgenaufnahme dient die Darstellung der Trachea, des Stammbronchus

und des Oberlappenbronchus der ersten Orientierung. Die Trachea verläuft von oben nach unten und etwas von vorn nach hinten bis in eine Ebene gerade unterhalb der oberen Begrenzung des Aortenbogens und erscheint als breiter Aufhellungsstreifen mit parallelen Konturen. Unterhalb ihrer Teilungsstelle überlagern sich Trachea und Hauptbronchus zunehmend, und die Breite des von ihnen gebildeten schmalen Aufhellungsstreifens wird allmählich von oben nach unten enger. Die Hauptbronchen kreuzen in ihrem Verlauf den Schatten der Aorta und der linken Lungenarterie. Aus den Stammbronchen gehen horizontal die Oberlappenbronchen ab, wobei der rechte Oberlappenbronchus immer höher als der linke liegt. Bei dieser Topographie der Abgangsstellen der Oberlappenbronchen sieht man in der Längsachse des Hauptbronchus übereinander zwei runde, klar „leuchtende

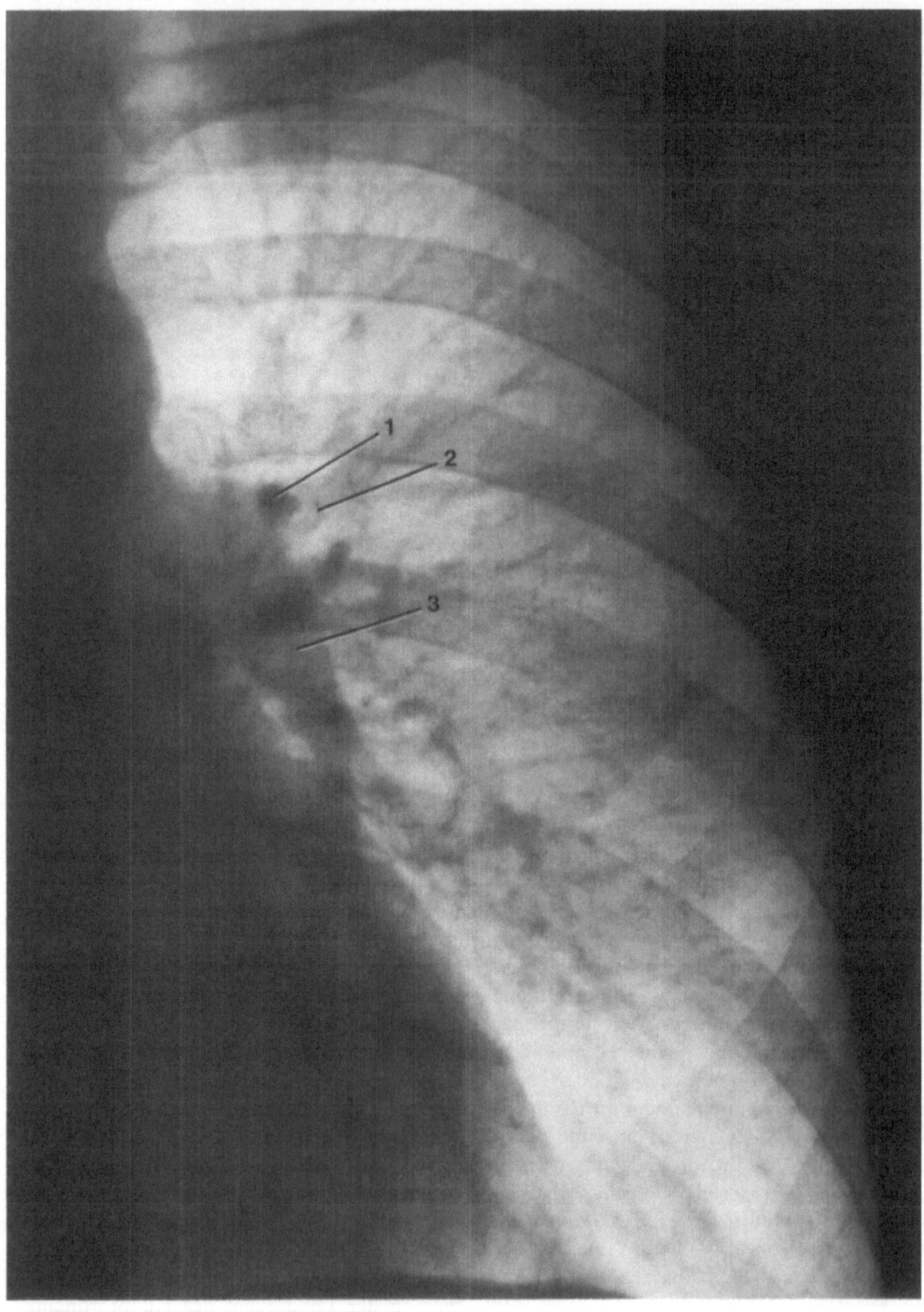

Abb. 72. Linke Lungenwurzel in p. a.-Projektion. *1* 3. Segmentast der linken A. pulmonalis in orthograder Projektion; *2* 3. Segmentbronchus in orthograder Projektion; *3* Unterlappenast der linken A. pulmonalis

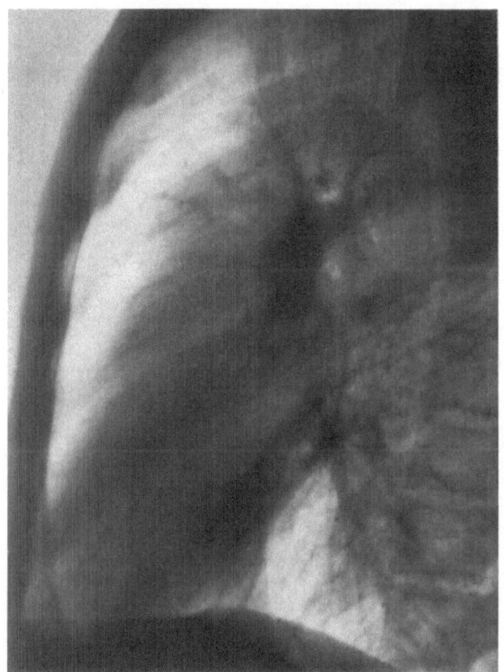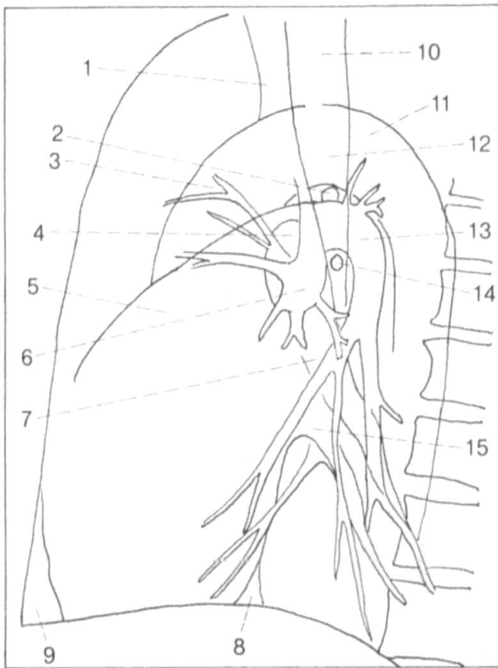

Abb. 73. Linkslaterale Thoraxaufnahme. *1* Gefäßschatten; *2* rechter Oberlappenbronchus; *3* Aorta ascendens; *4* orthograde Projektion der A. pulmonalis dextra; *5* Ausflußbahn des rechten Ventrikels; *6* linke obere Lungenvenengruppe; *7* Pars basalis der A. pulmonalis dextra; *8* V. cava inferior; *9* Fettgewebe; *10* Trachea; *11* Aortenbogen; *12* Stammbronchen; *13* Bogen der linken Lungenarterie; *14* linker Oberlappenbronchus; *15* linke untere Lungenvenengruppe

Fenster". Der rechte Oberlappenbronchus erscheint weiter oben und ist leicht unter dem Bogen der Aorta wiederzufinden, der linke liegt unter dem Bogen der linken Lungenarterie, die ihn von oben und hinten umrahmt (Abb. 73).

Die linke Lungenarterie verläuft über ein kurzes Stück nach hinten unten und teilt sich in kleinere Äste für die mittleren und unteren Lungensegmente. Die rechte Lungenarterie zieht vom Truncus pulmonalis nach rechts hinter die Aorta ascendens und erscheint auf der linken seitlichen Röntgenaufnahme in orthograder Projektion; sie bildet dabei einen ovalen Schatten vor dem hellen Fenster des linken Oberlappenbronchus (Abb. 74a).

Nicht selten sieht man im Schatten des linken Vorhofs und der Zweige der linken Lungenarterie den Stamm des absteigenden Astes der rechten Lungenarterie (früher als „Interme-

diärarterie" bezeichnet). Er ist nach dorsal gebogen und bedeutend stärker als die linke Lungenarterie, deren Zweige er in seinem Verlauf überkreuzt. Auf den ovalen Schatten der orthograd liegenden rechten Lungenarterie, die horizontal über dem linken Vorhof hinter der Aorta ascendens und der Vena cava superior verläuft, legt sich im unteren Abschnitt der Schatten der linken oberen Lungenvenengruppe. Der „venöse Sinus" oder die linke obere Lungenvene grenzt links vorn und unten an den linken Oberlappenbronchus. Die Deutlichkeit dieses Bildes ist unbeständig und die Intensität der Schatten ihrer Teilelemente kann sich in Abhängigkeit von den Atemphasen verändern. Am günstigsten ist diese Anordnung am Ende der tiefen Einatmung zu sehen. Schon bei geringgradiger Vergrößerung des linken Vorhofs oder Erweiterung der Lungenvene erscheinen die linken Bronchen

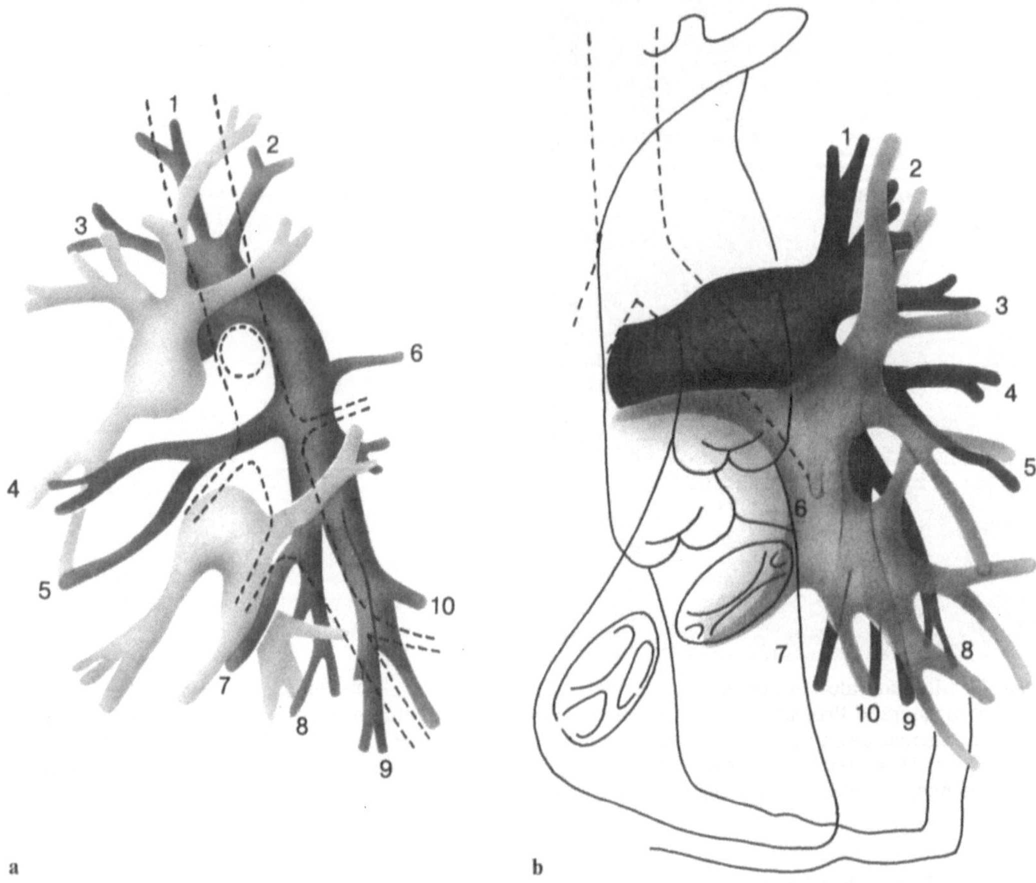

Abb. 74. Graphik der Gefäße der linken Lunge in linker seitlicher (**a**) und p.-a.-Projektion (**b**). *1–10* Segmentalgefäße

nach hinten verlagert (Lane u. Whalen 1969). Die beschriebenen Lagebeziehungen zwischen den Gefäßen und Bronchen in der linken seitlichen Projektion werden im Angiokardiogramm bei Injektion des Kontrastmittels in die rechte Kammer (Dextrogramm) bestätigt (Abb. 75).

Die Schichtaufnahme der Lungenwurzel liefert ein wesentlich klareres Bild.

In der Tomographie werden verschiedene Schichten von einer Dicke von 1 oder 0,5 cm simultan dargestellt.

Bei Schichtung in der Sagittalebene wird die Struktur des Mediastinums in der Ebene des linken Vorhofs und der Lungenarterien wiedergegeben (Abb. 76a).

Der Vergleich der Tomogramme zeigt, wie sich auf dem seitlichen Röntgenbild die Organe der Brusthöhle, die Bronchen und die Lungenarterien formieren (Abb. 76b), so daß man sie fast als anatomische Schnitte am lebenden Menschen bezeichnen kann.

Die von uns empfohlene Technik einer „Einschichttomographie" mit leichter Modifikation ist praktisch, rationell und reduziert die Strahlenbelastung des Patienten. Dabei nimmt man einen kleinen Neigungswinkel von etwa 10–15°. Auf diese Weise kann man eine Schicht untersuchen, die gerade so dick ist, daß sich alle Hauptelemente der Wurzel in ihr befinden.

Unbedingt ist darauf zu achten, daß alle Ele-

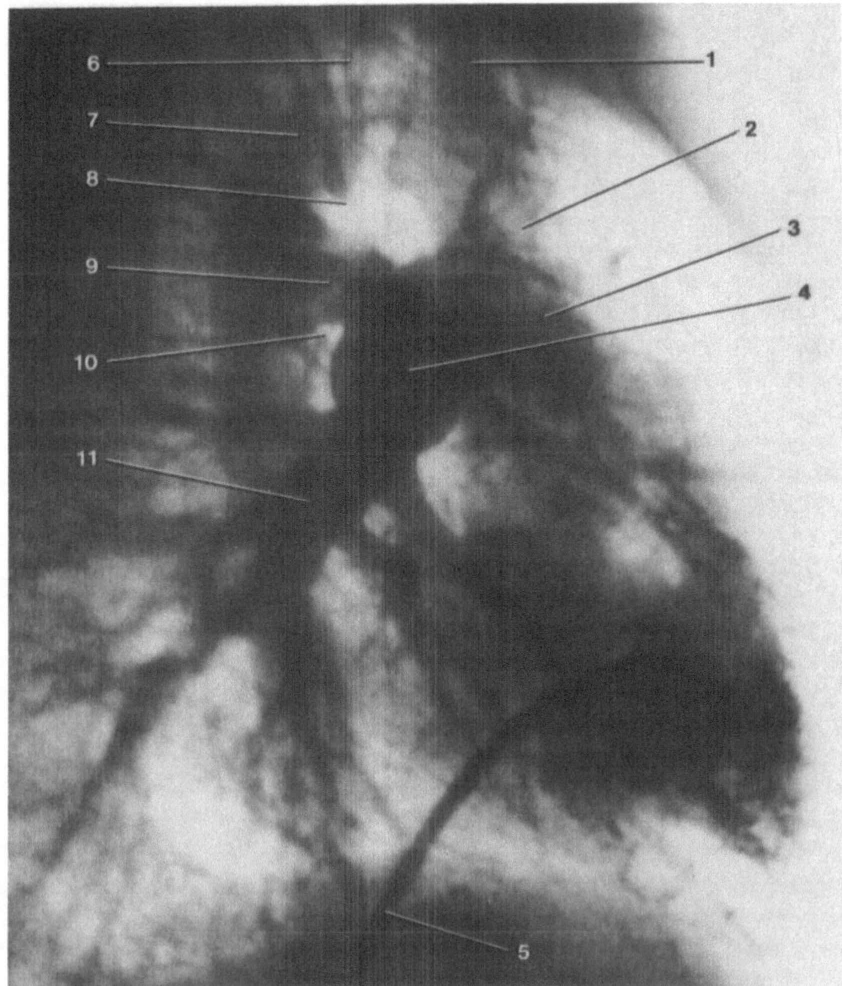

Abb. 75. Angiokardiogramm in rechter Seitenlage. *1* Gefäßschatten; *2* Aorta ascendens; *3* Truncus pulmonalis; *4* rechte Pulmonalarterie; *5* Katheter; *6* Trachea; *7* Aortenbogen; *8* rechter Oberlappenbronchus; *9* linke Pulmonalarterie; *10* linker Oberlappenbronchus; *11* Pars basalis der A. pulmonalis dextra

mente der Wurzel optimal in der Schichtebene liegen. Der Film muß so orientiert werden, daß er parallel zur Ebene der Wurzelgefäße liegt.

Diese Ebene läßt sich leicht auf der Übersichtsröntgenaufnahme festlegen (p.-a. und seitlich). Einfach und noch genauer ist der Neigungswinkel der Kassette zu bestimmen, wenn man durchsichtige Schablonen mit Winkelkoordinaten benutzt (Tereschtschenko 1974, zit. nach Tichonow et al. 1974).

Dazu legt man die Schablone so auf die p.-a.-Aufnahme, daß das Zentrum des Kreises mit der Abgangsstelle des Oberlappenbronchus zur Deckung gebracht wird (Abb. 77a).

Der vertikale Durchmesser des Kreises verläuft der Linie der Dornfortsätze parallel. Auf der seitlichen Röntgenaufnahme wird das Zentrum des Kreises ebenso auf die Lichtung des Oberlappenbronchus fixiert. Der horizontale Kreisdurchmesser verläuft dann rechtwinklig zur Vorderfläche der Körper des 5. und 6. Brustwirbels (Abb. 77b).

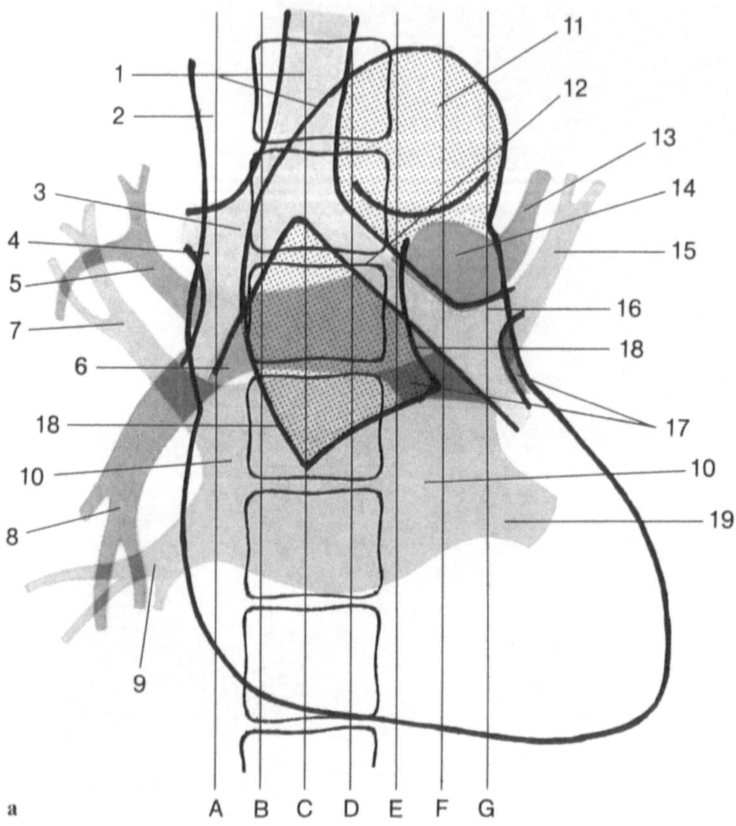

Abb. 76. a Topographie der Hauptgefäße. *1* Trachea; *2* V. cava superior; *3* rechter Hauptbronchus; *4* rechter Oberlappenbronchus; *5* Ramus ascendens der A. pulmonalis dextra; *6* A. pulmonalis dextra; *7* V. pulmonalis superior dextra; *8* A. pulmonalis dextra, pars descendens; *9* V. pulmonalis inferior dextra; *10* linker Vorhof; *11* Arcus aortae; *12* linker Stammbronchus; *13* linke Oberlappenarterie; *14* orthograder Schatten der linken Lungenarterie; *15* V. pulmonalis superior sinistra; *16* linker Oberlappenbronchus; *17* Truncus pulmonalis; *18* Bulbus aortae; *19* V. pulmonalis inferior sinistra. (*A — G* Ebenen der Tomogramme; s. Abb. 76b). **b** 7 simultane Tomogramme (A — G). *1* rechte Lungenarterie; *2* Stammbronchus; *3* linke Lungenarterie; *4* Oberlappenbronchus; *5* Unterlappenbronchus

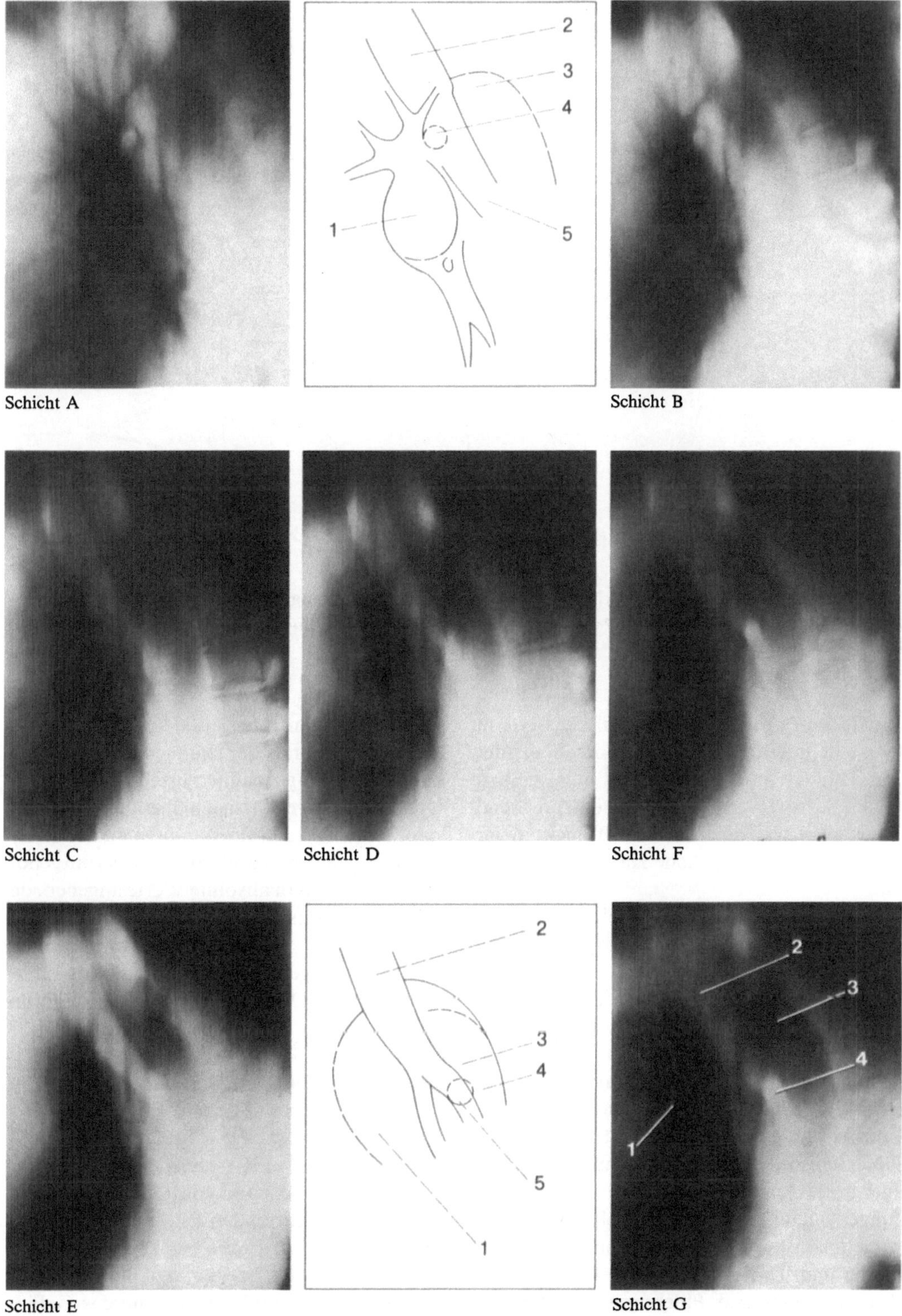

Schicht A

Schicht B

Schicht C

Schicht D

Schicht F

Schicht E

b

Schicht G

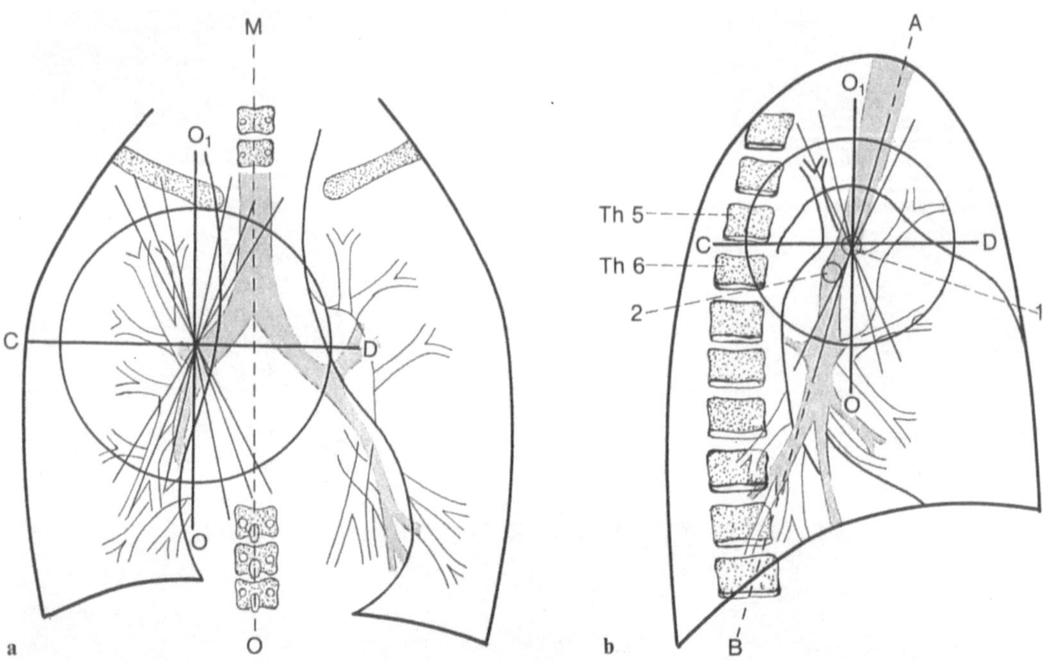

Abb. 77. Schablonen mit rechtwinkligen Koordinaten zur Bestimmung der Kassettenwinkel bei Tomogrammen der Lungenwurzel in der p.-a. (**a**) und seitlichen (**b**) Röntgenfernaufnahme; *1* rechter Oberlappenbronchus; *2* linker Oberlappenbronchus

Wir finden es rationeller, die Filmkassette in den so definierten Winkel zu fixieren, als der Empfehlung von Kovats u. Zsebök (1958) zu folgen, den Patientenkörper entsprechend einzustellen, weil die Patienten oft nicht in der Lage sind, die vorgegebene Haltung einzuhalten.

Um die erforderlichen röntgenologischen Daten zu erhalten, muß die Tomographie in 2 aufeinander rechtwinklig stehenden Projektionsebenen durchgeführt werden: p.-a. und seitlich. Normalerweise beträgt der Neigungswinkel der Filmkassette beim sagittalen Strahlengang 15° und bei frontalem Strahlengang 12° (75–85 kV, 50 m A, 100 cm Fokus-Film-Abstand, Belichtungszeit 0,4–0,6 s).

Diese Schichttechnik erlaubt, auf einem Film eine große Anzahl der Strukturelemente der Lungenwurzel darzustellen (Abb. 78a–b).

Manchmal ist es notwendig, Röntgenfernaufnahme und Tomogramm dem Angiogramm (Arteriogramm und Phlebogramm) der Ge-

fäße des kleinen Kreislaufs, die das morphologische Substrat der Lungenwurzel bilden (Abb. 78–82), gegenüberzustellen.

Um quantitative Aussagen über den Gefäßzustand machen zu können, muß man die Querschnitte messen. Auf dem Teleröntgenogramm kann man absolute Werte angeben, da die Projektionsvergrößerung vernachlässigt werden kann. Normalerweise ist auf dem p.-a.-Teleröntgenogramm (2 m Fokus-Film-Abstand) der Querschnitt der Interlobärarterie der rechten Wurzel nicht größer als 9–13 mm (Thurn 1954; Schwedel et al. 1957). Überschreitet der Durchmesser jedoch 15 mm, ist dies ein sicheres Zeichen für pulmonalen Hochdruck.

Schermuly et al. (1969) haben nach Fernröntgenbildern im Abstand von 150 cm (p.-a. und seitliche Projektion) den mittleren Durchmesser von Interlobärarterie und Bronchen des 3. Segments in den breiten Aufhellungszonen zwischen Pleura und dem Beginn des Gefäß-

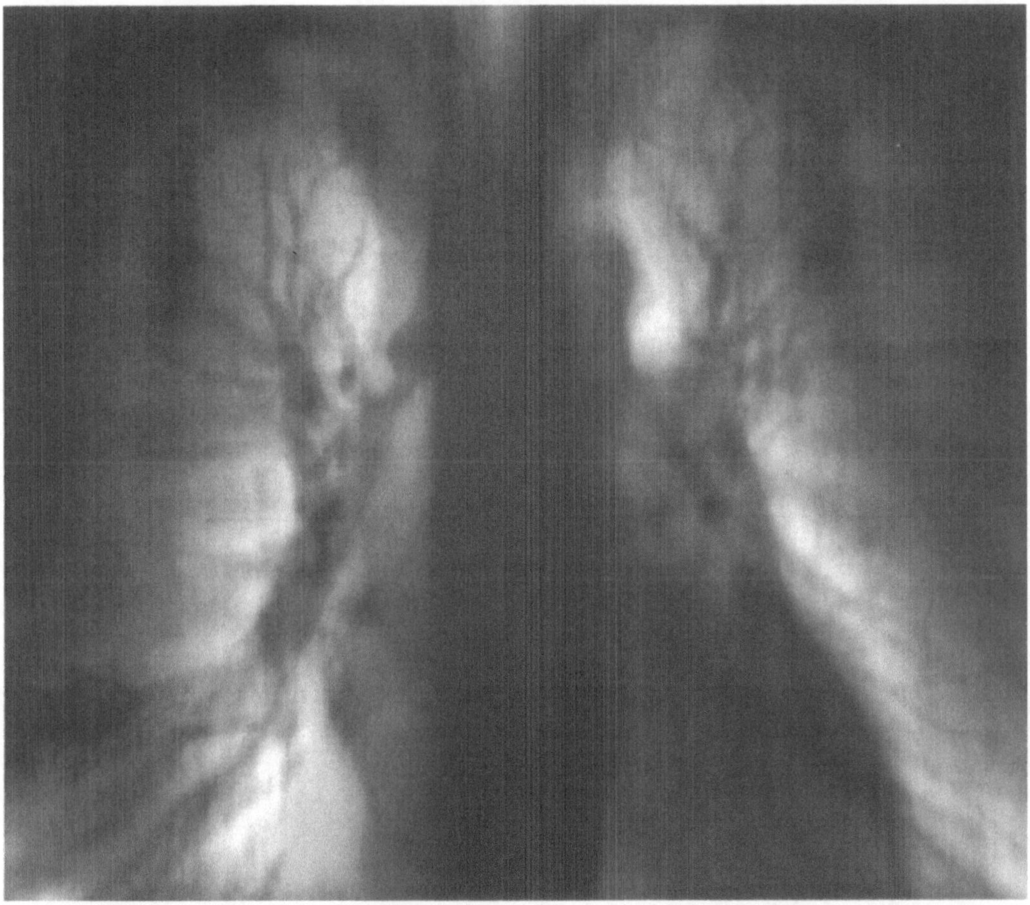

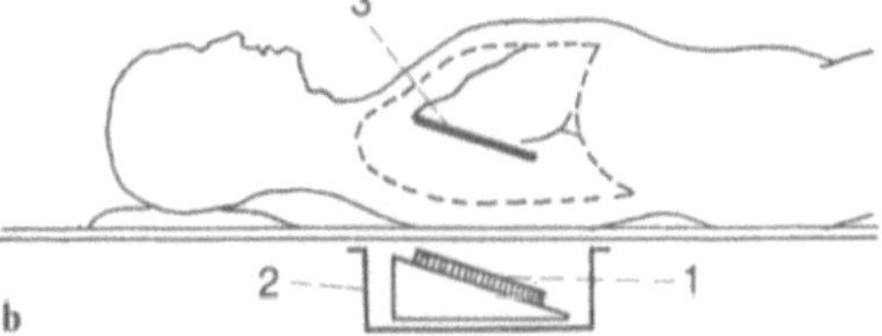

a

schattens in der Lungenperipherie, dem Sinus phrenicocostalis (Recessus costodiaphragmaticus), angegeben. Diese Werte wurden für verschiedene Altersstufen bestimmt. Im Alter von 15–30 Jahren wird der mittlere Durchmesser der rechten Interlobärarterie mit 11,24 mm angegeben; im Alter von 50–70 Jahren mit 12,17 mm.

Die Arterie und der Bronchus des 3. Segments, die sich im Röntgenbild in orthograder Projektion darstellen, befinden sich in der Nähe des „Köpfchens" der Wurzel, etwas oberhalb und lateral davon. Der Querschnitt der Segmentalarterie hat einen nahezu runden Schatten und liegt in beiden Projektionen der Wurzel näher als der gleichnamige Bronchus. Der segmentale Bronchus erscheint als Ring.

Abb. 78 a,b. Tomogramm der Lunge in der Ebene der Wurzel. **a** Tomogramm (Neigungswinkel 15°), auf welchem die gesamte Grundstruktur der Wurzelelemente (Arterien *und* Venen) gleichzeitig klar sichtbar ist; **b** Position der Kassette (*1*) im Container (*2*) parallel zur Ebene der Lungengefäßwurzel (*3*)

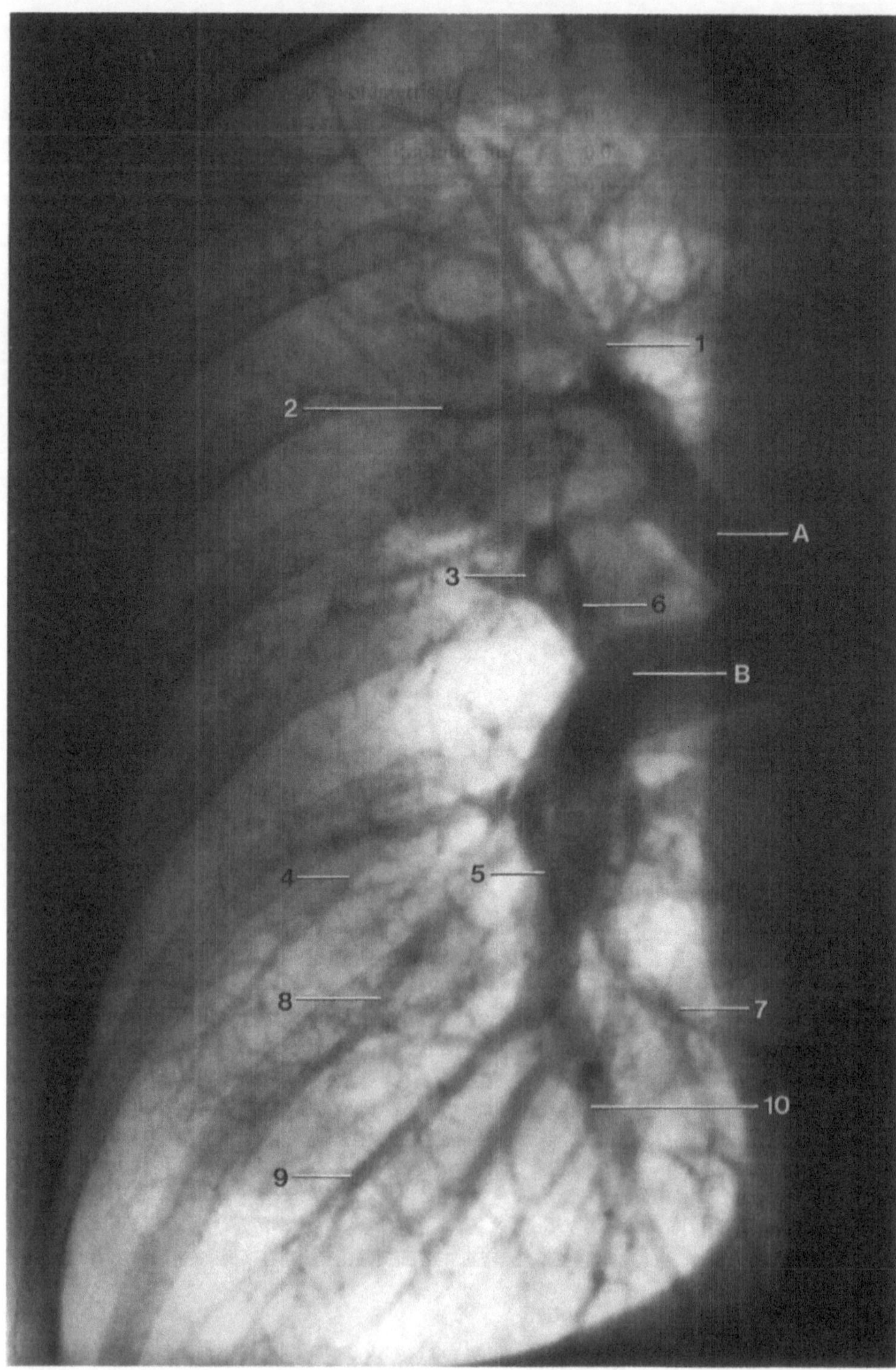

Abb. 79. Arteriogramm der rechten Lunge in der p.-a.-Projektion. *A* R. ascendens; *B* Pars basalis; *Ziffern* geben die Segmente an

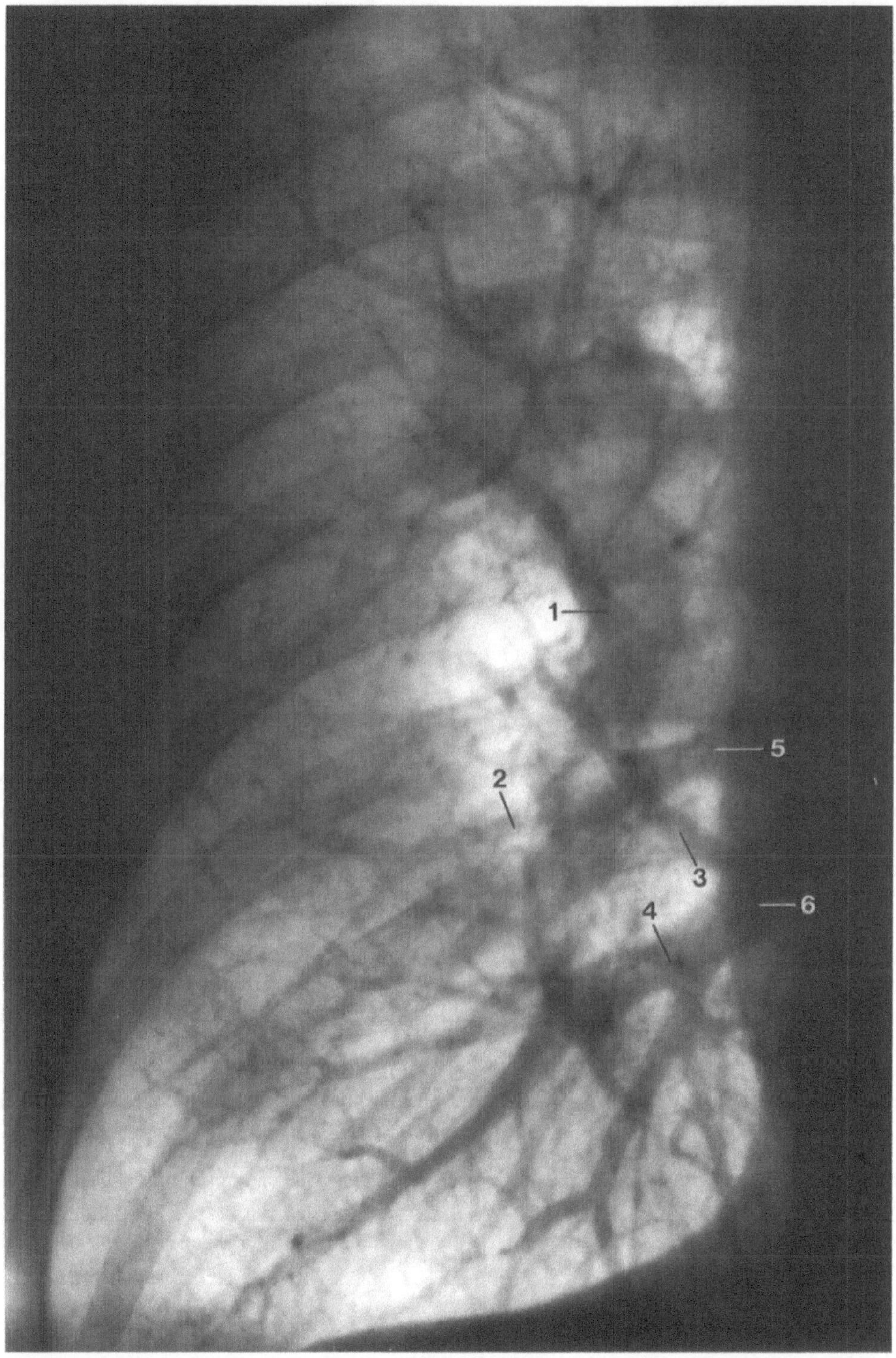

Abb. 80. Venogramm derselben Lunge wie Abb. 79. *1* Oberlappenvene; *2* Mittellappenvene (Rr. lobi medii);
3 R. apicalis superior (Ast vom Spitzensegment des Unterlappens); *4* V. pulmonalis inferior dextra;
5 V. pulmonalis superior dextra; *6* untere Venengruppe

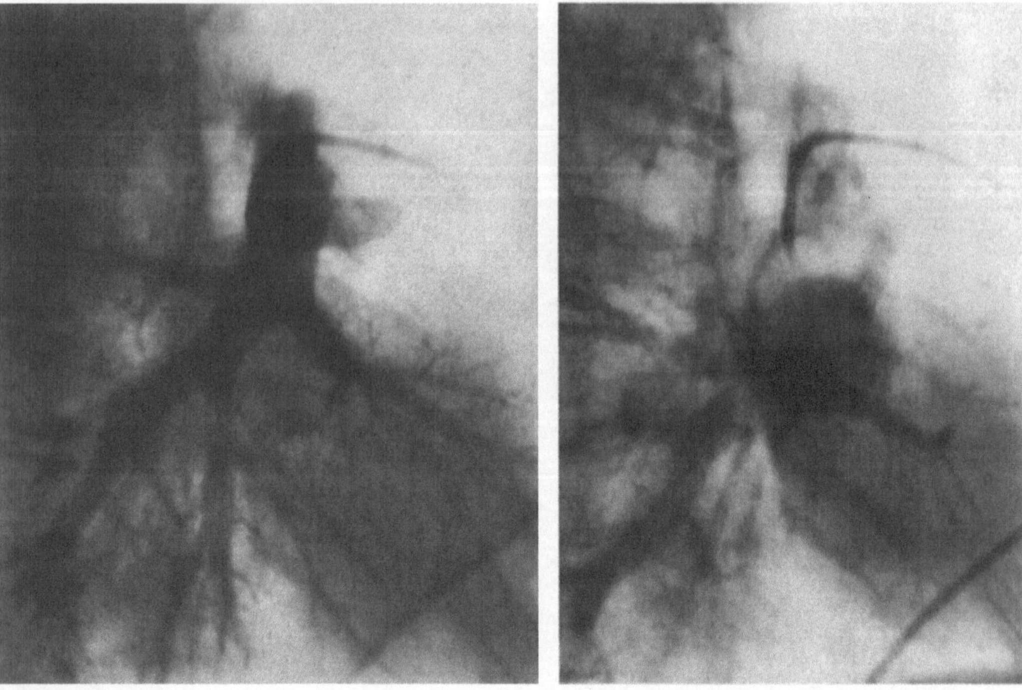

b

Abb. 81. Arteriogramm (a) und Venogramm (b) der rechten Lungenwurzel in der RAO-Projektion

Die Durchmesser von Arterien und Bronchen sind identisch (s. auch Abb. 58). Im Alter von 15–30 Jahren beträgt der Arteriendurchmesser rechts 3,95 mm, links 4,0 mm; im Alter von 50–70 Jahren ist der Durchmesser rechts 4,29 mm und links 4,5 mm. Der Abstand zwischen Pleura und den sichtbaren Gefäßstrukturen der Lunge beträgt im Alter von 15–30 Jahren 8,23 mm und im Alter von 50–70 Jahren 10,8 ± 0,33 mm. Diese Daten wurden am stehenden Patienten gewonnen. Man nimmt i. allg. an, daß zwischen der Weite der Lungenarterien und dem intraarteriellen Druck keine strenge Abhängigkeit existiert. Trotz-

dem scheint nach den Angaben von Richter (1963) eine statistisch gesicherte Relation zwischen diesen Daten zu bestehen. Er hatte seine Befunde durch Druckmessung in der Lungenarterie und Messung der Weite ihrer linken Zweige im vertikalen Tomogramm (Fokusabstand 110 cm) eines Patienten mit Mitralstenose erhalten (Tabelle 2).
Weiter peripher begleiten die Arterien die Bronchen. Die intersegmentalen Venen verlaufen aber meistens an der Grenze zwischen zwei Arterienbezirken (Stecken 1964).
Die für die Untersuchung der Lungenwurzel aussagekräftigste Schicht liegt in der Ebene

Tabelle 2. Relation zwischen der Größe des systolischen Drucks in der Lungenarterie und der Weite ihrer linken Äste im vertikalen Tomogramm. (Nach Richter 1963)

Systolischer Druck in der Lungenarterie [mm Hg]	Mittlerer Durchmesser der linken Äste der Lungenarterie [mm]
0–30	21 ± 3
31–60	25 ± 5
61–90	29 ± 6
> 90	32 ± 4

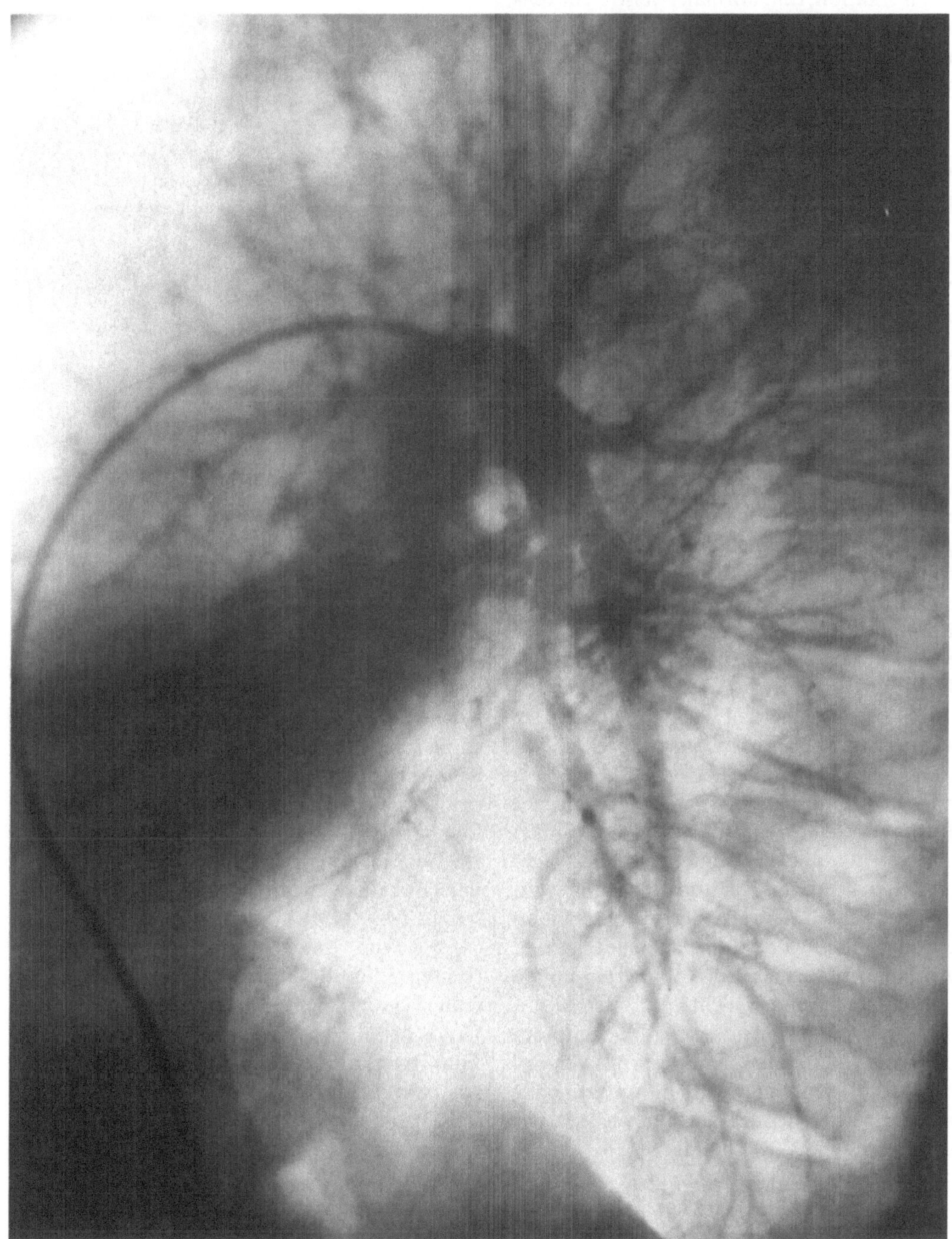

Abb. 82. Arteriogramm der linken Lunge in der LAO-Projektion

der Bifurkation, d.h. normalerweise 2 cm ventral der Mitte im Sagittaldurchmesser des Brustkorbs. Trotzdem ist bei Kranken mit unterschiedlichen Herzfehlern diese Berechnung nicht exakt. Die Ebene sollte am besten in der seitlichen Fernröntgenaufnahme festgelegt werden.

In der Bifurkationsebene erkennt man im Tomogramm sehr deutlich den Querschnitt der Lungenarterie, die über dem linken Hauptbronchus liegt. In der rechten Wurzel sieht man die Interlobärarterie (R. medius arteriae pulmonalis), sie wird vom Herzschatten und dem gleichnamigen Bronchus abgegrenzt. Über dem rechten Hauptbronchus liegt der Querschnitt der V. azygos. Diese Gefäße kann man messen und ihre Durchmesser als objektive Angaben zur Beurteilung der Kreislaufverhältnisse in der Lunge verwenden.

Am besten erscheint die Methode nach Wojtowicz (1964). Dabei werden bei der Durchmesserbestimmung der verschiedenen Lungenarterienäste nicht die absoluten, sondern die relativen Größen berücksichtigt. Man findet eine Relation der Durchmesser der Arterienzweige zur lichten Weite der gleichnamigen Bronchen: arteriobronchialer Index (Abb. 83).

Auf dem Tomogramm ist in der Ebene der Bifurkation eine Vergrößerung des linken Vorhofs gut von dem oben und rechts gelegenen Teil des übrigen Herzschattens abgesetzt. Bei einer echten Mitralstenose bemerkt man besonders deutlich den Intensitätsunterschied zwischen dem Schatten des dilatierten linken Vorhofs und dem der nicht vergrößerten linken Kammer, der viel intensiver ist (Symptom der Schattendifferenz). Ein vergrößerter linker Vorhof verdrängt den Hauptbronchus und vergrößert den Bifurkationswinkel der normalerweise 80–85° beträgt.

Auf einem solchen Tomogramm ist der Schatten des horizontalen Teils der V. azygos zu erkennen. Der Schatten ihres Querschnitts

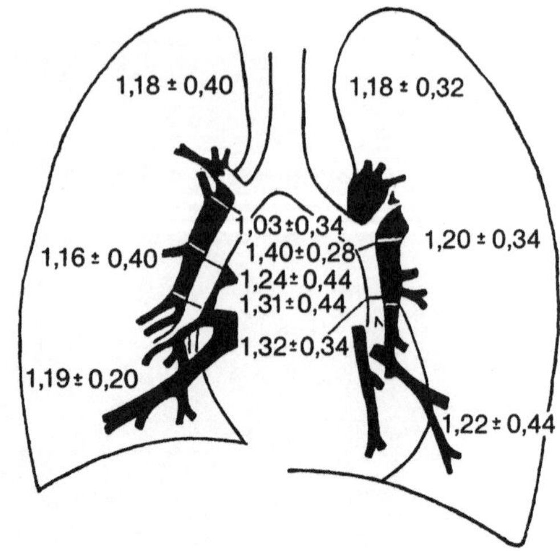

Abb. 83. Schema zur Bestimmung des arteriobronchialen Indexes. (Nach Wojtowicz 1964)

liegt im rechten Tracheobronchialwinkel. Seine Form kann verschieden sein, meistens ist er oval. Zwerchfellbewegungen, aber auch eine Längsdehnung der Venen, können eine deutliche Formveränderung dieses Schattens bewirken. So vermindert ein Zwerchfellhochstand die Zugspannung der Vene und ihr Schnitt bekommt die Form eines längsgezogenen Ovals oder eine polyzyklische Gestalt infolge Schleifenbildung.

Im Gegensatz dazu verstärkt der Zwerchfelltiefstand die Venenspannung und ihr Querschnitt wird kreisförmig. Dagegen ändert sich die Weite im rechten Winkel zum Verlauf des rechten Hauptbronchuus durch die Zwerchfellbewegung nicht sondern wird nur vom Grad der Blutfüllung bestimmt. Auf dem Tomogramm kann man die Breite der V. azygos bestimmen (Abb. 84).

Im Sitzen und Stehen beträgt diese 6,6 ± 1,5 mm und im Liegen 15,9 ± 2,2 mm (Swart 1959). Die mittlere Differenz dieser Größen bei ein und derselben Person beträgt 1,9 mm. Nach Angaben von Milne et al. (1984).

Abb. 84. V. azygos (*1*) und die Bestimmung ihres Durchmessers auf dem a.-p.-Tomogramm in der Ebene der Bifurkation im Stehen (**a**) und Liegen (**b**). Die Vergrößerung des Venendurchmessers im Liegen ist deutlich (→ ←)

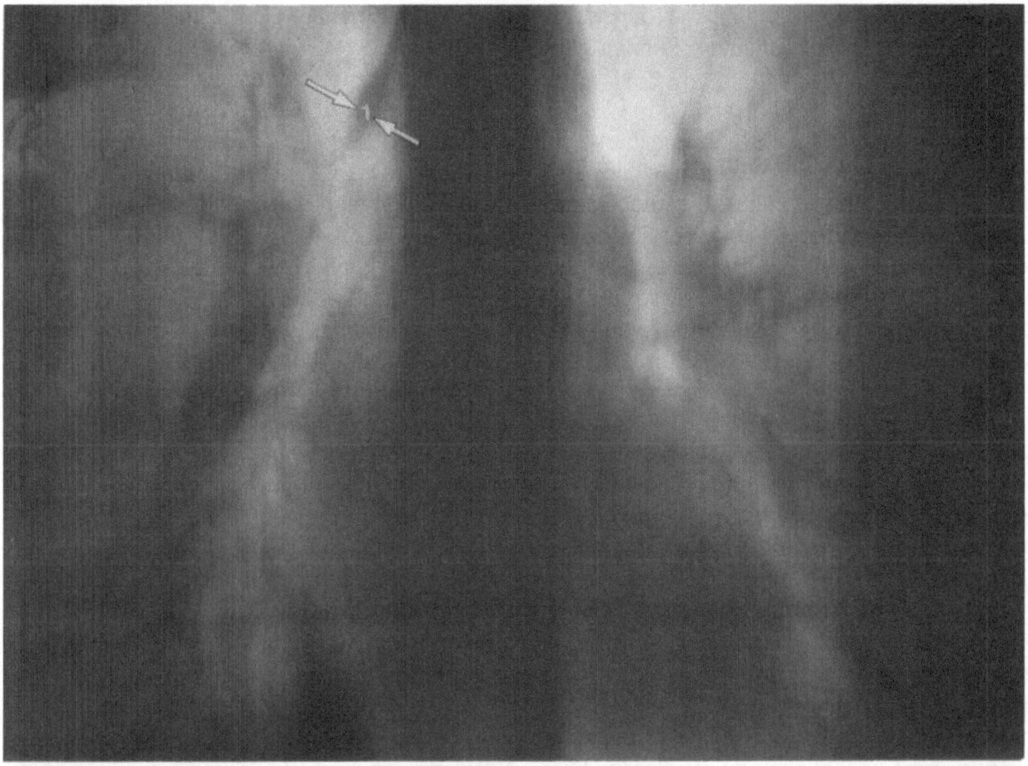

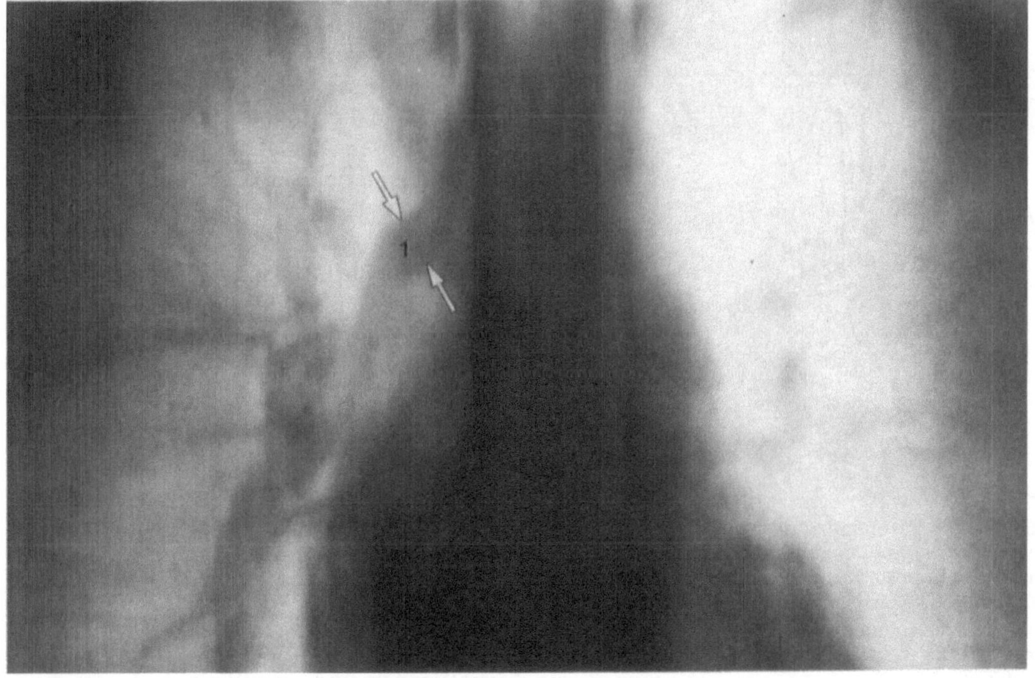

Abb. 84 a,b

beeinflußt eine Veränderung der Körperlage die Weite der V. azygos in einem Bereich von 44–200%.

Eine Zunahme des Durchmessers der V. azygos beobachtet man bei Erhöhung ihres Innendrucks, aber auch als Folge einer Vermehrung des Durchflusses. Dieses Zeichen kann man bei Rechtsherzinsuffizienz und Trikuspidalinsuffizienz finden. Die Vergrößerung der Lichtung der V. azygos beobachtet man aber auch in Fällen von Linksherzinsuffizienz, wenn eine Stauung im linken Vorhof zu einer Druckerhöhung in der Lungenvene führt. Aus ihr erfolgt dann der Abfluß über Kollateralbahnen in die Bronchialvenen und aus diesen über mediastinale Venen in den Bereich der V. azygos (Bogatina 1964; Fleischner et al. 1952). Die Lichtung der V. azygos kann auch als Folge einer portalen Hypertension vergrößert sein, wenn das Blut nicht direkt sondern retrograd über die Ösophagusvenen in die Leber gelangt.

Für eine exakte Analyse der Hämodynamik im kleinen Kreislauf ist es sehr wichtig, den Zustand der Lungenvenen zu studieren. Die Oberlappenvenen sind gut in der Bifurka-

tionsebene zu sehen. Gen u. Frik (1964) stellten fest, daß im Liegen die Oberlappenvenen im Fernröntgenbild und im Tomogramm viel deutlicher erkennbar sind als im Stehen. Abgesehen von der sog. 2. Barriere spielen auch die Lungenvenen eine regulierende Rolle in der Hämodynamik der Mitralfehler. In schweren Fällen von Mitralstenose sind die Oberlappenvenen vergrößert, aber die Venen des Unterlappens verengt. Die Verengung der Unterlappenvenen, die selbst einen größeren hydrostatischen Druck haben, schützt den unteren Lungenabschnitt vor dem Ödem (Lavender et al. 1962). Bei leichteren Fällen können die Oberlappenvenen vergrößert, die Unterlappenvenen unverändert sein.

Zur Bewertung des Venenzustands wurde vorgeschlagen, nach dem Tomogramm den venösen Index zu bestimmen, d.h. die Summe der Venendurchmesser im rechten Oberlappen im Verhältnis zu der im Unterlappen (Abb. 85).

In der Norm ist dieser Index kleiner als 1, weil bei gesunden Menschen die unteren Venen etwas breiter sind als die oberen (Lavender et al. 1962). Auf dem Tomogramm wird der Durchmesser der V. apicalis (1) in der Höhe des Abgangs des Oberlappenbronchus und der Durchmesser der posterioren Oberlappenvene (3) in der Höhe des Abgangs des vorderen Astes der Oberlappenarterie gemessen. Von den Unterlappenvenen kann man den Durchmesser der oberen basalen Vene (5) und der unteren basalen Vene (6) 1 cm vor der Mündungsstelle in den linken Vorhof sehr gut messen. Der venöse Index drückt sich in der Beziehung $1+3/5+6$ aus. Diese detaillierte Untersuchung der Venen ermöglicht eine frühe Diagnostik der Mitralstenose, denn die Erweiterung der Oberlappenvenen spricht für eine Überfüllung des linken Vorhofs (Lavender et al. 1962). Mit Hilfe der Tomographie der Gefäße des kleinen Kreislaufs kann man ein sehr differenziertes Bild von den Arterien und Venen bekommen und damit die Frage nach dem Typ der Herzstauung entscheiden, z.B. bei der Differentialdiagnostik zwischen Mitralstenose und -insuffizienz. Es ist be-

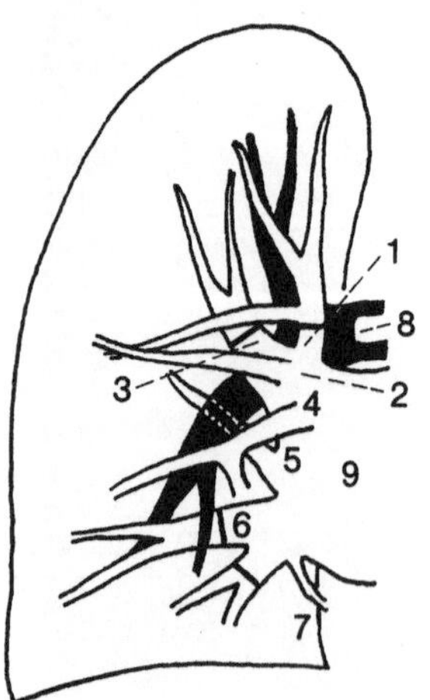

Abb. 85. Die Bestimmung des venösen Index. *1* R. apicalis der V. pulmonalis superior dextra; *2* R. anterior; *3* R. posterior; *4* Rr. lobi medii; *5* R. apicalis (Ast vom Spitzensegment des Unterlappens); *6* V. basalis communis; *7* Pars infrasegmentalis; *8* rechte Lungenarterie; *9* linker Vorhof. (Nach Lavender et al. 1962)

kannt, daß bei Stenose meist eine zentrale arterielle und bei Insuffizienz eine venöse Stauung auftritt (Rabkin 1967).

Einige Röntgenologen glauben, daß die seitlichen Tomogramme ein klareres Bild von den Gefäßen des kleinen Kreislaufs liefern als die in p.-a-Projektion (Dulfano u. Rienzo 1962). Auf dem seitlichen Tomogramm sieht man sowohl je einen Hauptstamm beider venöser Gruppen (Hilusoval) wie auch den Zusammenfluß aus ihren intersegmentalen Venen. Normalerweise haben im Gegensatz zum großen Kreislauf die Venen in der Lunge einen kleineren Durchmesser als die Arterien. Beim Auftreten einer Stauung jedoch sind die Venen bedeutend weiter als die entsprechenden Arterienzweige. Im linken seitlichen Tomogramm sind die Lungenarterien und ihre Lagebeziehung zum Hauptbronchus und der Aorta gut zu differenzieren. Bei deutlicher Erweiterung schwindet der helle Zwischenraum zwischen der Lungenarterie und der Aorta (Bloschtschizyn 1964). Die Weite der linken Lungenarterie ist gut im linken seitlichen Tomogramm meßbar. Außerdem überblickt man auf dem Tomogramm in dieser Projektion den Truncus pulmonalis in seiner ganzen Ausdehnung. Das Ausmaß der Erweiterung der Basis des Truncus und der großen Äste der Lungenarterie ist ein Maßstab für den pulmonalen Hochdruck. Für gewöhnlich beurteilt man den Zustand der Lungenarterie am Hervortreten des Lungenbogens (zweiter linker Herzbogen). In den meisten Fällen wird der Lungenbogen ausschließlich vom Truncus pulmonalis gebildet. Aber es finden sich auch Varianten, wobei der Truncus pulmonalis mehr medial gelegen ist und dann der Lungenbogen vom Schatten der linken Lungenarterie gebildet wird. (Dotter u. Steinberg 1953). Manchmal jedoch kann trotz deutlicher Erweiterung des Truncus das Heraustreten des Lungenbogens auf dem vorderen Tomogramm fehlen. In manchen Fällen (bei Störungen der Hämodynamik im kleinen Kreislauf) kann man eine Erweiterung des Truncus pulmonalis auch ohne Vergrößerung des Durchmessers der Lungenarterie erkennen.

Aus diesem Grunde ist es für eine genaue Untersuchung des Truncus pulmonalis notwendig, auch ein seitliches Tomogramm anzufertigen. Simon (1979) zeigt, daß eine Erhöhung des Drucks im arteriellen Schenkel des kleinen Kreislaufs von einer Verbreiterung des Durchmessers der Leitgefäße begleitet ist, weil die Muskulatur in der Media relativ schwach ausgebildet ist und einer Erweiterung durch Druckerhöhung leicht nachgibt. Deshalb sollte in den Frühstadien einer Symptomathik von pulmonalem Hochdruck nach einer Erweiterung des Truncus pulmonalis gefahndet werden, da sie von einem Hervortreten des Lungensegments in der Herzgefäßsilhouette begleitet ist.

Das Ausmaß einer solchen Vorwölbung des Pulmonalbogens läßt sich objektivieren, indem man den Abstand ihres Scheitelpunkts zur Sehne des Lungensegments mißt. Bis zu 4 mm entspricht Stufe 1, 4–9 mm der Stufe 2 und über 9 mm der Stufe 3.

Bei beginnender Lungenarterienhypertension kann man evtl. nur eine Wölbung des Lungensegments ohne Erweiterung der Lungenarterie feststellen. Ihre Erweiterung kann sich später anschließen. So erscheinen die Gefäße des kleinen Kreislaufs, besonders das System der Lungenvenen als empfindliche Indikatoren für die kontraktilen Leistungen des Kammermyokards. Das Studium des Zustands der Lungenvenen ist bei Symptomen der Linksinsuffizienz sehr wichtig. Die Dilatation der Kammer erscheint viel später als die venöse Stauung, die als Zeichen der Schwäche dieses Herzabschnitts zu deuten ist. Sogar bei schwerem Myokardinfarkt kann die Vergrößerung der linken Kammer ausbleiben (Stein et al. 1974). Ähnliche Fälle sind bei ischämischer Erkrankung des Herzens nicht selten, deshalb sollte die Diagnostik solcher pathologischen Zustände *nicht* mit der Bestimmung der Herzmaße beginnen; sondern mit der Untersuchung und Beurteilung der Lungenvenen im normalen p.-a.-Röntgenbild, auf dem man nicht nur pathologische Blutverteilungen sondern auch verschiedene Formen des Lungenödems erkennen kann.

5 Einfluß der Atmung auf die Herzarbeit. Funktionelle Probe nach Valsalva/Weber

Für das Studium des Funktionszustands des Herzens ist es wichtig, seine Reaktion auf Veränderungen der Kreislaufbedingungen zu testen. Solche veränderten Bedingungen können künstlich dadurch geschaffen werden, daß der Blutzufluß zum Herzen vergrößert oder vermindert wird, z.B. mit Hilfe der bekannten, aber heute zu wenig angewandten Funktionsprobe nach Valsalva/Weber (Valsalva-Probe, -Versuch, -Effekt, -Manöver). Ihr physiologischer Mechanismus und ihre klinische Bedeutung werden im folgenden erörtert.

Wir wollen kurz bei der Entstehungsgeschichte der Valsalva-Probe verweilen.

Im Jahre 1704 empfahl Valsalva zur Prüfung der Unversehrtheit des Trommelfells, den Patienten einen tiefen Atemzug machen und bei festem Schluß von Mund und Choane (Nase) versuchen zu lassen, unter Anstrengung die Luft herauszupressen. Wenn das Trommelfell verletzt ist, muß dann aus dem Mittelohr Luft entweichen. Dabei beobachtete Valsalva, daß im Augenblick des Pressens die Venen von Kopf und Hals stark gestaut werden. Später haben verschiedene Physiologen und Kliniker bei Versuchen oder bei der klinischen Beobachtung von Patienten bemerkt, daß sich, wenn man auf diese Weise die Atmung anhält, die Pulscharakteristik verändert. So hat Emmerich im Jahre 1802 (zit. bei Weber 1851) im Selbstversuch festgestellt, daß es bei auf diese Weise lang angehaltener Atmung zu einer bedeutenden Verminderung der Pulsfrequenz (bis zu 6/min) kommt. Bei experimenteller Blähung der Kaninchenlunge beobachtete er eine Verlangsamung des Blutflusses im großen Kreislauf. Am gründlichsten hat Weber

(1851) dieses Phänomen studiert. In seiner grundlegenden Arbeit bezieht er sich auf den Physiologen Valentin (1844), der zeigt, daß man durch Anhalten der Atmung den Puls soweit abschwächen kann, daß er an der A. radialis nicht mehr tastbar ist. Kürschner (1844, zit. nach Weber 1851) hat dieses Phänomen analysiert und kommt zu dem Schluß, daß der Mensch wirklich seine Herztätigkeit willkürlich beeinflussen kann. Der Physiologe Müller (1845, zit. nach Weber 1851) zeigt, daß beim Anhalten der Atmung in tiefer Inspiration der Herzschlag selbst auch dann noch nachweisbar ist, wenn der Radialispuls bereits verschwindet. Schon Frei (1845, zit. nach Weber 1851) ist der Ansicht, daß die Abschwächung und Verlangsamung des Pulses beim Anhalten der Atmung in tiefer Inspiration nicht nur rein mechanisch entsteht, sondern unter dem Einfluß des Nervensystems, sofern das Herz überhaupt weiter arbeitet. Die Untersuchungen von Weber selbst sind am besten fundiert. Die Angaben dieses Autors liegen unserem heutigen modernen Verständnis jener physiologischen Effekte zugrunde, die wir gewöhnlich mit dem Namen Valsalva verbinden. Weber untersuchte alle Voraussetzungen für die Durchführung der Valsalva-Probe und die daraus resultierenden Kreislaufveränderungen, und er definierte die Bedingungen, die für den Effekt dieser Probe notwendig sind. Er zeigte, daß „die Atmung in der Einatmungsphase einige Zeit angehalten werden kann, ohne daß der Puls etwas langsamer und abgeschwächt wird oder gar verschwindet, wenn der Atem ohne Preßdruck auf die Thoraxorgane angehalten wird".

Wenn aber der Proband nach tiefem Einatmen bei geschlossener Stimmritze kräftig ausatmen will, dann kann der Herzton verschwinden und der Puls schwach und selten werden. Die Kompression des Brustkorbs wird mit Hilfe der Ausatmungsmuskel erreicht. Die in der Lunge zurückgehaltene Luft und das gleichzeitige Zusammenpressen des Brustkorbs durch die Atemmuskeln führen zu einem Preßdruck auf alle Organe, die in der Burst liegen, d.h. nicht nur auf die Lunge, sondern auch auf das Herz und die großen Gefäßstämme. Hierbei wird der Blutzufluß aus den Hohlvenen zum Herzen stark gedrosselt. Der Druck kann sehr groß werden, was man am Anschwellen der Halsvenen deutlich beobachten kann. Beim Abhören mit dem Stethoskop stellt man anstatt der normalen nur abgeschwächte Herztöne fest, und das nicht nur über dem Herzen und den großen Gefäßen, sondern über allen Teilen der Lunge. Addiert sich zu dem Preßdruck im Thorax durch die Atemmuskeln noch die Bauchpresse (Erbrechen, Husten, Niesen, Darmentleerung, Gebären usw.) führt dies u.U. sogar zu einer vollständigen Unterbrechung der Blutzufuhr. Die Beobachtung und Schlußfolgerung von Weber sind auch heute noch anerkannt. Es wäre richtiger, die in der Klinik angewandte „Probe nach Valsalve" besser „Probe nach Weber" zu nennen, dennoch ist bis heute allgemein die Benennung „Valsalva-Effekt" üblich.

In jüngster Zeit wurde der physiologische Mechanismus der Valsalva-Probe sehr gut erklärt und begründet (Gorlin et al. 1957; Booth et al. 1960; Landrigan u. Gudkowicz 1962). Die späteren Arbeiten haben jedoch nur eine Verfeinerung in die Grundkonzeption von Weber auf moderner methodischer Ebene gebracht.

Es is bekannt, daß eine Erhöhung des intrabronchialen Druckes in einer Größenordnung von 40–50 mm Hg von einer deutlich nachweisbaren Reaktion des Herzgefäßsystems begleitet wird (Whitley u. Martin 1964), deren Maximum 6–8 s nach der Erhöhung des intrabronchialen Drucks erfolgt. Die Antwort des Kreislaufs findet in einer Verminderng des venösen Zuflusses zum Herzen ihren Ausdruck und als Folge davon in einem Absinken von Schlagvolumen und Leistungsfähigkeit des Herzens. Während der Valsalva-Probe sinkt die Herzleistung auf 30–50% des Ausgangswertes. Auch der Druck in den peripheren Arterien fällt in dieser Phase ab. Die mittlere Blutumlaufzeit und der allgemeine periphere Widerstand werden größer (Booth et al. 1960).

Parallel zur Verminderung des zirkulierenden Blutvolumens infolge des reduzierten Zuflusses während des Preßdrucks stellt sich eine sympathische vasokonstriktorische Reaktion ein, wodurch der Arterienquerschnitt in der Peripherie deutlich verkleinert wird.

Hier kommt, wie es scheint, ein für solche Fälle physiologischer Mechanismus zum Tragen. So findet beim großen Aderlaß mit Verminderung der zirkulierenden Blutmenge, eine ausgesprochene periphere Vasokonstriktion statt. Nach Beendigung des Preßdrucks, wenn Bronchen und Atemmuskultur wieder erschlaffen und eine normale oder sogar etwas tiefere Atmung beginnt, kehren der arterielle Druck und die Leistungsfähigkeit des Herzens nicht nur zur Ausgangslage (bei Männern) zurück, sondern übersteigen diese (bei Frauen) in der ersten Zeit sogar (Booth et al. 1960).

Es wurde außerdem festgestellt, daß genau wie in der Phase des Preßdrucks sich auch zu Beginn der Relaxation die rechte Herzhälfte in einem anderen physiologischen Zustand als die linke befindet. Zu Beginn des exspiratorischen Preßdrucks sistiert der Blutzufluß zum rechten Herzen sofort und die rechte Kammer arbeitet mit einer kleineren Fördermenge. In dieser Phase vermindert sich der Blutzufluß zum linken Vorhof noch nicht, sondern wird im Gegenteil dank der Tatsache, das sich die Lungenvenen durch das Zusammenpressen der Lunge schneller als gewöhnlich entleeren, etwas vergrößert. Aber schon nach 3–4 Herzschlägen sinkt dann auch der Blutzufluß aus den Lungenvenen schnell ab und die Fördermenge der linken Kammer wird, genau wie die der rechten, verkleinert. Dieselben zeitli-

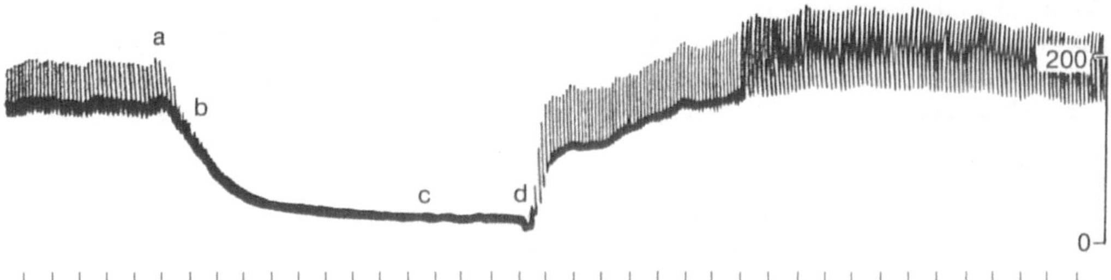

Abb. 86. Veränderung des arteriellen Drucks bei der Valsalva-Probe nach Sarnoff et al. 1948 (Erklärung im Text)

chen Unterschiede von Blutzufuhr und Fördermenge der Kammern finden sich auch bei Insuffizienz. Nach Beendigung des Preßdrucks steigen Schlagvolumen und Blutdruck im rechten Ventrikel schnell an; in der linken Kammer geschieht das später, nachdem das Blut das Stromgebiet des kleinen Kreislaufs passiert und den linken Vorhof erreicht hat. Die Gefäße des kleinen Kreislaufs erweitern sich schnell und es fließt weniger Blut in den linken Vorhof ein. Erst später erreicht der Zustrom hier das ursprüngliche Niveau. Das zeigt, daß man künstlich – wenn auch nur für kurze Zeit – die Korrelation des Drucks in der rechten und linken Herzkammer umkehren kann. So kann der Druck in der rechten Kammer in der ersten Sekunde nach exspiratorischem Preßdruck oder zu Beginn der Erschlaffungsphase infolge des normalisierten Zuflusses höher sein als in der linken. In Fällen von Vorhof- oder Kammerseptumdefekt mit Links-Rechts-Shunt kann sich dieser in einen Rechts-Links-Shunt umwandeln. Das ist leicht dadurch zu beweisen, daß man ein Kontrastmittel in den rechten Ventrikel oder Vorhof zu dem angegebenen Zeitpunkt appliziert. Auf diesem Wege ist es technisch einfacher, einen Septumdefekt nachzuweisen.

Genauso kann man die beschriebene zeitliche Verschiebung der Kammerfüllung für die Diagnostik der Herzgeräusche bei Klappeninsuffizienz nutzen. Die Herzgeräusche werden bei einer Verminderung des Blutzuflusses schwächer und verstärken sich bei seiner Zunahme. Wenn man berücksichtigt, in welcher Reihenfolge das vermehrte Blutvolumen die Herzab-

schnitte durchfließt, kann man die Geräusche der jeweiligen Klappe zuordnen. Wenn die Geräusche sofort zu Beginn der Relaxationsphase hörbar werden, sind sie dem rechten Herzen zuzuordnen. Wenn man sie aber anfänglich nicht hört und sie erst nach 3–4 Herzschlägen auftreten, stammen sie aus dem linken Herzen. Diese pathophysiologischen Befunde kann man diagnostisch für viele andere Veränderungen des Herzens, wie z.B. kongenitale Vitien nutzen.

Sarnoff et al. (1948) haben im Experiment an Hunden den Einfluß des Drucks auf die systemischen Arterien in der Valsalva-Probe studiert. Sie erhielten in der Hüftarterie eine typische Blutdruckkurve, die 6 Grundkomponenten erkennen läßt (Abb. 86).

Die erste Komponente (a) wird durch den kurzzeitigen, kleinen Anstieg des arteriellen Blutdrucks als Folge der Kompression des lufthaltigen Lungengewebes in der Preßdruckphase hervorgerufen, was zu dem plötzlichen Einschießen einer großen Blutmenge in den linken Vorhof und über die linke Kammer in das arterielle System führt.

Die Komponente (b) spiegelt den schnellen Abfall des arteriellen Drucks im Gefolge der schnellen Verminderung des venösen Zuflusses zum rechten und zum linken Vorhof wider.

Die Aufrechterhaltung des exspiratorischen Preßdrucks hält die Druckkurve bei Verkleinerung der Pulsamplitude auf dem erreichten tieferen Niveau (Komponente c).

Ein weiteres kurzzeitiges und schnelles Absinken des arteriellen Drucks (Komponente d) entsteht am Ende des exspiratorischen Preßdrucks bei Beginn der Relaxation. Das komprimierte Gefäßnetz des Lungengewebes erweitert sich und das aus der rechten Kammer ausgeworfene Blut wird sofort aufgenommen. Dadurch wird der Blutzufluß zur linken Kammer schnell vermindert, so daß auch der Auswurf aus der linken Kammer und der arterielle systemische Druck abfallen.

Eine spätere Komponente der Kurve (e) zeigt den schnellen Anstieg des arteriellen Druckes, der sein ursprüngliches Niveau in der Höhe des exspiratorischen Preßdrucks übersteigt.

Die Überhöhung des arteriellen Blutdruckniveaus nach dem Aufhören des exspiratorischen Preßdrucks soll dadurch entstehen, daß die starke Drosselung der Gefäßdurchblutung während der Preßdruckperiode zu einer reflektorischen Verengung der peripheren Arterien und Arteriolen führt.

Durch den Einstrom des normalen Blutvolumens in das verengte arterielle System kommt es zu einer Druckerhöhung über den Ausgangswert hinaus („overshoot"). Diese Reaktion ist dann zu beobachten, wenn die Pressorezeptoren in der Aorta und besonders in der A. carotis normal funktionieren.

Bei artefizieller Blockierung des Karotissinus durch einfache Kompression während der Valsalva-Probe tritt dieser Reflex an den Arterien nicht auf und sie verengen sich nicht. Folglich entsteht kein überhöhter Druck im arteriellen System, oder dies ist nur schwach angedeutet.

Die letzte Komponente (f) bezieht sich auf die Periode der Drucknivellierung, die sich etwa 40–60 s nach Beginn des Preßdrucks einstellt, und als Ausdruck eines Sympathikotonus gedeutet wird.

Elisberg et al. (1953) beschreiben, daß in der Relaxationsphase gleichzeitig mit der Erhöhung (oder auch Überschreitung) des systemischen arteriellen Drucks oft eine reflektorische Bradykardie eintritt, als Folge einer Vagusreizung durch den Druck im Bronchialsystem (40 mm Hg).

Bei Kranken mit organischen Herzfehlern (Mitralstenose, manche angeborene Fehler) ist das Herz nicht in der Lage, einen vermehrten Auswurf der Blutmenge zu erzielen, die sich im Venenbereich angesammelt hat; darum treten in der Regel bei diesen Kranken die Druckerhöhung und die Bradykardie nicht auf. Das ist von der Existenz und der Art einer hämodynamischen Störung abhängig.

Eine besondere Aufmerksamkeit und exakte Analyse aller Parameter ist notwendig. Bedauerlicherweise sind diese feinen Differenzierungsmöglichkeiten bei der Valsalva-Probe zu wenig bekannt, so daß die Chance einer richtigen und schnellen Diagnostik der Herzerkrankung versäumt wird.

Für eine komplexe Lösung der diagnostischen Probleme bei der Valsalva-Probe kann die Untersuchung der Blutsättigung sehr effektvoll genutzt werden (Landrigan u. Gudkowicz 1962).

Bei tiefer Einatmung und nach exspiratorischem Preßdruck werden die Lungenfelder heller, weil eine große Zahl der Blutgefäße verengt ist. Da sich die Luft längere Zeit in den Alveolen befindet, wird das Blut maximal mit Sauerstoff aber auch mit Kohlensäure gesättigt. Das wieder führt zu einer Verengung des Gefäßnetzes in der Alveolarwand, bestehend aus Arteriolen und auch verhältnismäßig großen Arterien. Experimentell wurde nachgewiesen, daß sich bei Verminderung der Sauerstoffsättigung der eingeatmeten Luft die Arteriolen in der Lunge verengen; bei Einatmung reinen Sauerstoffs erweitern sie sich (Comroe 1966). Dazu kommt noch eine starke Verminderung der zirkulatorischen Blutmenge im kleinen Kreislauf durch die Zuflußverminderung zum rechten Vorhof und den Ausstrom des Blutes aus den Lungenvenen in den linken Vorhof. Diese beiden Faktoren bewirken eine Verminderung der Flüssigkeitsmenge (Blut und Lymphe) in der Lunge bei gleichzeitiger starker Vergrößerung der Luftmenge. Die Verminderung der Flüssigkeit bedeutet aber auch eine Herabsetzung des Absorbtionskoeffizienten der Röntgenstrahlen im Lungengewebe.

Die starke Erhöhung der Luftmenge in den Alveolen wird durch den exspiratorischen Preßdruck nach tiefer Einatmung erklärt.

Auch die großen Stämme der Lungenarterien verengen sich und die einzelnen Elemente der Lungenwurzel bilden sich schärfer ab. Das erlaubt auch, die großen Gefäße von vergrößerten Lymphknoten und anderen pathologischen Strukturen an der Wurzel zu differenzieren. Es wird jedoch beschrieben, daß die Lungenarterienstämme, wenn sie bei pulmonalem Hochdruck erweitert sind, ihren Durchmesser auch während des Druckabfalls beim exspiratorischen Preßdruck nicht verkleinern. Das Gleiche gilt auch für die Erweiterung der großen venösen Stämme beim Vorliegen von Vorhof- oder Kammerseptumdefekten oder primären pulmonalem Hochdruck.

Die Hohlvenen verengen sich im intrathorakalen Abschnitt. Die obere in der frontalen Ebene, die untere in der sagittalen.

Die Verengerung der Gefäße im kleinen Kreislauf erlaubt auch, exakte Aussagen über das Vorhandensein fibröser Abschnitte und Infiltrate zu machen, soweit diese ihr Aussehen im exspiratorischen Preßdruck nicht verändern (Abb. 87–91).

Dasselbe Phänomen ermöglicht eine Differentialdiagnose gegenüber miliaren und knotigen Schatten (Rundschatten), da sich diese weder zahlenmäßig noch in der Größe verändern. In der exspiratorischen Preßphase ist eine verlangsamte Passage des Kontrastmittels durch die Gefäße des kleinen Kreislaufs erkennbar, die zu Beginn der atonischen Phase rückläufig wird, weil sich das Volumen der Gefäßbahn schnell vergrößert.

Die einschneidende Drosselung der Blutzufuhr aus den Hohlvenen in die rechte Herzhälfte und aus den Lungenvenen in die linke Kammer und die dadurch bedingte Verkleinerung des Schlagvolumens führen zwangsläufig auch zu einer Verminderung der Herzgröße insgesamt.

Bekanntlich wird die Herzgröße im Normalfall nicht von der Dicke der Kammerwand sondern von der Blutmenge in ihrer Höhle bestimmt. Unter den Bedingungen der Probe nach Valsalva/Weber wirken 2 Faktoren auf Größe und Form des Herzens ein: 1) Die Verminderung der Blutmenge in der Höhle und 2) das mechanische Zusammenpressen von den Seiten und von vorn durch die vom Luftdruck überdehnte Lunge. Gleichzeitig wird aber auch eine Vergrößerung des sagittalen Durchmessers des Herzens festgestellt (Nordenström 1960). Wenn in der exspiratorischen Phase der Blutzufluß zum Ventrikel nicht vermindert wäre, dann könnte möglicherweise der von der Lunge ausgeübte Druck die Form und Größe des Herzens nicht erkennbar verändern.

Die Seite des Herzens, die der Hauptmasse des Lungengewebes zugewandt ist, wird am stärksten von der Formveränderung betroffen. Röntgenologisch hat man festgestellt, daß durch Seitenlagerung des Patienten – bei normalem Luftgehalt in der Lunge und normalem intrabronchialem Druck – das Herz nach unten verlagert wird. Bei tiefer Inspiration und nachfolgendem exspiratorischen Preßdruck kehrt das Herz in seine Mittellage zurück. Die darunter gelegene Lunge, unter großem Druck aufgebläht, hebt das Herz hoch und bringt es in die mittlere Lage, die im Stehen normal ist (Nordenström 1960).

Auf dem Röntgenbild oder im Kymogramm sieht man in der Valsalva-Probe, daß sich das Herz zu Beginn etwas vergrößert und dann schnell verkleinert; auf der rechten Seite schrumpft der rechte Vorhof unter Verlagerung seines Randes zur Mittellinie hin. Gleichzeitig verkleinert sich auch die rechte Kammer, was in einer Verlagerung der diaphragmalen Grenze des Herzens nach oben zum Ausdruck kommt. Dadurch wird ein Teil der unteren Hohlvene sichtbar. Nach einigen Pulsschlägen beginnt auch der linke Ventrikel, sich zu verkleinern. Es fließt immer weniger Blut aus den Lungenvenen nach. Mit jedem Herzschlag nähert sich die linke Grenze der Kammer (Ausflußbahn) immer mehr der Medianlinie, die Amplitude der Pulsation der rechten Kammer wird allmählich verkürzt, was sich im Kymogramm widerspiegelt.

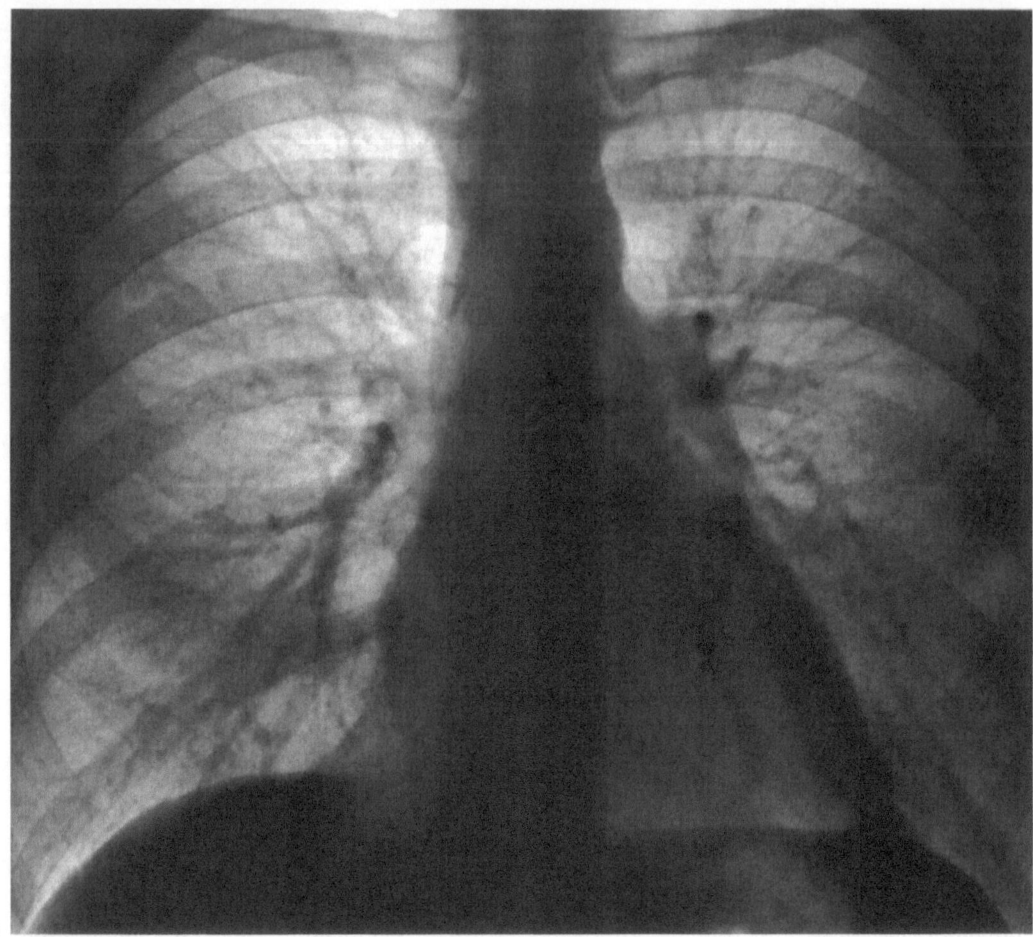

a

Abb. 87. Röntgenbild der Lungengefäße und des Mediastinums bei tiefer Einatmung in p.-a.- (**a**) und in linker seitlicher Projektion (**b**)

Das Herz dreht sich dabei um seine Achse etwas nach rechts; der rechte Ventrikel vermindert sein Volumen und ein Teil der dorsolateralen Oberfläche der linken Kammer wird sichtbar.

In Fällen von starker Blutvermehrung in der Lunge (Stauungserscheinungen) oder bei Regurgitation des Blutes im kleinen Kreislauf (Septumdefekt oder offener Duktus) verkleinert sich die linke Kammer in der exspiratorischen Preßdruckphase nicht so schnell wie unter normalen Bedingungen. Weil eine ungewöhnlich große Blutmenge aus den Lungenvenen zufließt, wird eine längere Einflußzeit in den linken Vorhof benötigt. In diesen Fäl-

len wird das Herz in der Sagittalebene nicht verkleinert, sondern seine Maße vergrößern sich etwas. Dasselbe gilt auch für die Pulsationsamplitude.

In der LAO-Projektion vermindert sich während des exspiratorischen Preßdrucks die Herzgröße nicht, aber die Kontraktionsamplitude wird größer (Tichonow 1950, 1954, 1975). Dabei findet sich an dieser Seite der Herzoberfläche die breiteste und mächtigste Schicht der Lunge, die von dem starken intrabronchialen Druck gebläht ist. Während der Valsalva-Probe ist die Diastole der Kammer erschwert, die Systole dagegen erfolgt ohne Hindernis und sogar etwas erleichtert.

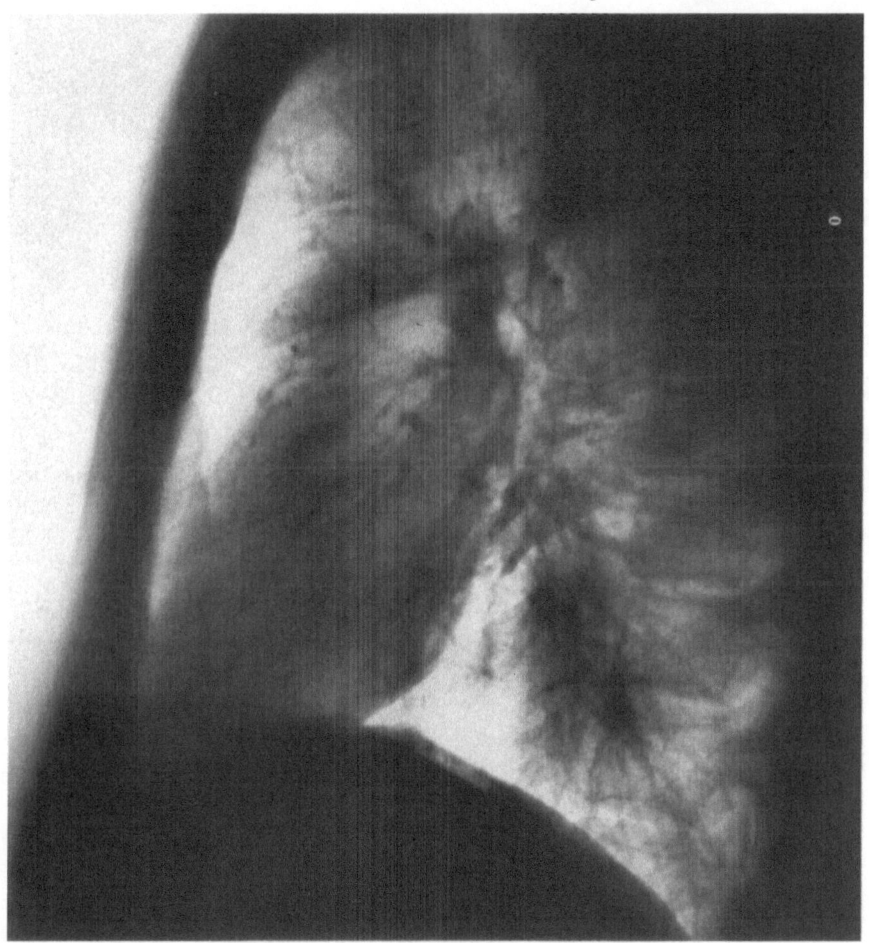

b

Die pulsatorische Bewegung im Bereich der hinteren lateralen Oberfläche der linken Kammer, die sog. lateralsystolische, führt zur Verbreiterung des Herzdurchmessers im Augenblick der Kontraktion der Einflußbahn. Sie entspricht dem Effekt des Formwandels der linken Kammerhöhle in der isovolumetrischen Kontraktionsphase, die der Auswurfperiode vorausgeht. Diese pulsatorische Bewegung verkleinert sich in der Amplitude nicht und ist von der Dauer des exspiratorischen Preßdrucks unabhängig. Die Einflußbahn wird durch die aufgeblähte Lunge relativ wenig zusammengepreßt, die Ausflußbahn dagegen stärker. Die Muskelsysteme der Ausflußbahn („Triebwerk" nach Krehl) bewirken eine Querkontraktion; durch die erschwerte

diastolische Entfaltung und die damit verbundene mangelnde Vordehnung während des exspiratorischen Preßdrucks können diese nicht genug Kontraktionskraft (aktive Muskelinsuffizienz) entfalten und werfen in der Systole weniger Blut aus. Das Schlagvolumen vermindert sich stark, aber das systolische Restblut bleibt unverändert, d.h. es kann jetzt größer als das Schlagvolumen werden, ungeachtet sonst normaler Korrelation. Infolge dieser Bedingungen wird das systolische Restblut in den spitzenwärtigen Teil der Kammer hineingedrückt, um am Ende der Systole fast unvermindert in die Einflußbahn zurückzukehren (Rückpendeln des Restbluts). Darum bleibt die Pulsationsamplitude der linken Kammer in dieser Ebene unverändert. Wenn

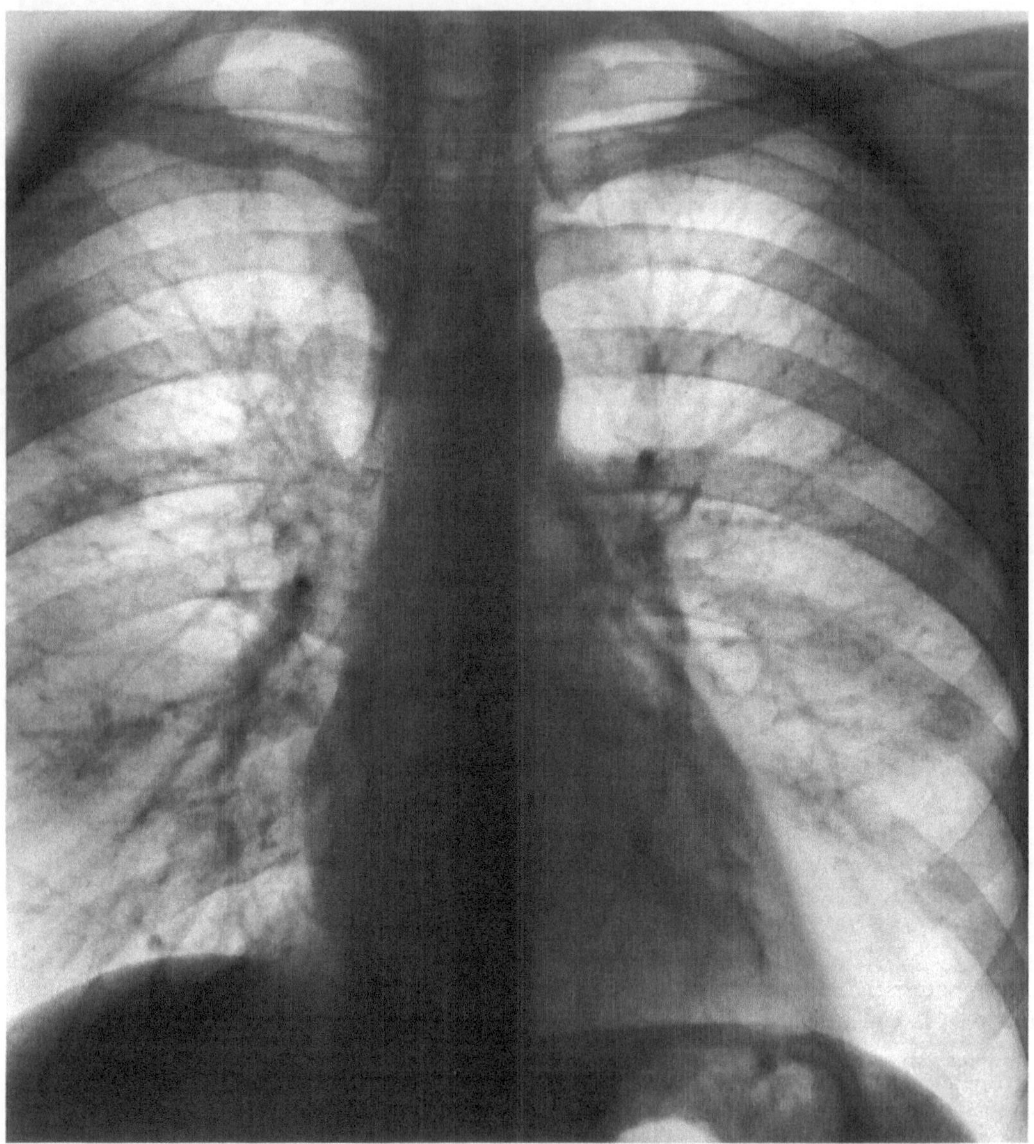

a

Abb. 88. Herz und Gefäße des kleinen Kreislaufs bei der Valsalva-Probe in p.-a.- (**a**) und linker seitlicher Projektion (**b**)

man sich die Tatsache vor Augen hält, daß in der Valsalva-Probe die starke Drosselung des Blutzuflusses zum rechten Herzen schneller als zum linken erfolgt, gewinnt diese Zeitphase eine große Bedeutung hinsichtlich der Beobachtung von Form, Größe und Pulsation des Herzens.

Bereits nach 4–5 Herzschlägen nach Beginn der Valsalva-Probe arbeiten beide Herzhälf-

ten unter gleichen Bedingungen (hinsichtlich der Kammerfüllung). Mit Beginn der normalen Atmung erreicht die rechte Herzkammer als erste ihre Ausgangsgröße und erst nach Ablauf der beschriebenen Zeitspanne geschieht dasselbe auch in der linken. Folglich muß man, wenn man die Valsalva-Probe als funktionellen Test anwendet, unbedingt beachten, zu welchem Zeitpunkt und bei wel-

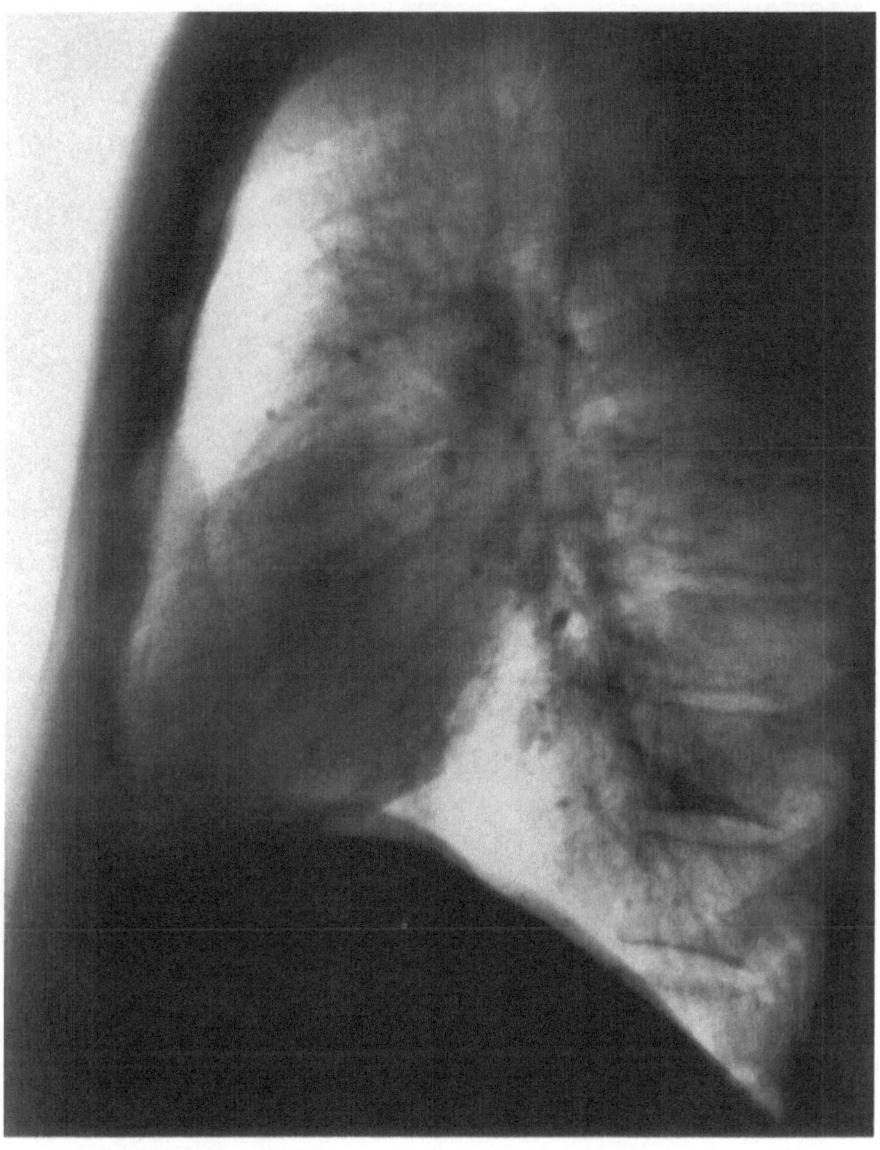

b

chem Druck die Registrierung der Hämodynamik erfolgt. Das gleiche gilt auch für die
Phase der Beendigung des Preßdrucks. Aus
der hier gegebenen Darstellung der funktionellen Reaktion des Herzens auf künstlich
veränderte Kreislaufbedingungen folgt, daß
man zuerst eine Übersichtsaufnahme des Herzens und der Lungengefäße machen sollte,
wobei der Patient mit offenem Mund tief ein-
atmet. Dadurch kann man das Auftreten des
Valsalva-Weber-Phänomens vermeiden, die

normalen hämodynamischen Bedingungen
bleiben verhältnismäßig lange Zeit erhalten
und Herz und Gefäße des kleinen Kreislaufs
kommen in ihrem natürlichen Zustand zur
Darstellung. Genau unter diesen Bedingungen müssen auch die Aufnahmen für die Berechnung des Herzvolumens gemacht werden
(Musshoff 1964).

In der Valsalva-Probe vermindert sich der
Durchmesser der oberen Hohlvene. Im Gegensatz dazu wird die Lichtung des Truncus

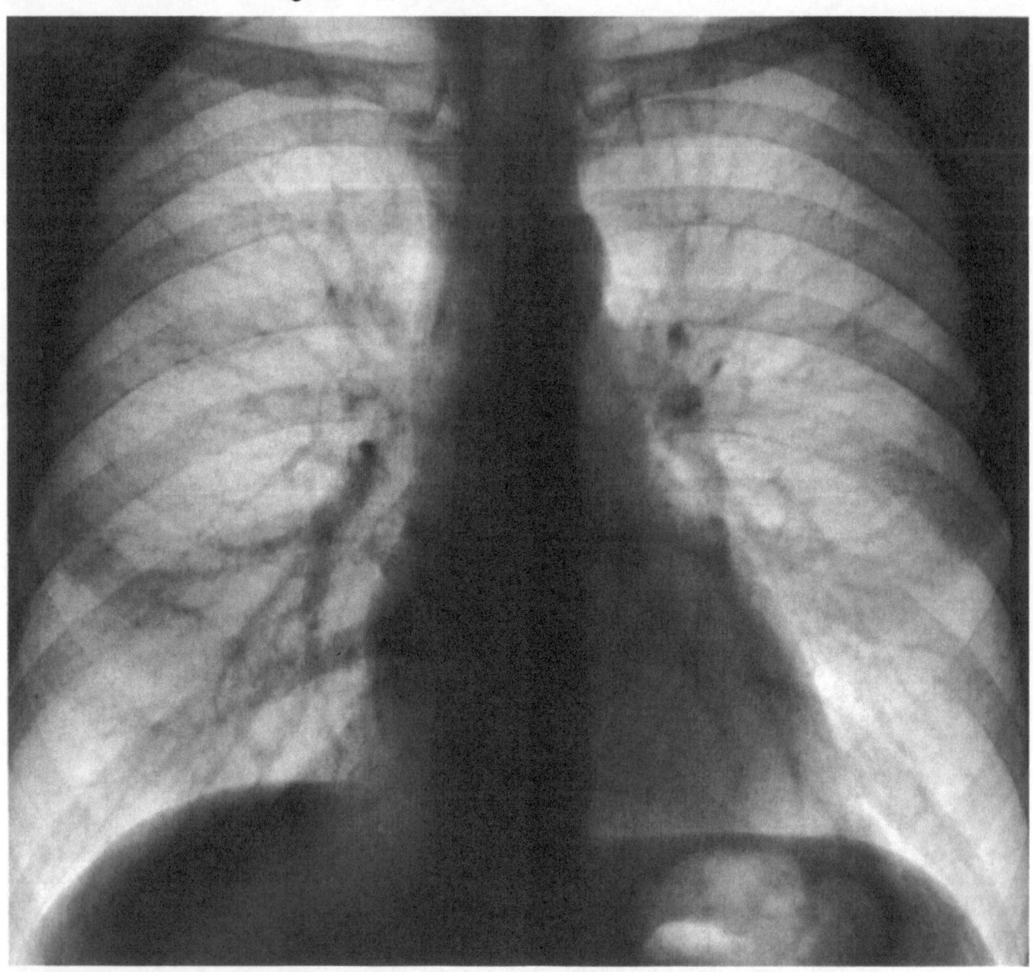

a

Abb. 89. Herz und Lungengefäße unmittelbar nach Beendigung des Preßdrucks („overshoot") in a.-p.- (a) und linker seitlicher Projektion (b)

pulmonalis breiter; der horizontale (quere) Durchmesser des Herzens in der p.-a.-Projektion verkleinert sich sowohl auf Kosten des rechten Vorhofs wie auch der linken Kammer. Es ist besonders wichtig, darauf hinzuweisen, daß auch eine bedeutende Verengung der Aorta in allen Abschnitten erfolgt. Die Lichtung im Bereich des Aortenbogens (die Messung wird an der äußeren Kontur über der Luftsäule in der Trachea ohne Kontrastmittel in der Speiseröhre durchgeführt) verkleinert sich um 17%, im thorakalen Bereich um 24%. Der Aortenbogen hebt sich um 7– 8 mm nach oben und die Achse der Lungenarterie richtet sich auf.

In der Valsalva-Probe ändert sich auch die Verlaufsrichtung der Venenstämme und Bronchen. Das wird auf der seitlichen Röntgenaufnahme und im Tomogramm besonders deutlich. Die Venenstämme werden schmaler, offensichtlich verengt sich auch die rechte Lungenarterie und verlagert sich etwas nach hinten. Die vor dem Preßdruck sichtbare Lichtung des linken Hauptbronchus in orthograder Projektion verschwindet vermutlich im Schatten der sich in diesem Moment verlagernden Stämme der oberen Venengruppe. Charakteristische Veränderungen finden sich ebenfalls in der Form der Trachea und der großen Bronchen. Während des Preßdrucks

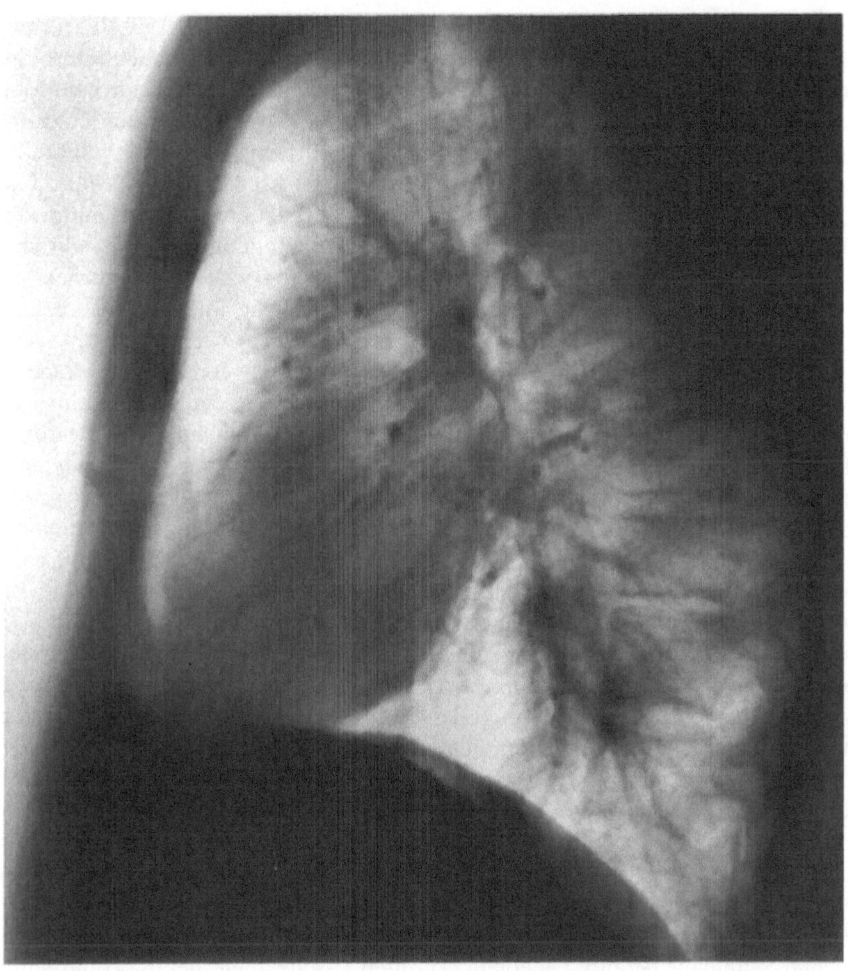

b

und in der Relaxationsphase haben letztere in der seitlichen Projektion die Gestalt eines Fragezeichens, während die Trachea als vertikaler Strich und der Hauptbronchus wie ein Punkt erscheinen. Während des exspiratorischen Preßdrucks ist das Tracheobronchialsystem kräftig' gebläht und erscheint als ein durchgehendes Band: Die Trachea setzt sich ohne Verengerung nach unten und hinten wie ein transparenter Streifen mit den von ihr abgehenden Lappen- und Segmentbronchen fort.

Entsprechend dem Zeitpunkt nach Beginn der Valsalva-Probe sieht man verschiedene Bilder des Formwandels von Herz und Lungengefäßen. Wird das zweite Bild zu Beginn des exspiratorischen Preßdrucks gemacht, wenn der rechte Vorhof schon verkleinert ist, der linke sich aber noch in seinem ursprünglichen Zustand befindet, kann man viele typische Details im Röntgenbild beobachten. In diesem Augenblick sind in der p.-a.-Aufnahme der rechte Vorhof unten rechts und die linke Kammer im Bereich oberhalb der Spitze stark verkleinert. Der Truncus pulmonalis verengt sich, ebenso die Aorta, die nach oben zum Bogen verzogen wird. Das Herz bekommt auf diese Weise eine eigenartige Form.

Der Einfluß der Atemphasen zeigt sich deutlich auf dem seitlichen Röntgenbild der Gefäße der Lungenwurzel. Bei tiefer Einatmung fließt infolge der größeren Ansaugkraft, die durch den negativen Druck im Thorax entsteht, mehr Blut zur rechten Kammer als während der Ausatmung. Die Lungenarterien werden maximal mit Blut gefüllt, die Lungenvenen hingegen schwächer, weil durch die Erweiterung bei der Einatmung das Blut im Lungengefäßbett zurückgehalten wird. Das Bild am Ende der passiven Ausatmung – oder auch schon bei nicht vollständiger Einatmung – zeigt einerseits die schwache Füllung der Lungenarterien und die verhältnismäßig größere der Venen. Das wird sowohl durch den verminderten Blutzufluß in die rechte Kammer als auch durch den verstärkten Zufluß des beim Ausatmen aus dem Lungengefäßbett in die venösen Kollektoren (im Weg zum linken Vorhof) verdrängten Blutes erklärt (Abb. 89b).

Nach Keats (1979) kann ein solches Röntgenbild der Ausatmungsphase zu einer Fehldeutung im Sinne eines mediastinalen Tumors oder seiner Metastasen führen. In der Valsalva-Probe ist die Blutfüllung aller Gefäßelemente der Lungenwurzel deutlich schwächer, die Aufhellung ist vermindert, und darum sind sie auf dem Röntgenbild weniger klar zu sehen als unter anderen Bedingungen (Abb. 89).

Nordenström (1960) beobachtete bei einer Patientin (in Barbituratnarkose), die sich in rechter Seitenlage befand, bei einem erhöhten intrabronchialen Druck von 30–35 cm H_2O, daß sich in die linke Lungenarterie injiziertes Kontrastmittel nach einiger Zeit in die rechte Arterie verlagerte. Dieses Absinken wurde offensichtlich durch die Strömungsverlangsamung in der linken Lungenarterie unter dem Einfluß hydrostatischer Faktoren und durch das höhere spezifische Gewicht des Kontrastmittels verursacht.

Aus der Sicht der Herzphysiologie ist die hämodynamische Situation der Koronargefäße während der Valsalva-Probe von Interesse. Nach den Angaben von Nordenström (1960) stellen sich die großen Koronargefäße gut dar, wenn man das Kontrastmittel (Urografin) in den supravalvulären Raum gibt. Wenn die Preßatmung aufhört, folgt der Einstrom des Kontrastmittels in die kleinen Äste. Diese Bedingungen werden durch besondere physiologische Mechanismen geschaffen, durch die eine ausreichende Ernährung des Myokards gewährleistet ist. Wenn alle Arterien im großen Kreislauf und auch die Aorta bedeutend verengt sind, um den systemischen Druck auf einem notwendigen Niveau zu halten, wird der Durchmesser von Aortensinus und Koronargefäßen trotz Verengung der übrigen Aorta nicht kleiner. Nordenström glaubt, daß die gute Füllung der Koronararterien mit Kontrastmittel in der Valsalva-Probe durch den verminderten Blutfluß in den Arterien bedingt ist. Das ist zwar nicht abzulehnen, aber ein sehr wichtiger Faktor scheint auch der diastolische Druckabfall in der Aorta zu sein. Offensichtlich ist es am sinnvollsten, das Kontrastmittel in Teilportionen während der Diastole in den supravalvulären Raum zu injizieren, weil in diesem Augenblick der Koronarfluß den geringsten Widerstand erfährt.

Man muß beachten, daß auch die topographische Lage der Koronargefäße eine entscheidende Bedeutung für die Kontrastfüllung hat. Durch den Druckabfall — analog dem oben beschriebenen Beispiel an den Lungenarterien — „fällt" das Kontrastmittel, im wesentlichen durch die Schwerkraft bedingt, in die Koronargefäße. Besonders wichtig ist, daß sich im Augenblick der Injektion die Koronararterien in einem niedrigen Niveau in Bezug auf den Injektionsort, d.h. unterhalb des Aortenbulbus befinden.

Abb. 90. a Linkslaterale Röntgenaufnahme am Ende einer tiefen Inspiration. *1* Stammbronchus; *2* A. pulmonalis dextra; *3* V. pulmonalis superior sinistra (linke obere Lungenvenengruppe); *4* Ösophagus mit Bariumbrei; *5* rechter Oberlappenbronchus; *6* linker Oberlappenbronchus. **b** Linkslaterale Thoraxaufnahme am Ende des Expiriums. Im Gegensatz zu Abb. 90a ist die Füllung der Lungenarterie nur gering, aber die Venen sind stark gefüllt. **c** Linkslaterale Thoraxaufnahme desselben Patienten wie in Abb. 90b (Normalpatient) bei „Valsalva". Die Arterienäste sind schwach gefüllt und verengt

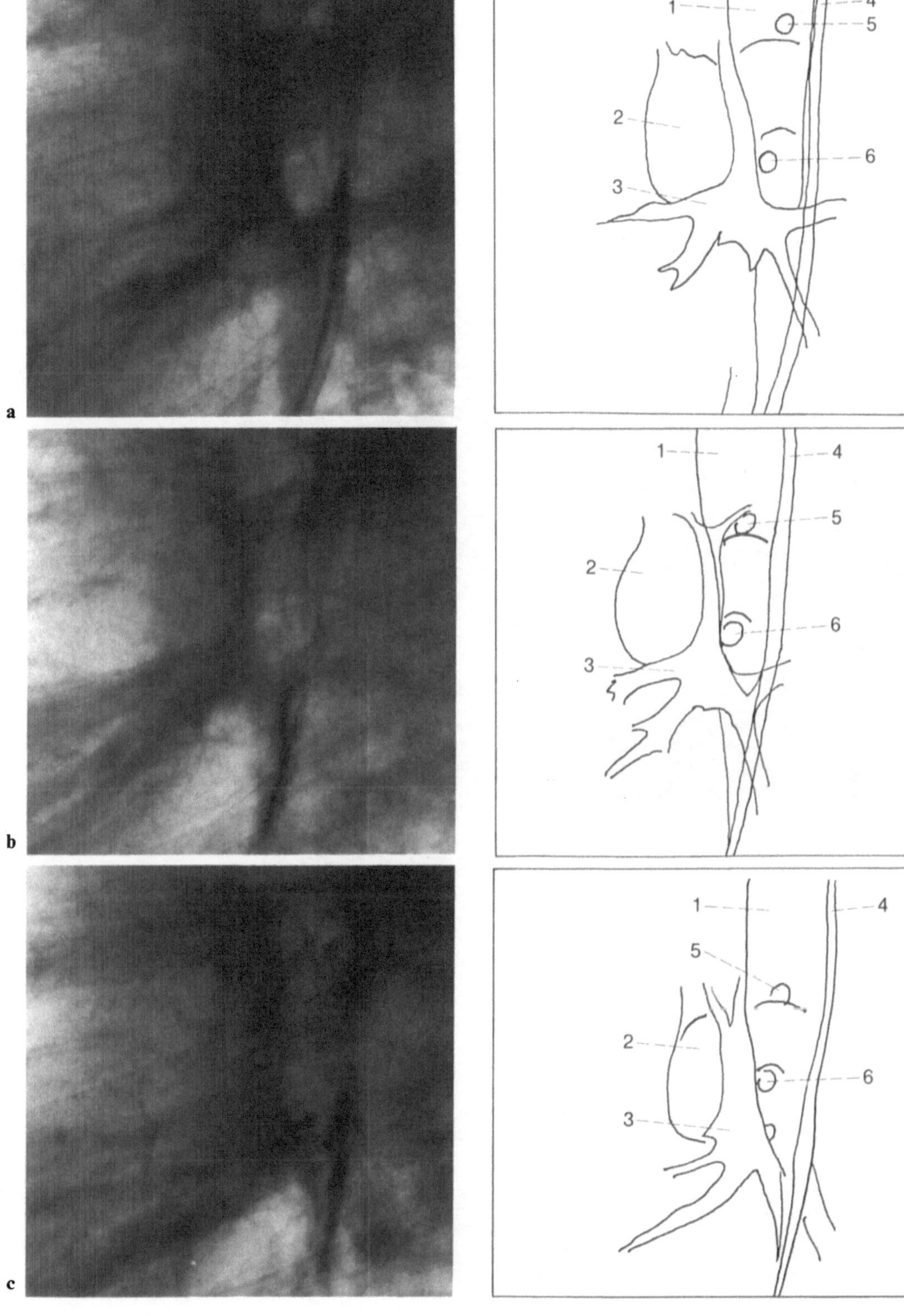

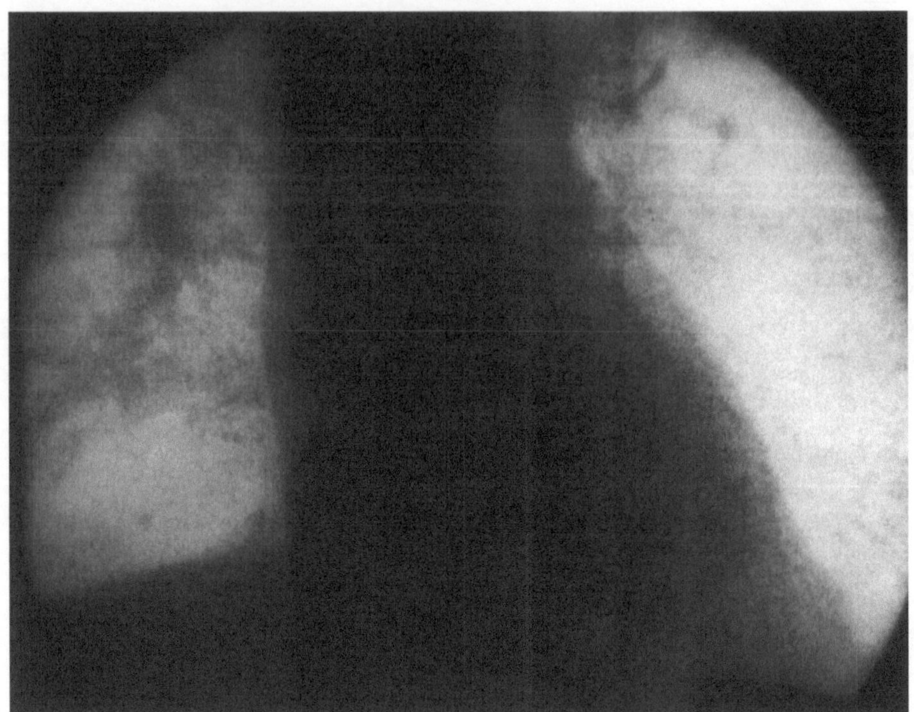

a

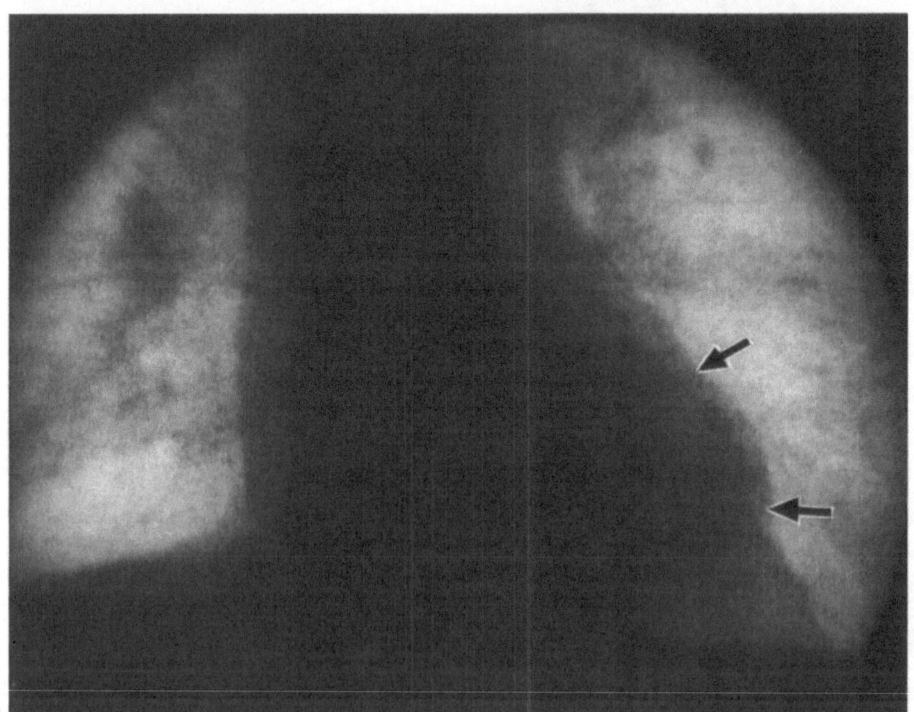

b

Eine solche Niveaudifferenz, zwischen arteriellen bzw. venösen Ästen und der Injektionsstelle muß auch bei der Aortographie und Venographie im Bauchraum erfüllt sein. Eine längere Verweildauer des kontrastierten Blutes in einem Gefäß führt durch den Abfall des Systemdrucks zur Unterschichtung, d.h. zum Absinken der Kontrastmasse in niedrigere Abschnitte der Blutgefäße oder des Raumes, in den sie eingeführt wurde. Ganz besonders muß man das bei der Koronarangiographie in der Valsalva-Probe berücksichtigen. Das Kontrastmittel vermischt sich mit dem Blut in den Gefäßen rein mechanisch und bleibt in diesem Zustand, weil an vielen Stellen im Koronargefäßsystem nicht eine laminare, sondern eine turbulente Strömung vorhanden ist. Auf diese Weise ermöglicht die Valsalva-Probe offensichtlich eine ebenso günstige Verteilung des Kontrastmittels in die zu untersuchenden Gefäße wie bei der selektiven Füllung.

Die unterschiedlichen physiologischen Bedingungen, die in den verschiedenen Phasen der Probe nach Valsalva/Weber entstehen, bieten die Möglichkeit, pathologische Veränderungen des Herzens, die bei gewöhnlicher Atmung des Patienten nicht bemerkt werden, zu erkennen.

Konjuchowa (1975, unveröffentlicht) hat bei Kranken, bei denen klinisch und im EKG eine koronare Mangeldurchblutung nachgewiesen war, in der Phase des „overshoot" eine Vorwölbung eines Teiles der Kammerwand entdeckt. In der Phase des „overshoot" erhöht sich der Druck in der linken Kammer als Folge des vermehrten Blutzuflusses zum Herzen bei anhaltender Verengung der peripheren Arterien und Arteriolen. Da sich der Abschnitt der geschwächten Muskulatur des linken Ventrikels nicht ebenso stark konrahieren kann wie benachbarte gesunde Abschnitte (Abb. 91a,b), wird er während der Systole nach außen gewölbt. Das hat eine große diagnostische Bedeutung, weil es erlaubt, die Zone des Myokards aufzufinden, deren gestörte Koronarversorgung nicht kompensiert ist.

Abb. 91 a,b. Ischämiezone der hinteren Wand der linken Kammer (Röntgenkinofilmbild). **a** Inspiration mit verhaltener Ausatmung; **b** in der Phase des „overshoots" nach „Valsalva" ist an der Kontur der linken Kammer in der Nähe der Spitze eine lokale Vorwölbung zu erkennen (*Pfeile*)

6 Reaktion des Herzens und der Gefäße auf Veränderung der Körperlage

In Kap. 5 wurde gezeigt, welchen Einfluß die Atembewegungen auf Größe, Lage und Tätigkeit des Herzens haben. Dieser Einfluß gewinnt besonders bei plötzlicher Störung des Atemrhythmus an Bedeutung. Die Valsalva-Probe beeinflußt den Kreislauf so stark, daß sie als funktioneller Test der Reaktionsfähigkeit von Herz und Gefäßen betrachtet werden kann.

Die hämodynamischen Bedingungen, unter denen Herz und Gefäßsystem arbeiten, kann man aber auch auf andere Weise verändern, nämlich durch Umlagerung des Körpers. Damit werden die Konditionen der Probe nach Valsalva/Weber zwar nicht ersetzt, aber wesentlich ergänzt, indem sich neue Möglichkeiten für die Untersuchung funktioneller Besonderheiten des Herz-Gefäß-Systems eröffnen. Wichtig ist, daß die Vergleichsmöglichkeit der Befunde über Größe, Lage und Arbeitsleistung des Herzens und der Gefäße vor und nach der Probe erhalten bleibt; darin besteht die unschätzbare Bedeutung dieses Funktionstests.

In diesem Kapitel wird der Zustand des Herzens und der Gefäße in verschiedenen Körperlagen untersucht. Die Herzgröße im Stehen und Liegen zu vergleichen, schafft keine künstlichen Bedingungen zur Klärung seiner Reaktion, denn diese Körperlagen sind für den Menschen natürlich und oft wiederholbar.

Die Herzlage verändert sich unterschiedlich je nachdem, ob sich der Patient in Rücken- oder Bauchlage befindet. Genauso verändern sich Form und Volumen des Herzens. Das Volumen ist ein besonders wichtiger Indikator für die Bewertung des Funktionszustands, da seine Schwankungen immer mit einer Veränderung der Blutmenge in den Herzhöhlen verbunden sind. Das ist auch der Fall beim Übergang aus der Vertikalen in die Horizontale, wobei sich der Blutzufluß zum Herzen deutlich steigert. Im Gegensatz zu einer Lageänderung kommt es bei der Anwendung der Valsalva-Probe zu einer Volumenverminderung der Herzhöhlen als Folge der schnellen Drosselung der Blutzufuhr zum Herzen. Hier können wir die entgegengesetzten Erscheinungen vergleichen und genau studieren. Beide Tests unterscheiden sich nicht nur im Effekt sondern auch im Ursprung. Die Valsalva-Probe schafft willkürlich künstliche Bedingungen, wohingegen die Veränderung der Körperlage (orthostatische Probe) ein normaler, häufig stattfindender Vorgang ist, der keine Anstrengungen erfordert.

Mit der Körperlage ändert sich die Kreislaufsituation. Dabei sind verschiedene Reflexsysteme, durch hydrostatische Kräfte angeregt, beteiligt. In den verschiedenen Körperlagen sind die einzelnen Körperabschnitte in Bezug auf das Herzniveau recht vielfältig orientiert. In vertikaler Lage befinden sich nur der Kopf, der Hals, ein kleiner Teil des Brustkorbs und der Schultergürtel höher als das Herz, aber die restlichen Körperteile, die in Masse und Blutmenge, die sie enthalten, überwiegen, liegen unter dem Herzniveau. Trotz normaler Zirkulation wird viel Blut im Becken und besonders in den unteren Extremitäten zurückgehalten. Es werden Regelmechanismen — wie z.B. Sympathikotonus — eingeschaltet, die den Blutfluß von unten nach oben zum Herzen hin sicherstellen. In der Horizontallage dagegen befinden sich praktisch alle Teile des Kör-

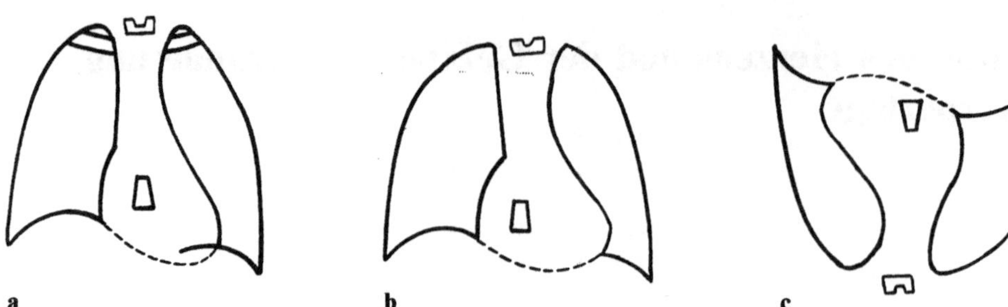

Abb. 92 a – c. Die Form des Herzens bei unterschiedlicher Körperlage; **a** im Stehen; **b** im Liegen; **c** im Kopfstand. (Nach Kienböck u. Eisler 1910)

pers im Herzniveau. Der Blutzufluß zum Herzen wird erleichtert, seine Kammern werden stark gefüllt und darum wird das Herz größer, aber auch die Arbeitsleistung des Herzens steigt an. Nicht nur Form und Größe des Herzens ändern sich sondern auch seine Lage und der Durchmesser der großen Gefäße, besonders der Venen im kleinen Kreislauf.

Schon in den frühen Anfängen der Röntgenologie interessierten sich ihre Begründer dafür, in welcher Weise sich das Herz des Menschen im Liegen, im Stehen und im Kopfstand verlagert. Kienböck u. Eisler führten im Jahre 1910 diese Untersuchung bei Jugendlichen und Erwachsenen durch. Sie haben festgestellt, daß beim Übergang der Probanden vom Stehen zum Liegen das Niveau des Diaphragmas sich um 1–2 cm anhebt. Beim Kopfstand verlagert sich die Ebene des Diaphragmas um 2–4,5 cm kranialwärts. Auf diesen Bildern war zu erkennen, daß sich das Diaphragma im Kopfstand frei bewegt und das Herz ihm folgt. Dabei verkürzt sich der sog. Mittelschatten des Gefäßbündels (Abb. 92 und 93a,b).

Der Neigungswinkel des Herzens ändert sich nicht; der Brustkorb wird breiter. 5 Faktoren sollen auf das Ausmaß der Verlagerung der Brustorgane bei Änderung der Körperlage

Einfluß nehmen: 1) Die Füllung des Magen-Darm-Traktes, 2. das Niveau des Zwerchfellstands, 3) der Tonus des Diaphragmas, 4) die Elastizität der Lungen und 5) der Zustand des Mediastinums.

Die Beobachtungen von Kienböck u. Eisler (1910) wurden in neuerer Zeit bestätigt. Kneese (1963) stellte ebenfalls eine Vergrößerung des Herzens und eine Verbreiterung des mediastinalen Gefäßbands fest.

Bei manchen Personen mit asthenischem Habitus öffnet sich bei maximaler Inspiration und Hochheben der Arme, der epigastrische Winkel weit. Wenn auch noch ein frontaler Muskelzug der Pars sternalis des Zwerchfells als Varietät vorhanden ist, kippt die Pars sternalis bei der Inspiration nach unten und die Vorderfläche des Herzens mit dem rechten Vorhof und der rechten Kammer sind im Epigastrium tastbar (Puff 1954/55).

Das menschliche Herz kann in verschiedenen Körperlagen im wesentlichen seine Form und Funktion aufrechterhalten. Das Klappensystem bleibt ausreichend stabil und gibt zumindest dem Blutstrom die natürliche Richtung. Diese röntgenphysiologischen Daten haben eine praktische Bedeutung. Wenn ein Mensch auf der Seite liegt, verlagert sich gewöhnlich das Herz zu dieser Seite hin. Die Verlagerung

Abb. 93. a Konventionelle Röntgenaufnahme am stehenden Patienten. Die Lungenwurzel und Gefäße sind ganz normal. Am oberen Teil der Lungenfelder sind die Gefäße schmäler als in der Basis und die oberen Teile sind transparenter. Das Herz ist normal konfiguriert. **b** Derselbe Patient im Kopfstand. Auf dem Bild ist deutlich die Zunahme der Menge und Größe der Gefäße in den oberen Segmenten zu erkennen. Die Transparenz dieser Bezirke ist vermindert, ein Zeichen für die Umverteilung des Blutflusses in der Lunge zugunsten der oberen Segmente

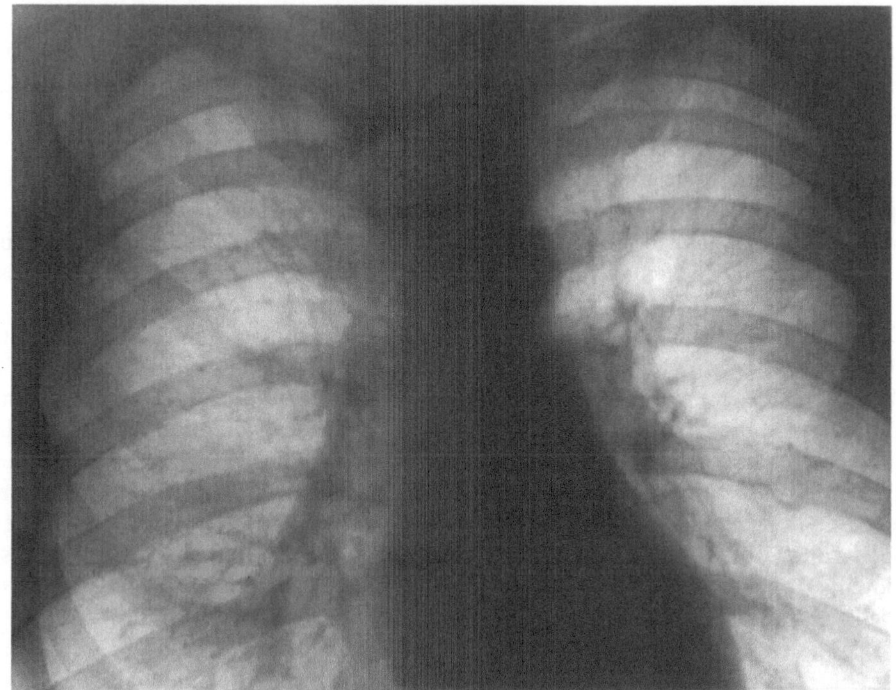

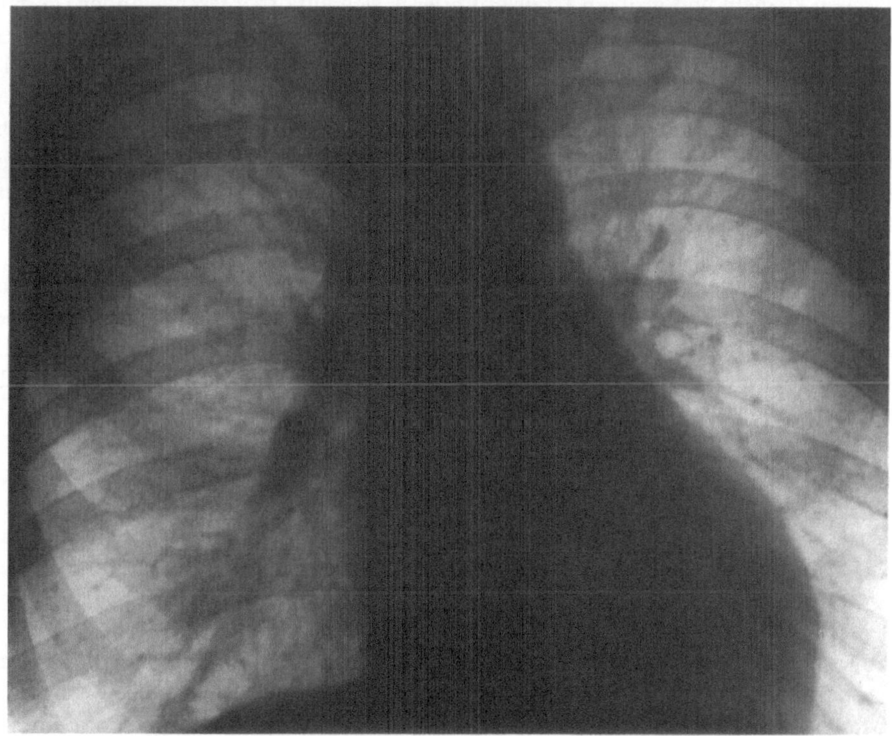

ist stärker in der Atempause oder in der Ausatmung, und weniger ausgeprägt beim Einatmen. Offensichtlich haben die Lungen, wenn sie mit Luft gefüllt sind, eine bestimmte Spannung und sind in größerem Maß in der Lage, das Herz in einer mittleren Position zu fixieren.

In Bauchlage ist das Herz in allen Atemphasen breiter als in Rückenlage. Eine Erklärung dafür sieht man darin, daß in Bauchlage das Diaphragma hochsteht und seine Beweglichkeit begrenzt ist; in Rückenlage ist bei gleichem Volumen eine Vergrößerung des Tiefendurchmessers möglich. Außerdem kann man auch ein gewisses Absinken des Herzens beobachten, das durch eine verhältnismäßig starke Verdrängung der kontrastgefüllten Speiseröhre durch den linken Vorhof nach hinten sichtbar wird.

Die Herzgröße ist i. allg. sehr von der Körperlage und dem intrathorakalen Druck abhängig. Es besteht dabei eine feste Korrelation zwischen dem Schlagvolumen und der zirkulierenden Blutmenge. Liegt ein Kurzschluß zwischen kleinem und großem Kreislauf oder zwischen arteriellem und venösem Kreislaufschenkel in der Peripherie vor, spiegelt das Herzvolumen die Größe des Shuntvolumens wieder. Eine länger dauernde Immobilisation des Patienten kann zu einer Verminderung des Herzvolumens führen. Das Herzvolumen kann bei Untersuchungen im Stehen und Liegen erstaunliche Schwankungen zeigen (bis zu 200 ml nach Stender u. Kahlstorf 1972). Im Liegen ist die Herzgröße stabiler. Der Übergang aus der horizontalen in die vertikale Lage ist von einer Deponierung des Blutes (300–900 ml) in den Gefäßen der unteren Extremität begleitet (Sjöstrand 1962, zit. nach Stender u. Kahlstorf 1972), während das Kreislaufvolumen auf zwei Drittel reduziert wird. Die Herzfrequenz vergrößert sich. In der vertikalen Lage sinkt das Schlagvolumen um 40% und mehr im Vergleich zur horizontalen. Das Blutvolumen in Lunge und Herz vermindert sich um 20%. Dagegen sinkt der arterielle Druck aufgrund reflektorischer Gefäßverengung in Nieren und inneren Organen

im Stehen nicht. Die Aktivität der adrenergen Fasern an den Arteriolen vergrößert sich (Kattus et al. 1949; Brigden et al. 1950; Gulberston et al. 1951, zit. nach Stender u. Kahlstorf 1972).

In Ruhe und im Stehen ist das Minutenvolumen ungefähr um 2 l kleiner als in Rückenlage. Körperliche Arbeit im Stehen begünstigt die Vermehrung des Blutzuflusses zum Herzen und des Schlagvolumens.

In einem bestimmten Umfang ist der Übergang von der vertikalen in die horizontale Lage von einer Volumenbelastung begleitet. Diese Belastung liegt aber im Schwankungsbereich der Norm. Man beobachtet eine Verstärkung des Blutflusses über Anastomosen aus den Arterien in die Lungenvenen.

Im Stehen können die Herzmaße stark variieren. Das spricht für einen unterschiedlichen orthostatischen Einfluß auf die Größe der Blutzufuhr zum Herzen (Zdansky 1952; Musshoff u. Reindell 1956, Roskamm et al. 1961). Das Maß der orthostatischen Verkleinerung des Herzens bei derselben Person kann sich unvorhergesehen ändern (Zdansky 1962). Bei gesunden Menschen vergrößert sich das Herzvolumen beim Übergang in die horizontale Lage im Mittel um 114 $\pm$ 4,5 ml bzw. 70 $\pm$ 4,8 ml/m^2 Körperoberfläche. Das Herzvolumen pro kg Körpergewicht vergrößert sich bei Männern beim Übergang in die horizontale Lage auf 10,3–14,1 und bei Frauen auf 8,7–13.

Mit der intensiv erarbeiteten nuklearmedizinischen Untersuchungsmethode der inneren Hämodynamik des Herzens erhält man verhältnismäßig klare Bilder der Herzhöhlen und der großen Gefäße (Abb. 94). Was die Schärfe der Bilder betrifft, ist zwar die Radionukleotidmethode der röntgenologischen nicht gleichwertig, aber im Gegensatz zu dieser nicht invasiv und daher für den Patienten bequemer und für den Untersucher vielseitiger, weil der Patient jede beliebige Position einnehmen kann. Poliner et al. (1980) haben systematische Radionuklearventrikulographien durchgeführt und zeigen, daß in Ruhe das mittlere enddiastolische Volumen der linken

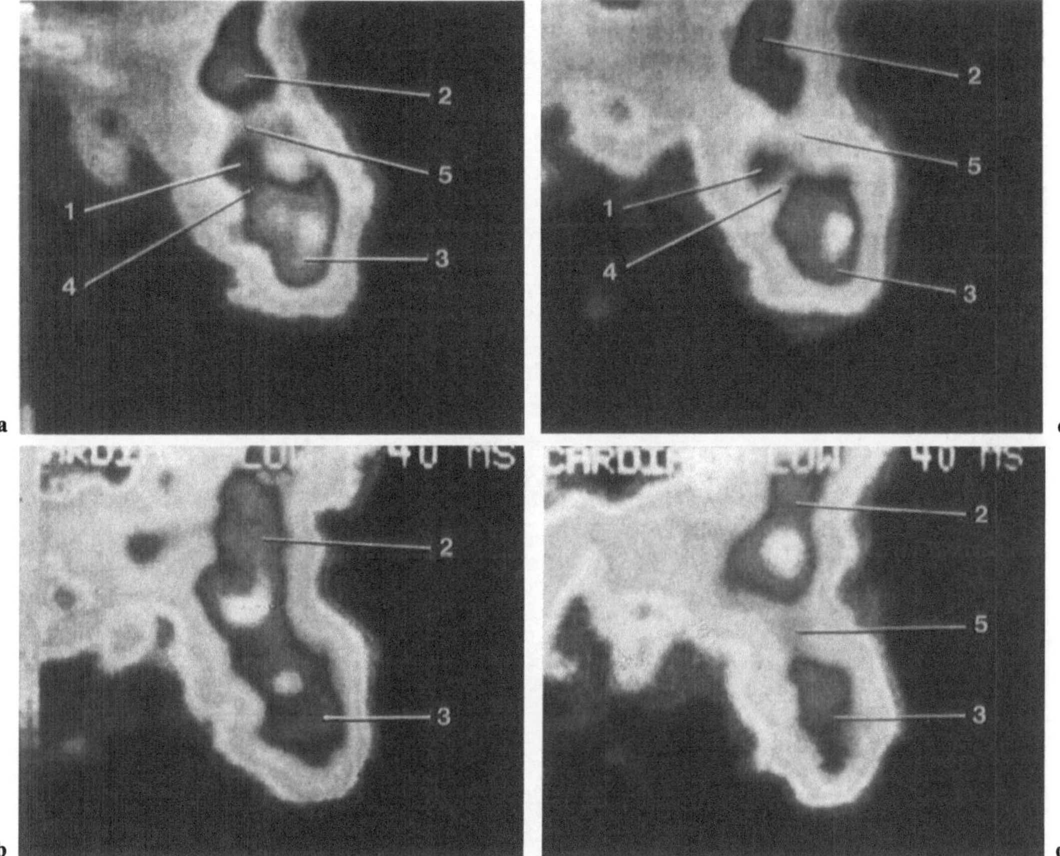

Abb. 94 a – d. Vier ausgewählte Szintigramme (Nukleotidmethode) des Herzzyklus. **a** (Ende der Diastole) zeigt eine Bewegung vom linken Vorhof in die linke Kammer; In **b** ist deutlich die Verbindung zwischen Kammer und Aorta zu erkennen; **c** (isovolumetrische Phase der Systole) zeigt die Unterbrechung des Flusses zwischen Vorhof und Kammer und läßt dabei die Ebene der Mitralklappe erkennen. Es besteht noch keine Verbindung zwischen dem Ventrikel und der Aorta. **d** (Endsystole) zeigt eine klare Darstellung des Aortenbulbus. *1* linkes Atrium; *2* Aorta; *3* linker Ventrikel; *4* Mitralklappe; *5* Aortenklappe. (Nach Jengo et al. 1978)

Kammer in Rückenlage 104 ± 10 ml beträgt und in der vertikalen 85 ± 6 mm. Das mittlere endsystolische Volumen ist im Stehen und Liegen gleich. Die Auswurffraktion der linken Kammer hat die Tendenz, sich in Rückenlage zu erhöhen verglichen mit der Vertikalen. Rushmer (1981) unter Berücksichtigung der Untersuchungen von Linderholm u. Strandell 1958) und auch Bevegard et al. (1963) haben gezeigt, daß sich das Schlagvolumen beim liegenden und beim geschwächten Menschen dem maximalen Wert nähert, der gewöhnlich bei schwerer körperlicher Arbeit erreicht

wird. Beim Aufstehen verkleinern sich Schlagvolumen und Herzmaße auf 30–40%.

Mit Änderung der Herzgröße beim Wechsel der Körperlage ändert sich auch der Durchmesser der Lungengefäße. Dabei verhalten sich die verschiedenen Gefäße unterschiedlich. Im Oberlappen sind die Arterien in der vertikalen Lage breiter als die Venen, während sie in horizontaler Lage das gleiche Kaliber haben oder sogar manchmal schmaler als diese Venen sind (Konjuchowa 1970, zit. bei Tichonow u. Konjuchowa 1970; Turner et al. 1972).

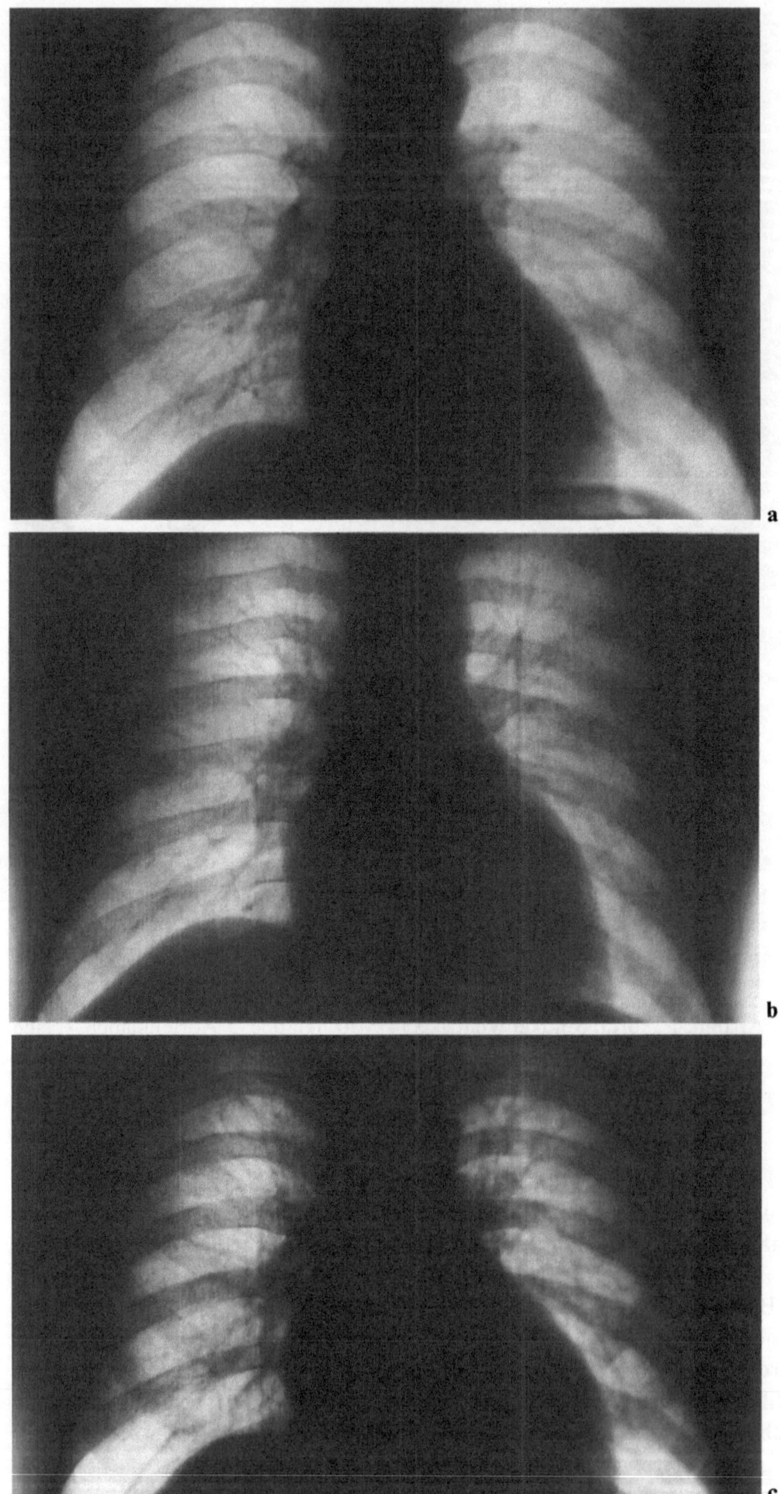

Abb. 95 a – c. Veränderung der Form und Größe des Herzens und Verteilung des Blutes in der Lunge bei Änderung der Körperlage; **a** im Stehen in Einatmung; **b** in der Rückenlage; **c** in der Bauchlage. Die Erweiterung der oberen Lungengefäße im Liegen, besonders in Bauchlage wird deutlich

Die Gefäße des kleinen Kreislaufs besitzen nicht den ausgeprägten Tonus der Gefäße des großen Kreislaufs und das sie umgebende Interstitium hat eine geringere Eigenspannung als die alveolären Strukturen.

Infolgedessen ist die Blutfüllung der Lungengefäße hauptsächlich von hydrostatischen (Gravitations-)Kräften abhängig. Das kommt darin zum Ausdruck, daß beim aufrecht stehenden Menschen die Anzahl der Gefäße in einer bestimmten Flächeneinheit des Röntgenbildes in den basalen Abschnitten der Lunge bedeutend größer ist als im oberen Teil.

Bei umgekehrter Körperlage – im Kopfstand – wird der Lungenkreislauf infolge der Gravitation umverteilt: Die größte Blutmenge wird dann in die Gefäße der oberen Lungensegmente verlagert, die jetzt am tiefsten liegen. In diesen Segmenten werden die Gefäße breiter, da sie dem Blutkreislauf weniger Widerstand bieten und der größte Teil des Volumens in diese Zone verschoben wird (Abb. 93a,b).

Dabei vergrößert sich das Herz deutlich durch den erhöhten Bluteinstrom in die Kammer.

Diese Befunde zeigen, daß sich im Gefäßbett des kleinen Kreislaufs normalerweise eine begrenzte Menge des zirkulierenden Blutes befindet, so daß es sich unter dem Einfluß der Schwerkraft aus den oben gelegenen Lungenabschnitten in die unteren verlagern kann. Wenn sich aber die Blutmenge in der Lunge unter dem Einfluß pathologischer Bedingungen vergrößert (Blutmangel, Gefäßshunts mit Herabsetzung der Sauerstoffsättigung des Blutes), kann das Lungengefäßbett vollständig gefüllt erscheinen und dann sind in jeder Körperlage Kaliber und Zahl der auf den Röntgenbildern dargestellten Gefäße überall gleich.

In horizontaler Lage auf dem Rücken sind Anzahl und Lichtung der Gefäße in oberen und unteren Abschnitten gleich, während sie in Bauchlage in den oberen Abschnitten größer sind.

Die Umverteilung des Blutes in den Gefäßen des kleinen Kreislaufs erfolgt in Arterien und Venen etwa im gleichen Maße. Liegt der Patient auf der Seite, dann werden in den abhängigen Lungenabschnitten die Gefäße breiter (Abb. 96a–c).

In Rückenlage erweitern sich die Gefäße der dorsalen Zone der Lunge (Lungenrinne) am meisten (Abb. 95). Dieser Gravitationseffekt im Sinne einer Umverteilung des Blutes erwies sich als sehr nützlich für die Differentialdiagonose zwischen Pneumonie und Lungenkrebs (Tichonow u. Bairak 1982).

Infolge der großen Reserven in der Aufnahmefähigkeit des Gefäßbetts verursacht auch die 3fache Menge des normalen Blutvolumens noch keine Druckerhöhung im kleinen Kreislauf. Mit der radionuklearen Methode wurde gezeigt, daß das Blutvolumen in der Lunge bei Normalpersonen etwa 10% des Gesamtblutvolumens im Körper beträgt. Diese Bezie-

Abb. 96. a Konventionelle Röntgenaufnahme beim stehenden Patienten. Die Gefäßzeichnung ist regulär. Der Blutfluß in der Lunge dominiert in den unteren Segmenten, das bedingt eine geringere Transparenz in dieser Region. **b** Der gleiche Patient in rechter Seitenlage. In den abhängigen Lungenpartien sind die Gefäße erweitert. Ihre Transparenz ist infolge des verstärkten Bluteinstroms auf diese Seite vermindert. Die gegenüberliegende (obere) Lunge hat weniger Blut und ist transparenter. Das beachtliche Phänomen zeigt, daß die oberen Segmentgefäße auf beiden Seiten gleichmäßig erweitert sind, unabhängig von der Seite, auf der der Patient liegt. **c** Der Patient in linker Seitenlage. Vergrößerung und stärkere Füllung der unteren Lungengefäße bei verminderter Transparenz im Gegensatz zur oberen (rechten) Lunge. **d** Röntgenaufnahme im tiefen Expirium. Das Volumen des Lungengefäßbettes ist vermindert und das zur Verfügung stehende Blut ist gleichmäßig verteilt. Das Gefäßkaliber ist überall gleichmäßig. Keine Bevorzugung der unteren Segmente

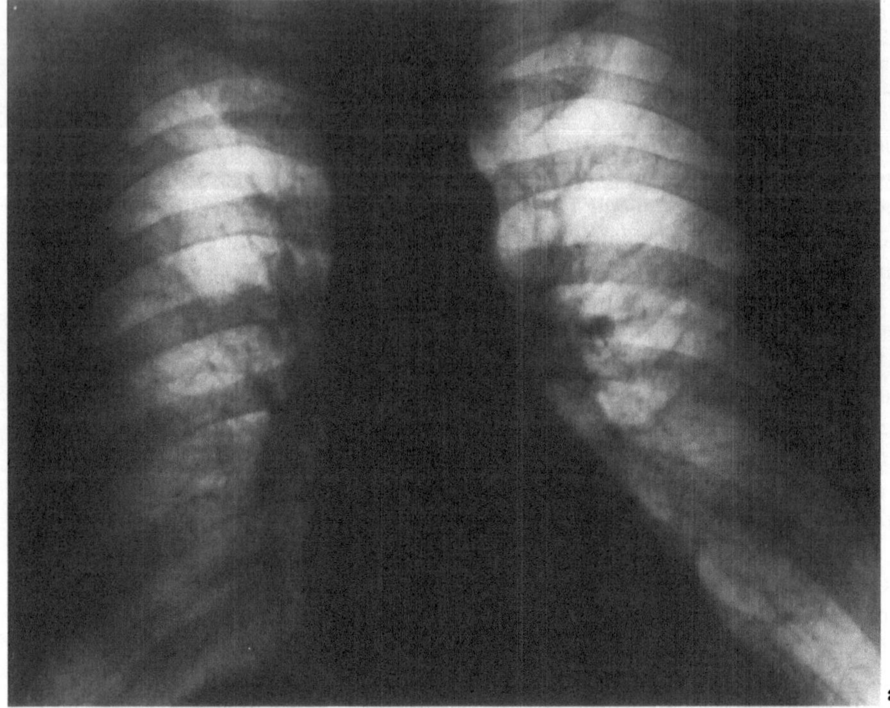

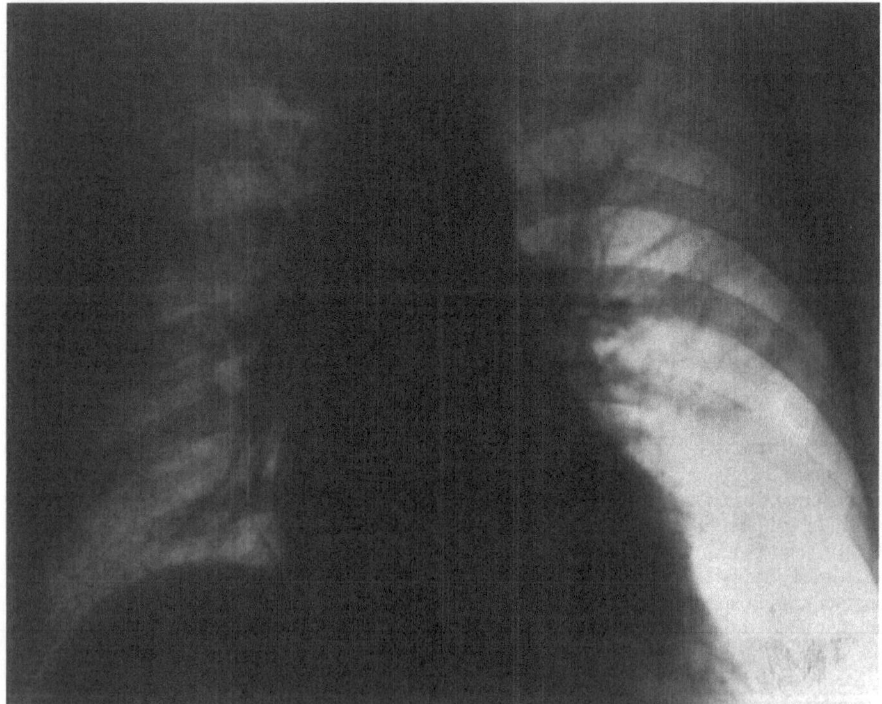

Abb. 96 a,b

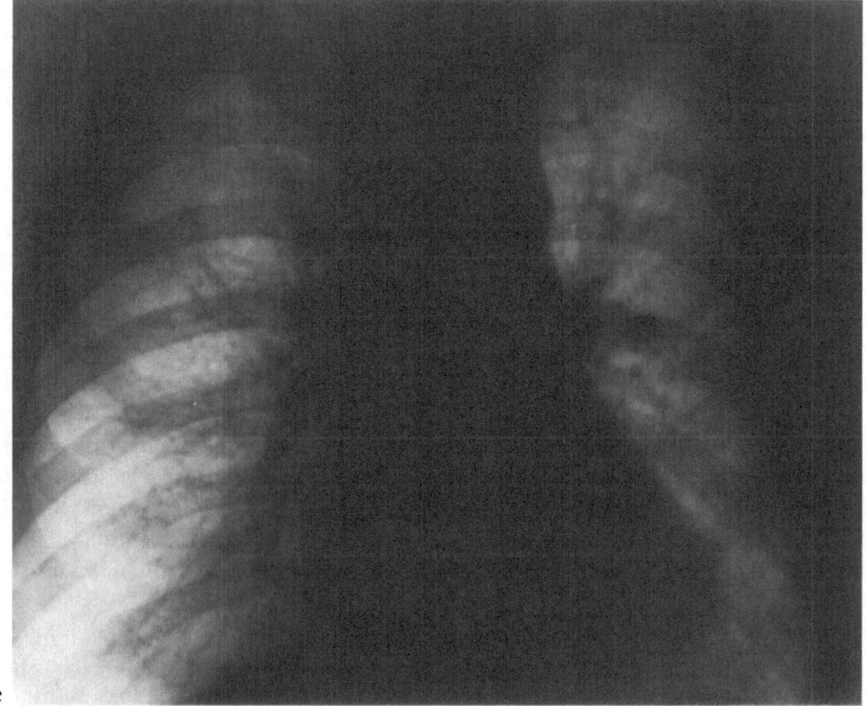

c

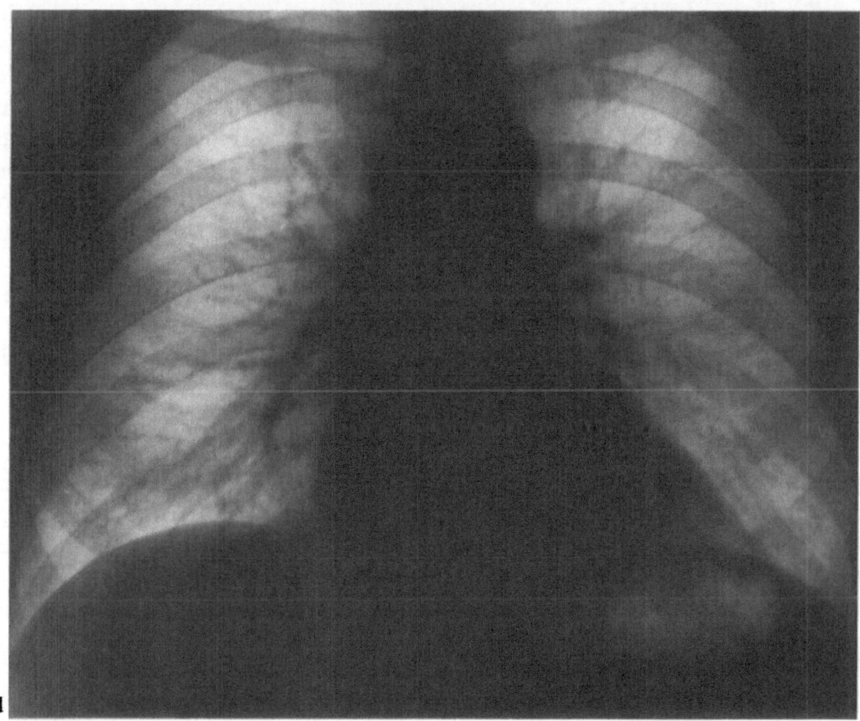

d

Abb. 96 c, d

hung ändert sich auch bei akuter oder chronischer Druckerhöhung im linken Vorhof und bei Normalpersonen mit allgemeiner Vermehrung des Blutvolumens (Maseri 1976) nicht. Die beschriebenen Besonderheiten der Blutverteilung in den Lungengefäßen entsprechen nur dem Röntgenbild in der Einatmungsphase. Bei der Ausatmung erhöht sich durch das Aufsteigen des Diaphragmas der Gefäßwiderstand in den basalen Abschnitten der Lunge und das Blut verlagert sich in die oberen Abschnitte, wo jetzt der Gefäßwiderstand kleiner ist. Darum sind auf der Röntgenaufnahme in Exspiration Blutverteilung und Gefäßdurchmesser sowie Anzahl der Gefäße in allen Abschnitten gleichmäßig (Abb. 96d).

Fuchs (1976) meint, daß die Lunge einem Manometer vergleichbar ist, auf welchem direkt die Höhe des Drucks im linken Vorhof und in der linken Kammer ablesbar sei. Nach den Untersuchungen von West (1963) wird die Lunge in 3 Zonen unterteilt:

1) In der Lungenspitze übersteigt im Stehen der alveoläre Druck den Arteriolendruck, und die Kapillaren kollabieren; hier sistiert die Durchblutung fast ganz.

2) In der mittleren Zone wird die Durchblutung durch die arterioalveoläre Druckdifferenz bestimmt, die sich kaudalwärts stetig erhöht; gleichsinnig verbessert sich auch die Durchblutung.

3) In der basalen Zone übersteigt der venöse den alveolären Druck. Die Durchblutung ist von der arteriovenösen Druckdifferenz abhängig und vergrößert sich in basaler Richtung; der hydrostatische Druck nimmt zu, die Kapillaren erweitern sich und der Widerstand für die Durchblutung wird kleiner.

In horizontaler Lage gleichen sich die regionalen Druckunterschiede zwischen Spitze und Basis der Lunge aus, und zwar mehr durch die arterielle Druckkomponente als durch die alveoläre. Die Unterschiede in der Perfusion zwischen Spitzenbereich und der übrigen Lunge verschwinden, die dorsalen Abschnitte der Lunge werden besser durchblutet als die ventralen.

Die Kenntnis dieser physiologischen Beson-

derheiten ist sehr wichtig bei der Interpretation der Röntgenbilder des kleinen Kreislaufs in Verbindung mit der Diagnostik von Myokardschäden und pathologischen Prozessen in Lunge und Pleura. Wenn z. B. beim stehenden Menschen in der Einatmungsphase die Zahl der Gefäße in den oberen und unteren Lungenabschnitten gleich ist oder gar in den oberen größer, so ist dieser Befund ein Hinweis auf ein interstitielles Ödem mit einer Erhöhung des Widerstands im Zwischengewebe, was eine Umverteilung des Blutes in die oberen Abschnitte der Lunge auslöst.

Die Besonderheiten der Veränderung von Größe, Form und Lage des Herzens werden auf den Abb. 95 a – c demonstriert. Durch den vermehrten Blutzufluß zum Herzen in horizontaler Lage kann man eine versteckte Vergrößerung des linken Vorhofs in der Anfangsphase beobachten.

Die Oberlappenvenen und die Vene des 6. Segments erweitern sich im Liegen. Nach Lavender et al. (1962) beträgt der venöse Index als das Verhältnis des mittleren Durchmessers der oberen Venen zu dem der unteren Venen (s. auch Kap. 4) in vertikaler Lage 0,6 $\pm$ 0,02 und in horizontaler 0,8 $\pm$ 0,02. Diese Reaktion ist mit einer hydrostatischen Druckdifferenz in der vertikalen Lage zwischen den oberen und unteren Lappen verbunden, die nach Angaben von Simon (1968) 15–20 mm Hg beträgt. Bei starkem Druckanstieg im Stehen bewirken reflektorische Mechanismen eine Tonuserhöhung der Unterlappenvenen. Darum gibt es keine Kaliberschwankungen der Unterlappenvenen in vertikaler Lage, obwohl hier das höchste Druckniveau zu finden ist.

Romaniuk et al. (1968) haben festgestellt, daß beim Übergang vom Stehen zum Liegen eine starke Erweiterung der subsegmentalen Gefäße in den Oberlappen nachweisbar ist, die v. a. die Venen betrifft. Dieser Effekt ist am deutlichsten beim Absenken des Kopfendes um 60°. Diese Autoren haben auch bemerkt, daß in der Ausatmungsphase die Änderung der Körperlage von einer starken Verminderung der Lungentransparenz in den oberen

Abschnitten begleitet ist. Das Gefäßbild wird kontrastarm und es erscheinen dichte fleckige Schatten wie bei einem beginnenden Lungenödem. Analog verändert sich auch die Lichtung der V. azygos. Die Form des Venenquerschnitts im Tomogramm verändert sich abhängig von der Atemphase und der Körperlage. Normalerweise wird diese Veränderung durch die Spannung ihrer horizontalen Abschnitte an der Mündung in die obere Hohlvene bestimmt. In 60% der Fälle hat die Lichtung der V. azygos die Gestalt eines Halbmonds, bei 35% das Aussehen eines Tropfens (bei niederem Zwerchfellstand) und bei hohem Zwerchfellstand Spindelform (5%). Die V. azygos folgt der Verlagerung der oberen Hohlvene, so z.B. beim Übergang zum Liegen, wenn sich beide Gefäße zusammen im Mediastinum nach kranial verschieben. Beim Einatmen wird die Vene nach unten ausgespannt.

Die Vene verläuft gewöhnlich parallel zur Achse des rechten Stammbronchus und ist in ihrer Längenausdehnung variabel. Im Gegensatz dazu ist der Durchmesser der Vene unter verschiedenen Bedingungen konstant.

Eine große Bedeutung für den Durchmesser der Vene hat ihre Blutfüllung. Der hydrostatische Einfluß zeigt sich darin, daß in Horizontallage und besonders bei Beugung des Kopfes die Lichtung der V. azygos größer wird. Der Durchmesser der Vene ist im Gegensatz zum Herzen in der vertikalen Lage stabiler als in der horizontalen. Wenn also der Durchmesser der Vene im Sitzen 6 mm beträgt, kann er im Liegen Werte zwischen 12 und 20 mm zeigen. Im Mittel beträgt der Unterschied zwischen Liegen und Stehen 9,1 ± 2,2 mm. bei Lageänderung vergrößert sich die Lichtung um das 2- bis 3fache (Swart 1959).

Physische Belastung hat praktisch keinen Einfluß auf den Durchmesser der V. azygos. Es gibt auch keine Abhängigkeit vom Alter und von der Körperoberfläche. Die normale Größe des Venendurchmessers beträgt im Sitzen 3,8–9,8 mm (Mittelwert 6 ± 1,5) und im Liegen 11,5–20,3 mm (Mittelwert 15,9 ± 2,2). Nach den Angaben von Konjuchowa

(1970, zit, nach Tichonow u. Konjuchowa 1970) mißt die Lichtung der Vene bei erwachsenen Männern mit gesundem Herz-Gefäß-System im Stehen durchschnittlich 6 mm und im Liegen 12 mm. Beim Übergang in die Horizontallage vergrößert sich der Durchmesser der oberen Hohlvene um 7 ± 0,49 mm.

Die Fähigkeit des Herzens zur Erweiterung zeigt sich im Größenvergleich im Stehen und im Liegen.

Bei Personen mit Herzdilatation im Stehen vergrößert sich das Herz bei der Umlagerung in die horizontale weniger als bei Gesunden. Bei einer starken Vergrößerung, die im Stehen oder Sitzen nachgewiesen wurde, findet eine weitere Dilatation im Liegen fast niemals statt. Dies ist ein Kriterium zur Beurteilung der Herzmuskelreserven in der Röntgendiagnostik verschiedener Herzerkrankungen (Herzfehler oder Myokardveränderung). Es ist bekannt, daß ein kräftiges, leistungsfähiges Herz bei Sportlern und Schwerarbeitern häufig groß ist oder ein vergrößertes Volumen aller Teile einschließlich des Vorhofs hat und viel Restblut enthält.

Die Veränderung der Herzgröße infolge von unterschiedlichen Bedingungen ist nicht nur Ausdruck der passiven Füllung sondern auch des Füllungsdrucks. Das Myokard besitzt die funktionelle Möglichkeit der autonomen Regulation durch einen aktiven Muskeltonus. Unter diesem Tonus wird nach Gebhardt et al. (1960) ein Restkontraktionszustand der Myokardfasern am Ende der Diastole verstanden, der unabhängig vom Füllungsdruck ist. Eine Vermehrung dieses Tonus führt zur Verkleinerung des enddiastolischen Volumens, was röntgenologisch als Verkleinerung des Herzens erscheint, z.B. in Fällen von Hypertension bei nicht vergrößertem Herzen und beim Cor pulmonale. Eine regulierende Tonusverminderung bedingt eine Vergrößerung des Herzens z.B. bei Sportlern, bei Volumenüberlastung als Folge arteriovenöser Fisteln, bei Hyperthyreose oder bei chronischer Anämie.

Bei Volumenüberlastung ist das Herz in der Regel vergrößert, unabhängig von einer kontraktilen Insuffizienz oder Myokardschaden. Bei Myokardinsuffizienz findet man – abgesehen von der Herzvergrößerung – immer eine verstärkte Füllung der Lungengefäße. Die Lungengefäßzeichnung gibt wichtige Hinweise, ob die Vergrößerung des Herzens als eine Folge von kontraktiler Insuffizienz oder als Tonusregulation bei voller Arbeitsfähigkeit des Herzens bewertet werden muß. Es ist notwendig zu betonen, daß auch bei normaler Ventrikelgröße eine funktionelle Insuffizienz vorliegen kann (Simon 1963; Stein et al. 1974). Eine Insuffizienz der linken Kammer führt aber immer zur Lungenstauung.

Turner et al. (1972) haben die Ergebnisse der Röntgendarstellung der Lunge, der Angiopneumographie mit dem Katheter und die Druckmessung im Herzen und den großen Gefäßen einander gegenübergestellt und konnten zeigen, daß eine bestimmte Korrelation zwischen dem Röntgenbild der Gefäße und dem Druck im linken Vorhof vorhanden ist. Das kann schon anhand des üblichen Röntgenbildes der Lunge festgestellt werden. Die Störung der Lungendurchblutung bei Abflußbehinderung aus dem linken Vorhof steigert sich in 4 Stufen.

Stufe 1: Breite und Anzahl der Gefäße in allen Abschnitten der Lunge gleich, bedingt durch eine geringfügige Einengung der Gefäße der unteren Segmente. Dabei beträgt der mittlere Druck im linken Vorhof 10–15 mm Hg.

Stufe 2: Die Gefäße sind in den oberen Lungenfeldern breiter; der Druck im linken Vorhof beträgt 15–25 mm Hg.

Stufe 3: Die Durchblutung der oberen Lungenabschnitte nimmt zu, so daß die Gefäße an Randschärfe verlieren. Außerdem sind die Konturen der Lungenwurzel infolge des interstitiellen Ödems verwaschen. Der Druck im linken Vorhof beträgt dann 25–35 mm Hg.

Stufe 4: Neben dem interstiellen Ödem kommt es zu einer alveolären Verengung. Der Druck im linken Vorhof beträgt 35 mm Hg und mehr.

Dieselben Autoren haben auch eine Methode der quantitativen Bestimmung des Drucks im präkapillären Schenkel des kleinen Kreislaufs d.h. im System der Lungenarterien, erarbeitet. Als Grundparameter wird die Lichtungsweite des Truncus pulmonalis und der Lungenarterienäste angenommen. Bei der Bewertung unterscheidet man 3 Grade der Verbreiterung.

Beim *1. Grad* ist nur der Truncus pulmonalis erweitert ohne Veränderung des Durchmessers der Lungengefäßäste.

Im *2. Grad* findet sich eine Erweiterung des Stammes und der großen Äste der Lungenarterien.

Im *3. Grad* ist neben der Erweiterung des Stammes und der großen Äste eine Verengung der peripheren Zweige der Lungenarterien erkennbar. Diese Symptomatik ist meist von einer Erhöhung des Drucks im kleinen Kreislauf bis zu 75 mm Hg begleitet.

Die pathologischen Veränderungen der Blutverteilung im kleinen Kreislauf bei Herzfehlern und Myokardschaden sind schon sehr früh untersucht worden (Rabkin 1967; Lavender et al. 1962; Simon 1963).

Du Mesnil de Rochemont (1974) hat festgestellt, daß die beschriebenen Strukturveränderungen des Lungengefäßnetzes nicht nur durch Erkrankungen des Herzens, sondern auch der Lunge verursacht werden können. Man kann sie beim Emphysem, bei Schrumpfung der diaphragmalen Pleura und bei Zwerchfellhochstand mit kleiner Beweglichkeit feststellen. Eine Störung der normalen Lungendurchblutung wird auch bei Niereninsuffizienz beobachtet.

Die große Bedeutung der Thoraxübersichtsaufnahme für die Diagnostik der Herzkrankheiten kann nicht genug hervorgehoben werden. Die primäre Druck- oder Volumenüberlastung bei angeborenen und erworbenen Fehlern führt zu einer Veränderung der Herzgröße und -form. Die einseitige Drucküberlastung in der rechten oder der linken Kammer verursacht eine charakteristische Formveränderung. Daraus resultiert eine Tonuserhöhung und bei längerer Dauer dieses Zustandes eine konzentrische Hypertrophie (Puff 1981). Der Umbau im Bereich der Ausflußbahn der überlasteten Kammer drückt sich in ihrer Verlängerung und Erweiterung aus.

Eine starke Vergrößerung der Kammer durch Erweiterung ihrer Einflußbahn zeugt in der Regel von einer Kontraktionsinsuffizienz des drucküberlasteten Herzens. Die Vergrößerung einzelner Abschnitte kann die Folge einer akuten Insuffizienz durch einen Myokardschaden sein. Eine Vorhofdilatation bei der Linksinfuffizienz und Ödemzeichen in der Lunge zeigen, ob die vergrößerte, geschädigte Kammer ihre Arbeitsleistung noch erbringen kann.

7 Herzgröße und Bestimmungsmethoden

Eines der wichtigsten Kennzeichen für den Zustand des Herzens ist seine Größe. Wie schon gezeigt wurde, kann die Herzgröße eines gesunden Menschen in bedeutenden Umfang variieren, eine Dilatation kann aber auch Ausdruck von Druck- und Volumenüberlastung sein. Bei der Diagnostik oder bei Therapiekontrollen wird es oft erforderlich, die Herzgröße genau festzustellen.

Zur Zeit der klassischen Röntgenologie (Moritz, Dietlen) und der nachfolgenden Generation von Röntgenologen (Bordet u. Vaquez; O'Kane, Andrews u. Warren, Fray) wurde eine Vielzahl manchmal sehr komplizierter, planimetrischer Techniken zur Bestimmung der Größe verschiedener Herzabschnitte vorgeschlagen und in zahlreichen Lehrbüchern der Röntgendiagnostik ausreichend beschrieben. Ein großer Teil dieser Methoden hat sich in der Praxis aber aus 2 Gründen nicht bewährt.

Erstens wird bei verschiedenen Personen die Herzsilhouette sehr individuell durch bestimmte Herzabschnitte oder Gefäße gebildet. Für die meisten dieser Meßmethoden wurde zwar die p.-a.-Projektion benutzt; welche Herzabschnitte aber die Kontur im einzelnen bilden, hängt sehr von der Einstellung des Patienten und von den Besonderheiten der individuellen Topographie ab; so wird z.B. in der Regel der sog. linke untere Bogen der linken Kammer zugeordnet. Aber nicht selten wird dieser Konturabschnitt bei verändertem Herzen teilweise oder aber auch vollständig von der rechten Kammer gebildet; nach den angegebenen Methoden muß man jedoch davon ausgehen, daß sich an dieser Stelle die linke Kammer befindet. Das trifft auch für andere Herzteile zu. In den schrägen Projektionen ist die Einstellung des Patienten durch verschiedene Untersucher nicht ohne weiteres reproduzierbar. Dadurch wird es noch schwieriger, exakte und vergleichbare Messungen vorzunehmen.

Der *zweite* Grund ist ein funktioneller und hängt mit den schnellen Veränderungen der hämodynamischen Bedingungen zusammen, die einen drastischen Einfluß auf Form und Größe des Herzens haben. Beim Anhalten der Atmung während einiger Sekunden mit geschlossener Stimmritze entsteht ein exspiratorischer Preßdruck. Dadurch werden Bedingungen geschaffen, die in Kap. 5 als „Valsalva-Effekt" dargestellt wurden; hierbei wird das Herz merklich verkleinert. Wenn die Röntgenaufnahme in den ersten Sekunden gemacht wird, ist das Herz nur auf Kosten der rechten Herzhälfte verkleinert, nach 6–8 s wird die Volumenverminderung auch im Bereich der linken Kammer sichtbar. Folglich sind beim gleichen Patienten deutliche Variationen der Herzform und -größe möglich.

Nur bei kurzen Belichtungszeiten ist ein scharfes Bild der beweglichen Herzkontur zu erhalten. Deswegen erwies sich die sog. Orthodiagraphie nach Moritz (1900) als ungeeignet für die Größenbestimmung des Herzens, obwohl sie nach ihrem physikalischen Prinzip ideal sein müßte. Sie erlaubt, die Kontur des Organs mit Hilfe des Zentralstrahls zu fixieren und damit eine Darstellung im natürlichen Maßstab zu bekommen. Das ist zwar günstig für die Vermessung jedes beliebigen Organs, dessen Kontur sich scharf abzeichnet. Für das Herz ist diese langwierige und zeitraubende Methode schon in ihrer Konzeption untauglich.

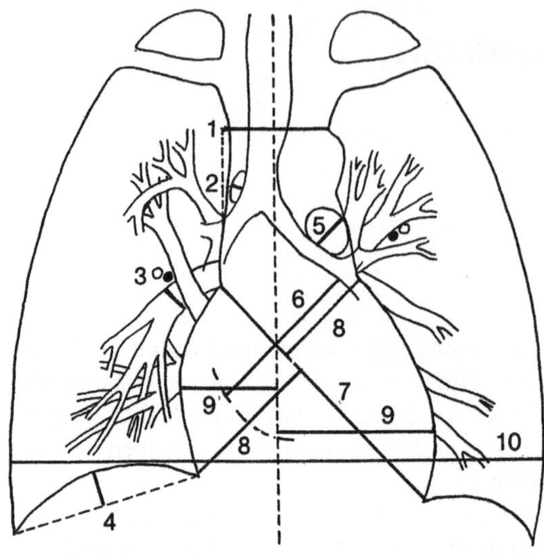
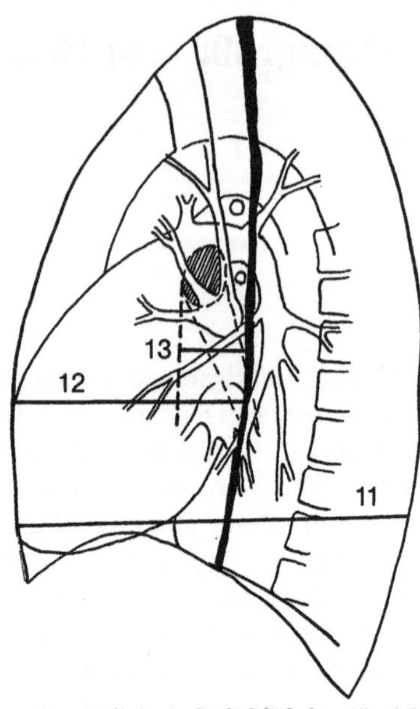

Abb. 97. Grundstruktur des Herzens und der Gefäßsilhouette. *1* Vascular pedicle („Gefäßfüßchen"); *2* V. azygos; *3* R. descendens der A. pulmonalis dextra (Pars basalis); *4* Zwerchfellkuppe; *5* linke Lungenarterie; *6* frontaler Durchmesser des linken Vorhofs; *7* lange Herzachse; *8* horizontaler Durchmesser; *9* basaler Durchmesser; *10* Breite des Thorax; *11* sagittaler Durchmesser des Thorax; *12* sagittaler Durchmesser des Herzens; *13* sagittaler Durchmesser des linken Vorhofs

Um den Zentralstrahl auf die sich schnell bewegende Herzkontur einzustellen, benötigt man viel Zeit bei angehaltener Atmung. Das führt automatisch zum Entstehen des Valsalva Effektes, der zu der beschriebenen Änderung von Form und Größe des Herzens führt. In jener Zeit spielte die Orthodiagraphie eine Rolle bei Detailuntersuchungen von Form und Lage des Herzens, der pulsatorischen Bewegung und der Veränderung des gesamten Herz-Gefäß-Schattens als Folge partieller oder allgemeiner Vergrößerung.

Die Variabilität der Herzmaße (besonders im Stehen) machte es schwer und manchmal ganz unmöglich, die Grenze zwischen normalen und pathologischen Befunden zu bestimmen. Später schlug Köhler (1908) vor, ein Teleröntgenogramm (Herzfernaufnahme) in einem Fokusabstand von 2 m zu machen. Man findet dabei vergrößerte Herzmaße, die aber konstant sind und in der Praxis leicht zu bestimmen sind. Aufgrund einfacher Berechnungen wurde gezeigt, daß bei 2 m Fokus-

Abstand die Ebene des größten frontalen Schnittbilds (Silhouette) beim erwachsenen Mann einen Abstand von der vorderen Brustwand hat, der etwa einem Drittel des Tiefendurchmessers des Thorax entspricht, d.h. ungefähr 7,5 cm. Die absolute Größe des Frontaldurchmessers steht zu seiner Projektion auf die Vorderwand in einem Verhältnis von 0,9625 : 1,0. Die Fernröntgenuntersuchung hat in der heutigen Zeit eine große Verbreitung und wird als die beste Methode zur Bestimmung von Form, Größe und Lage des Herzens und der großen Gefäße akzeptiert. Folgende Grundmaße werden auf der Herzsilhouette in der a.-p.-Projektion bestimmt (Abb. 97):

1) Der *horizontale Durchmesser* als die Summe der Abstände von der Mittellinie bis zum entferntesten Punkt auf der rechten und linken Herzkontur (Tr + Tl); beim Gesunden beträgt er nicht mehr als 14,5 cm (Stein et al. 1974);
2) die Relation des horizontalen Durch-

messers zur Breite des Brustkorbes (Th) in Höhe der rechten Zwerchfellkuppe (oder des entsprechenden kostodiaphragmalen Sinus) Tr + Tl/Th; sie beträgt in der Norm 0,5 („*kardiothorakaler Index*");
3) die *Länge des Herzens* zwischen dem Schnittpunkt der Kontur des rechten Vorhofs und der rechten Kontur des Gefäßschattens und dem Punkt, wo sich die Kontur der linken Kammer mit der linken Zwerchfellkuppe überschneidet (L); obere Grenze 15,5 cm;
4) *der mittlere Durchmesser* ist die Summe der Abstände von der Längsachse zu dem Punkt, wo die Kontur des rechten Vorhofs die rechte Zwerchfellkuppe schneidet, und zu dem Einschnitt zwischen linkem Kammerbogen und linkem Herzohr oder Pulmonalkonus (Q); in der Norm 11,2 cm;
5) die *Neigungswinkel der Längsachse* des Herzens beträgt gewöhnlich 57°;
6) die *Fläche der frontalen Silhouette* berechnet sich aus dem Produkt von Herzlänge, Querdurchmesser und Koeffizient der Ellipse (0,735); die obere Normgrenze beträgt bei erwachsenen Menschen 119 cm^2.

Die Bedeutung dieser absoluten Maße wurde von verschiedenen Autoren mehrfach betont, aber erschien meist wenig glaubwürdig. In späterer Zeit haben Stein et al. (1974) eine genaue Gegenüberstellung der Meßergebnisse der Herzsilhouette auf dem Teleröntgenogramm den Parametern der Kinoventrikulographie und der Druckbestimmung in Herzkammern und großen Gefäßen gegenübergestellt. Sie konnten keine direkte Beziehung zwischen diesen Parametern bei mäßiger, aber doch in bestimmtem Ausmaß vorhandener Myokardinsuffizienz nachweisen. So waren z.B. trotz deutlicher Erhöhung des enddiastolischen Druckes in der linken Kammer auf 13–20 mm Hg die äußeren Maße normal. Dennoch ist die Bestimmung der beschriebenen Herzmaße sehr wichtig; sie liefert objektive Angaben bei der periodischen Untersuchung zur Therapiekontrolle und ist zur Berechnung des Herzvolumens notwendig.
In den Jahren 1918, 1920 und 1932 wurden

mehrere Methoden zur Volumenbestimmung erarbeitet. Einerseits versuchte man, plastische Modelle des Herzens herzustellen, und andererseits wurden mathematische Formeln für die Bestimmung des Herzvolumens nach dem Fernröntgenbild entwickelt.
Das Eintauchen des plastischen Modells in eine Flüssigkeit macht die Volumenbestimmung in ml leicht. Am bekanntesten sind die Arbeiten von Palmieri (1920, zit. nach Fanardjan 1958) und Lysholm (1926, zit. nach Fanardjan 1958). Diese sog. radioplastische Methode fand wegen ihrer Umständlichkeit, der großen Strahlendosis für den Kranken und der Ungenauigkeit der Orthodiagraphie keine große Verbreitung. Das Grundkonzept der geometrischen oder besser gesagt mathematischen Methode liegt in der Annäherung der Form des Herzens an verschiedene räumliche Figuren.
Das Volumen des Herzens berechnet man mit Hilfe seiner Durchmesser in der Röntgensilhouette. Geigel (1914), Bardeen (1918) und Salotti (1928; alle Autoren zit. nach Musshoff 1965) haben dafür die Kugelformel benutzt. Die Herzvolumenformel nach Salotti lautet:

$$V = \frac{a + b}{2} \cdot (a + b) \cdot (c + d), \qquad (1)$$

wobei a + b die Breite und c + d die Länge des Herzens im a.-p.-Röntgenbild sind. Die Berechnung der Größe des Herzvolumens auf diesem Wege ergab nur eine grobe Annäherung an den wirklichen Wert. Eine größere Genauigkeit zeigt die Berechnungsmethode, die Rohrer (1916/17) und Kahlstorf (1932) angeben. Diese Autoren gingen bei der Berechnung davon aus, daß das Organvolumen nicht nur nach der Frontalfläche sondern auch nach der aktuellen Tiefe in der Projektionsrichtung berechnet werden muß. Auch sie waren der Ansicht, daß die Form des Herzens einem bestimmten geometrischen Körper angenähert werden sollte. Empirisch haben sie gefunden, daß diese Form zwischen einem Ellipsoid und einem querliegenden Paraboloid zu suchen ist. Der Korrekturkoeffizient (K) beträgt 0,63 (Mittelwert aus den Koeffizienten des Ellipsoids (0,667) und des Paraboloids (0,59)).

$$V = K \cdot Fa \cdot t_{max} \qquad (2)$$

(K = 0,63; Fa = die planimerisch bestimmte Fläche der Herzsilhouette in der p.-a.-Projektion; t_{max} = maximaler Tiefendurchmesser des Herzens auf der seitlichen Projektion).
Diese Formel war für die Vermessung des Herzens mit Hilfe der Orthodiagraphie erarbeitet worden. Jonsell (1939), Liljestrand et al. (1939), Kjellberg (1949) und andere haben der Bestimmung des Herzvolumens die Fernröntgenaufnahme mit einem Fokus-Film-Abstand von 1,5 m zugrundegelegt. Die Fläche der Herzsilhouette wurde nicht planimetrisch sondern mit Hilfe der Ellipsenformel ($\frac{\pi}{4}$) bestimmt. Der Faktor K beinhaltet die Komponente des Ellipsoids (0,67). Als Resultat der Korrektur unter Einbeziehung der Projektionsvergrößerung beträgt dieser Koeffizient noch 0,42 (für 1,5 m Fokusabstand). Musshoff u. Reindell (1956) benutzten die Methode der Fernröntgenaufnahme des Herzens für die Volumenbestimmung und haben erstmals die Bedeutung des Korrekturkoeffizienten von Rohrer u. Kahlstorf (0,63) anerkannt. Der Fokus-Film-Abstand beträgt 2 m. Bei der Definition der Projektionsverzerrung fanden sie, daß die Ebene der größten Herzmaße in der p.-a.-Projektion 10 cm und in der linken seitlichen Projektion 20 cm vom Film entfernt liegt. Dadurch erfuhr die ursprüngliche Formel von Rohrer u. Kahlstorf einige Veränderungen:

$$V = 0,63 \cdot Fa \cdot t_{max}, \qquad (3)$$
$$V = 0,63 \cdot \frac{\pi}{4} \cdot \ell \cdot b \cdot t_{max} = 0,5 \cdot \ell \cdot b \cdot t_{max}. \qquad (4)$$

Dabei ist ℓ der Längsdurchmesser und b der mittlere Durchmesser des Moritz-Vierecks (Von Moritz 1928). Die Fläche des Herzschattens in der p.-a.-Projektion wird auch von den skandinavischen Autoren nach der Formel der Ellipse (nicht zu verwechseln mit der des Ellipsoids) berechnet. Mit der Korrektur der Verzerrung der Herzsilhouette lautet die Formel

$$V = 0,5 \cdot \frac{200 - 10}{200} \ell \cdot \frac{200 - 10}{200} b$$
$$\cdot \frac{200 - 20}{200} t_{max}, \qquad (5)$$

$$V = 0,4 \cdot \ell \cdot b \cdot t_{max}. \qquad (6)$$

Abhängig vom Grad der Abweichung der Herzform und damit vom Mittelwert zwischen Paraboloid und Ellipsoid, muß sich auch der Koeffizient K verändern. Larsson u. Kjellberg (1948) haben vorgeschlagen, ihn unter Bezug zum Herzindex zu bestimmen. Dieser stellt die Beziehung des Quadrates des Tiefendurchmessers zur Herzfläche in der p.-a.-Projektion (t_{max}^2/S) dar. Sie haben eine Kurve gefunden, mit deren Hilfe die Größe K leicht bestimmt werden kann. Der Koeffizient K verändert sich auch in Abhängigkeit vom Fokus-Film-Abstand bei der Fernröntgenaufnahme. In diesen Fällen wird die Größe K nach Gl. (5) ausgerechnet, wobei die Entfernungen (anstelle von 200) in cm angegeben werden. Bei einem Fokus-Film-Abstand von 150 cm ist K = 0,37, bei 100 cm K = 0,32. Trotzdem sollte der Fokus-Film-Abstand nicht weniger als 100 cm betragen, weil sonst die Genauigkeit ebenfalls abnimmt. Auch die Methode nach Musshoff u. Reindell, bei der die Herzfigur mit bestimmten räumlichen Körpern verglichen wird, erweist sich als nicht ganz befriedigend.
Diesen stereometrischen Methoden, die auf der Analogmessung ähnlicher geometrischer Figuren beruhen, folgten andere, die eine komplizierte Organform in eine Reihe einfacher Figuren zerlegten. Dieses Verfahren garantiert eine gewisse Universalität, weil nicht nur das Herz, sondern auch jede andere Organform zerlegt werden kann. Das Volumen ist auf diese Weise bedeutend leichter und exakter zu bestimmen.
Fuchs u. Bayer (1953) haben eine Methode zur Herzvolumenbestimmung mit horizontalen Tomogrammen beschrieben, bei denen sie die Formel des Prismatoids nach Simpson verwendeten, die für die Volumenbestimmung jedes beliebigen Körpers geeignet ist.

Dabei wird das Herz in 5 tomographische Schichten zerlegt. Die Fläche jeder Schicht wird planimetrisch bestimmt und nach dem Verhältnis

$$\frac{\text{Abstand Fokus-Objekt (der ausgesuchten Schicht)}}{\text{Abstand Fokus-Film}}$$

in reale Werte umgerechnet.

Die Schichtdicke beträgt 1–3 cm. Dann errechnet man das Gesamtvolumen aus der Formel für das Prismatoid

$$V = \frac{\ell_{max}}{12}\left(f\tfrac{1}{1^*} + 4f\tfrac{1}{2} + 2f\tfrac{1}{3} + 4f\tfrac{1}{4} + f\tfrac{1}{5}\right), \quad (7)$$

$$f^1 = fx\,\frac{(\text{Abstand Fokus-Schicht})^2}{(\text{Abstand Fokus-Schirm})^2} \quad (8)$$

(f = planimetrisch gemessene Größe der Schnittfläche des Herzens in der tomographischen Schicht).

Noch vollkommener erscheint die Methode von Gebhardt (1957, zit. nach Musshoff 1965). Dieser Autor benutzt ebenfalls die Methode der Volumenbestimmung mit Hilfe der Tomographie, sie ist aber bedeutend einfacher in der Ausrechnung. Es wird eine simultane Tomographie von 5 Schichten im Abstand von 1 cm gemacht. Dabei bleiben noch 2 Schichten der Außenbezirke übrig. Diese Randschichten haben die Form eines Kugelsegmentes, ihr Volumen wird entsprechend ausgerechnet und dem der Hauptschicht zuaddiert, die aus der Summe der Flächen berechnet wird. Da die Höhe jeder Schicht 1 cm beträgt, ist der Vergrößerungsfaktor für alle Schichten gleich, solange die Tomographie simultan ist. Das Volumen wird nach der Formel

$$V = S_1 + S_2 + S_3 + \ldots + S_n \\ + \tfrac{1}{3}S_1 Rtp + \tfrac{1}{3}S_n Rta \quad (9)$$

bestimmt, wobei S die Fläche der Schicht, Rta das vordere und Rtp das hintere Segment dar-

---

stellt. Wenn der Tomograph es erlaubt, werden bei kurzen Belichtungszeiten 2 komplexe simultane Tomogramme in Systole und Diastole gemacht.

Sehr interessant erscheint auch die von Takahashi u. Skinozaki (1954) angebotene Methode der Bestimmung des Herzvolumens. Dabei wird die vertikale Tomographie angewandt. Es werden 19 Schichten in einem Abstand von 0,7 cm angefertigt. Diese etwas aufwendige Methode der mit Ton gefüllten Bleiringe wurde von Takahashi (1957) modifiziert, der 18 Fotopapiere in je eine Kassette preßt, nach der Röntgenbelichtung ausschneidet und davon ein Herzmodell anfertigt.

In neuerer Zeit hat Büchner (1963) die Grundlage für eine röntgentopographische Methode ausgearbeitet.

Unter Anwendung eines plastisch verformbaren Streifens mit strahlendichter Zentimetereinteilung, der in einer horizontalen Ebene um den Thorax des Patienten gelegt wird, erhält man nicht nur einen objektiven Maßstab der Vergrößerung im Röntgenbild, sondern auch — in der Form des am Körper modellierten Streifens — einen „horizontalen Thoraxquerschnitt". In diesem läßt sich nach der Herzsilhouette des Röntgenbilds ein Transversalschnitt des Herzens konstruieren, aus dem man das Volumen berechnen kann (Abb. 98).

Doerr u. von Egidy (1967) haben diese Methode mit einem Fokusabstand von 112 cm angewandt und führten einen Korrekturfaktor auf die Projektionsvergrößerung von 1,4 und einen weiteren Korrekturkoeffizienten von 1,038 ein. Es ist heute allgemein anerkannt, daß die Volumenberechnung durch Zerlegung der Organe in parallele Schnitte bedeutend genauer ist als die geometrischen Methoden.

Trotzdem hat die röntgenologische Volumenbestimmung anderer Organe noch keine große Verbreitung gefunden. Das mag damit zusammenhängen, daß bis heute nur die Bestimmung des Herzvolumens vorgenommen wurde und niemals strenge methodische Maßstäbe angelegt wurden.

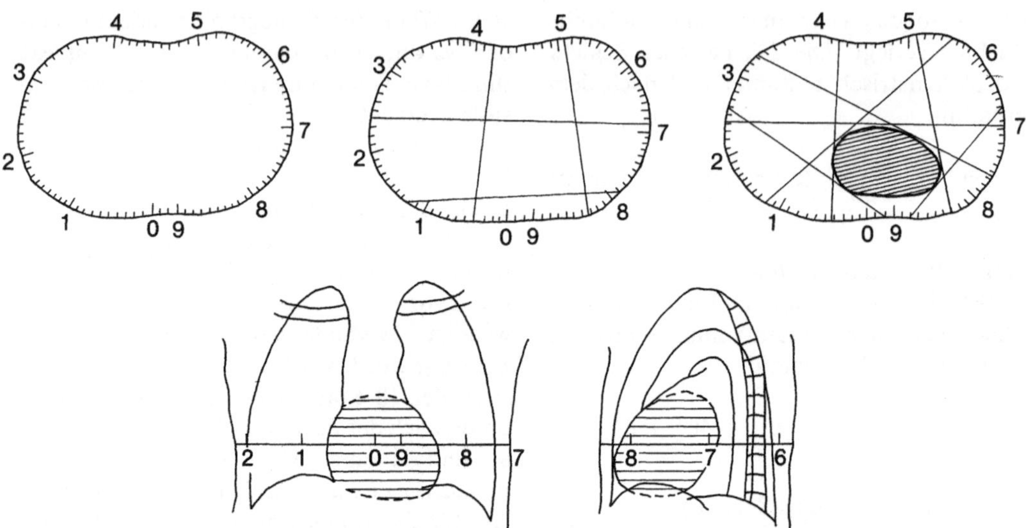

Abb. 98. Methode der Volumenbestimmung des Herzens nach Büchner (Erläuterung im Text)

Aber von vielen Autoren wird überhaupt die Genauigkeit der Herzvolumenbestimmung mit röntgenologischen Methoden bezweifelt. So schreibt Thurn (1959), daß es auch nach der Formel von Rohrer u. Kahlstorf unmöglich ist, das Herzvolumen genau zu bestimmen und bezweifelt, ob die ohnehin schon höchst komplizierte Herzform bei pathologischen Veränderungen, bei Mitral- und Aortenfehlern zu berechnen ist.

Bei der Bestimmung der Herzfläche in der p.-a.-Projektion ist es sehr schwierig, die Grenze zwischen Herz und großen Gefäßen exakt zu definieren. Der Winkel der oberen rechten Herzkontur entspricht nicht der Mündung der oberen Hohlvene in den rechten Vorhof. Beim Einführen von Kontrastmittel in diese Vene zeigt sich, daß sie weiter kaudal des rechten Herz-Gefäß-Winkels einmündet. Entsprechend ist auch die untere Hohlvene nicht an der Bildung des rechten Herz-Diaphragma-Winkels beteiligt. Auch die Aorta senkt sich in den Herzschatten hinein. Bei Verkalkung der Klappe sieht man im Angiokardiogramm, daß sich die Aortenklappe in der a.-p.-Aufnahme in die Mitte oder sogar in den kaudalen Teilabschnitt des linken Vorhofs hineinprojiziert. Auch der Truncus pulmonalis projiziert sich auf den Herzschatten selbst. Nach Thurn beträgt das Volumen aller Abschnitte der großen Gefäße, die sich auf den Herzschatten projizieren, 75–130 ml.

Bei diesen Überlegungen ist zu berücksichtigen, daß Ungenauigkeiten bei der Herzvolumenbestimmung nur für die absoluten Werte eine Rolle spielen. Bei einer vergleichenden Untersuchung des Herzvolumens eines Patienten vor und nach einer Behandlung oder in verschiedenen Körperlagen, bei Bestimmung der relativen Größe im Verhältnis zum Körpergewicht, zur Körperoberfläche oder zur Menge des zirkulierenden Blutes verliert der Einwand von Thurn an Bedeutung.

Als Resümee ist festzustellen, daß die Herzvolumenbestimmung mit den heutigen Methoden unter bestimmten Bedingungen stattfinden muß. Die a.-p.- und die linke seitliche Fernröntgenaufnahme sollten bevorzugt in horizontaler Lage des Patienten während der Einatmung mit offenem Mund (zur Vermeidung des „Valsalva-Effekts") durchgeführt werden. Die so gewonnene Volumengröße muß in Relation zu Körperoberfläche und -gewicht gesetzt werden (zur Bestimmung der Körperoberfläche s. Abb. 99).

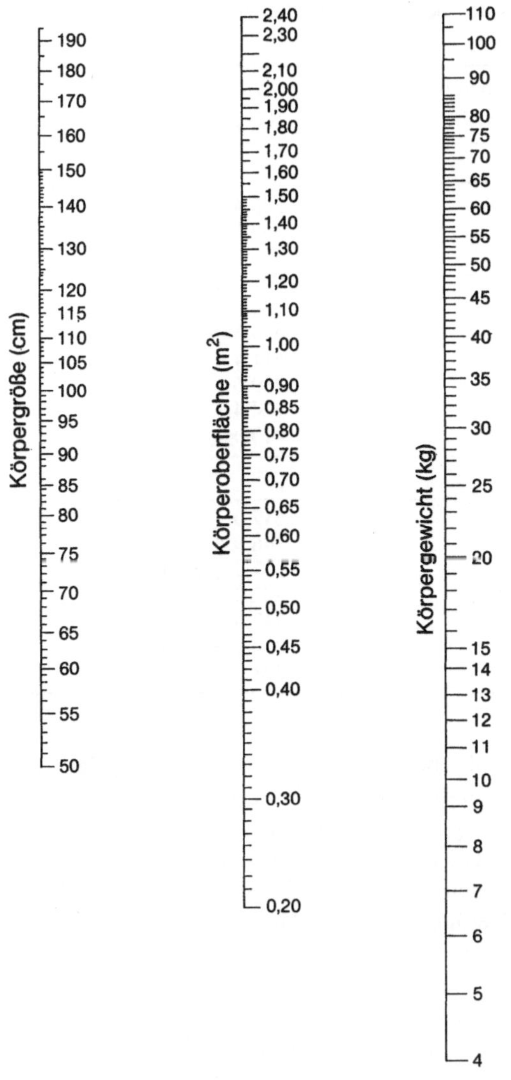

Abb. 99. Normogramm zur Körperoberflächenbestimmung

Am leichtesten läßt sich die von Musshoff (1964) angegebene Methode durchführen, besonders wenn man die relativen Werte bestimmen will. Normwerte für absolute und relative Größen des Herzvolumens sind in Tabelle 3 zusammengefaßt.

Für viele Herzkranke ist die Horizontallage beschwerlich. In solchen Fällen ist es zweckmäßiger, dem Patienten eine sitzende Position zu geben, mit hochgelagerten Beinen und zu-

rückgelehntem Körper. Nach den Angaben von Hopf et al. (1977) scheint die Herzgröße in dieser Lage ebenso exakt wie in der horizontalen zu sein, und man kann dennoch detaillierte Studien über die Verteilung der Lungengefäße anstellen. Hier richtet man den Zentralstrahl am einfachsten in der a.-p.-Projektion ein, die Kassette mit dem Film befindet sich am Rücken. Der Fokus-Film-Abstand muß maximal sein. Nach Keats u. Enge (1965) ist die Korrelation zwischen Herzvolumen und Körpergröße bzw. -gewicht nicht ideal, da letztere vom Körperbautyp abhängig sind. Einen repräsentativen Wert erhält man, wenn das Herzvolumen zur Körperoberfläche in Relation gesetzt wird.

In der Praxis genügt es bei Erwachsenen, das errechnete Herzvolumen durch die Körperoberfläche zu teilen. Dieser Wert ausgedrückt in ml/m² hat eine obere Normgrenze bei Frauen von 450–490 ml/m² und bei Männern von 500–550 ml/m².

In neuerer Zeit wurde diese Frage von Bergström et al. (1971) unter Benutzung der Kontrollparameter aus Angiokardiographie und EKG genau untersucht. Bei 80 cm Fokus-Film-Abstand wurde das Herzvolumen aus dem Durchmesser und der Konstante nach Jonsell (1939) berechnet. Kranke und gesunde Freiwillige waren in Rückenlage untersucht worden. Die Röntgenaufnahmen wurde bei oberflächlicher Atmung durchgeführt, da nach der Vorstellung von Lind (1950) Ein- und Ausatmung keinen Einfluß auf die Größe des Herzvolumens hätten. Das sytolische Volumen wurde nach einem Bild synchron zur T-Welle im EKG, das größte diastolische nach einem Bild synchron zu P ausgerechnet. Bei den meisten Untersuchten bemerkte man zwar eine Volumendifferenz, die aber selten größer als 5,7% war. Die Autoren glauben, daß man diese Unterschiede vernachlässigen kann. Dafür gibt es eine Erklärung: Die Vorhöfe werden in der Kammersystole mit Blut gefüllt, daher erscheint das Volumen von Kammer und Vorhof ausgeglichen und das Gesamtvolumen des Herzens bleibt im Laufe des Zyklus konstant.

Tabelle 3. Das Herzvolumen in Abhängigkeit vom Alter bei gesunden Menschen. (Nach Reindell u. Musshoff 1967)

Alter in Jahren	Herzvolumen [ml]	Herzvolumen [ml] / Körpergewicht [kg]	Herzvolumen [ml] / Körperoberfläche [m²]
		Männer	
10–11	41 ± 63,5	11,6 ± 1,34	348,4 ± 34,0
12–13	508 ± 80,8	11,4 ± 1,15	359,1 ± 36,0
14–15	610 ± 114,7	11,7 ± 1,5	388,0 ± 53,0
16–17	717 ± 100,2	11,4 ± 1,17	401,0 ± 36,0
18–19	769 ± 112,8	11,4 ± 1,33	436,0 ± 50,0
20–29	797 ± 107,4	11,7 ± 1,35	430,6 ± 46,0
30–39	762 ± 132,8	10,8 ± 1,20	411,4 ± 54,0
40–49	795 ± 120,0	10,6 ± 1,03	419,6 ± 38,0
50–59	800 ± 102,0	10,7 ± 1,07	424,4 ± 42,0
60–75	819 ± 126,0	11,3 ± 1,26	410,0 ± 59,0
		Frauen	
10–11	37 ± 56,9	11,1 ± 1,1	317,0 ± 28,0
12–13	499 ± 77,8	10,7 ± 1,0	346,0 ± 30,0
14–15	527 ± 78,5	10,0 ± 1,1	337,0 ± 37,0
16–17	555 ± 70,5	9,9 ± 1,1	342,0 ± 33,0
18–19	578 ± 69,1	9,7 ± 1,1	349,0 ± 35,0
20–29	579 ± 62,5	9,8 ± 0,9	350,0 ± 29,0
30–40	572 ± 67,3	9,6 ± 1,1	348,0 ± 34,0

Gribbe et al. (1959) haben eine Methode zur Bestimmung des Volumens der linken Kammer nach dem Angiogramm in einer Ebene erarbeitet, genauere Resultate erhält man jedoch bei der Anwendung des Angiokardiogramms in 2 Ebenen. Der Computer ermöglicht heute eine schnelle Berechnung des Kammervolumens (Desilets u. Beckenbach 1971; Heintzen 1971). Mit dieser Technik kann darüber hinaus der funktionelle Zustand des Myokards festgestellt werden. Zur Klärung der Veränderungen in der Herzwand müssen ihre Bewegungen und der Charakter der Formveränderung der Höhle genau analysiert werden.

Snidermann et al. (1973) haben die Größe der linken Kammer am Ende der Systole und am Ende der Diastole in RAO-Projektion zur Bestimmung der kontraktilen Eigenschaften des Myokards herangezogen. Als Meßpunkte wählten sie die Ebene der Anuli fibrosi (Ventilebene), die sie mit Hilfe des Röntgenkontrastkatheters im Koronarsinus sichtbar machten. Das endsystolische und das enddiastolische Bild wurden übereinander gelegt. Indem die Autoren eine Linie entsprechend der Längsachse im rechten Winkel zur Ventilebene zogen, teilten sie die Kammerhöhle in 4 gleiche Abschnitte. Durch einen Vergleich der Veränderung der Halbachse bei Verkleinerung der Höhle, bestimmten sie das Ausmaß der Beweglichkeit von vorderer und hinterer Wand der linken Kammer. Es wurde festgestellt, daß sich bei gesunden Personen die hintere Wand um 62–70% kontrahiert und die vordere um 40–45%. Außerdem ändert sich der Winkel zwischen Herzspitze und Vorderwand in der Systole um 5°.

Ausführlicher sind die Methoden zur Untersuchung der kontraktilen Leistung des Myokards mit der Angiokardiographie und der Ventrikulographie in Kap. 8 dargestellt.

Man kann zwar mit den herkömmlichen Untersuchungsmethoden praktisch jeden Herzfehler diagnostizieren, aber mit Hilfe einer modernen elektronischen Ausrüstung ist dies jetzt schneller und objektiver zu erreichen. Außer der Kontrastierung der linken Kammer kann man auf einem Videoband synchron Angaben zur Person, Nummer der Krankengeschichte, die Bildfolgezahl und physiologische Daten wie EKG, Kammerdruck, Druckgradient aufzeichnen und in Zahlen oder in Kurvenform wiedergeben. Weiterhin sind automatisierte Aufnahme und Speicherung möglich, so daß alle Befunde der Herzkatheterisierung protokolliert und analysiert werden können. (Heintzen 1971; Zimmermann u. Bussmann 1972).

Um das Herz als Pumpe oder als Muskel beurteilen zu können, ist es notwendig, den Kammerdruck, den Druckgradienten und morphologische Angaben über die Kammeroberfläche, wie Radius der Basis, Kammervolumen und Muskelmasse, zu kennen. Mit modernen Röntgengeräten können gleichzeitig Bilder in 2 Projektionsebenen entweder in Videoaufzeichnung oder röntgenkinematographisch festgehalten werden. Die linke Kammer wird während eines Herzzyklus in beiden vorderen Schrägprojektionen oder in a.-p.- und seitlicher Projektion aufgenommen. Diese Aufnahmen aus 2 Röntgenfernsehkanälen werden dann auf einem Videorekorder so gespeichert, daß die verschiedenen Ebenen auf einem zweigeteilten Videofeld zusammen wiedergegeben werden können.

Eine vollständig automatische Bestimmung der Herzgrenze ist bis jetzt noch nicht möglich, weil sich die Kontrastschatten der Aorta und der linken Kammer überlagern. Die Inhomogenität des Herzschattens ist die Folge einer unregelmäßigen Verteilung der Kontrastmasse und der Verschiedenheit der Querschnittsform. Zur klareren Bestimmung der Konturen der kontrastierten Höhle umfährt man sie auf dem Monitor mit einer sogenannten „Lichtfeder" von Bild zu Bild während der ganzen Phase eines Herzzyklus. Die Daten werden einem elektronischen Speicher übergeben, der das Volumen ausrechnet.

Zur Berechnung des Kammervolumens des Herzens bedient man sich einer schrittweisen Zerlegung des Fernsehbilds in eine Anzahl von elliptischen Schnitten. Die Summe der Volumina dieser Schnitte ergibt dann das Gesamtvolumen der Kammer. Heintzen (1971) zeigte, daß bei dieser Methode der Fehler in der Volumenbestimmung der Höhle der linken Kammer 0,06% beträgt und der Koeffizient der Korrelation höher ist als 0,99.

Pech u. Münster (1968) bestimmten das Volumen des linken Vorhofs nach 2 Angiokardiographien in der a.-p.- und in der seitlichen Projektion. Bei der Berechnung des Volumens wurde die Planimetrierung mit der Ellipsoidformel kombiniert. Mit dieser Methode gelang es den Autoren zu zeigen, daß die Größe des linken Vorhofs als Maßstab für die Größe des Herzfehlers dienen kann. In der Norm liegt das Volumen des Vorhofs bei 30−54 ml/m² Körperoberfläche (im Mittel 42 ± 9,2); die absolute Größe beträgt 70 ± 17,3 ml.

Die Parameter, die man für die Bestimmung des Herzvolumens und der Fläche seiner Silhouette in der p.-a.- und in der seitlichen Projektion erhält, verändern sich regelmäßig mit dem Alter.

Roskamm et al. (1967) beobachteten die Formveränderung des Herzens bei vielen Altersgruppen. Die Diagramme zeigen, daß sich von der Kindheit bis zum 70. Lebensjahr am deutlichsten der schräge Durchmesser der Herzbasis in dorsoventraler Projektion (Q) verändert; und zwar vergrößert er sich bis zum 16. Jahr sehr schnell, bis zum 20. verändert er sich dann wieder kaum und in der Altersspanne von 40−70 Jahren verkleinert er sich wieder.

Diese Entwicklung geht der morphologischen Umstrukturierung im Myokard und der Ausbildung elastischen Gewebes um die Herzmuskelfasern parallel (Puff 1978).

Am langsamsten verändert sich im Laufe des Alters der Tiefendurchmesser (T). Bis zum 40. Jahr vergrößert er sich langsam und ab dann sehr schnell. Die Herzlängsachse (L) dagegen, bezogen auf die Geschwindigkeit der Vergrößerung im Alter, bleibt am Anfang gegenüber einer Veränderung des Tiefendurchmessers zurück, verändert sich im Alter von 10−20 Jahren etwas stärker und zwischen dem 30. und 70. Jahr parallel zum Tiefendurchmesser. Diese Ergebnisse zeigen, daß man auch die unterschiedliche Herzform verschiedener Altersgruppen berücksichtigen muß, wenn man die Frage entscheiden will, ob es sich in dem konkreten Fall um eine Vergrößerung des ganzen Herzens oder eines Herzteils handelt, und ob die Veränderung dem „normalen" Alterungsprozeß entspricht oder einen pathologischen Befund darstellt.

8 Röntgenphysiologische Beurteilung der funktionellen Aktivität der linken Kammer

Moderne röntgenologische Techniken bereichern den Informationsgehalt des Nativröntgenbilds verschiedener Organe durch Anwendung spezieller Kontrastmittel (Gase, jodhaltige Mischung, Emulsionen und Tantalstaub). Subjektive Interpretationen von Röntgenbildern ohne Messungen sind kritisch zu bewerten. Ein- und dasselbe Bild kann von verschiedenen Betrachtern unterschiedlich gedeutet werden. Das ist natürlich, denn es hängt von der Erfahrung, den Kenntnissen und der individuellen Begabung ab, ob der Untersucher geringgradige Form-, Struktur- und Kontrastdifferenzen zu sehen und zu unterscheiden weiß.

Das wird besonders bei der Durchleuchtung der Lunge und des Herzens deutlich. Wenn man sich nur auf das visuelle Studium der Organbilder bei der Röntgendurchleuchtung oder der Röntgenaufnahme beschränkt, dann wird vieles nicht beachtet. Für gewöhnlich kann man nur weit fortgeschrittene Veränderungen fehlerlos erkennen und mit „bloßem Auge" bestimmen. Kleine Veränderungen hingegen entgehen der Aufmerksamkeit.

Es ist zwar nicht sehr sinnvoll, nur die absolute Herzgröße zu bestimmen, aber dieser Wert in Relation zu Körpergewicht oder -oberfläche gibt Aufschluß darüber, ob ein Befund innerhalb der Norm oder im pathologischen Bereich liegt. Die *relative* Herzgröße charakterisiert den individuellen Normzustand bei jedem einzelnen Menschen.

Wesentlich ergänzt wird die Information über das Volumen durch die mathematische Analyse der aktiven Bewegung des Herzens. Auch die Bewegung der äußeren Herzfläche, besonders in Gegenüberstellung zu den Bewegungen der Aorta und des Truncus pulmonalis, kann bei einer Zerlegung in kurze Phasen Informationen über die Dauer einzelner Perioden geben. Das hat eine große Bedeutung für die Bewertung des funktionellen Zustands des Myokards, des Reizleitungssystems und anderer Strukturelemente und damit einen unverhältnismäßig größeren Wert als das einfache Sichtstudium der Bewegungen von Herz und großen Gefäßen. Die Untersuchungen der Herzoberflächenbewegung im Kymogramm sind sehr wichtig. Man kann normalerweise verschiedene Typen mit unterschiedlichen Pulsationsamplituden in den einzelnen Strombahnabschnitten der Kammer, zumindest in der linken unterscheiden. Eine Gleichförmigkeit im Pulsationstyp wie in der Größe der Amplitude an der gesamten Kammeroberfläche ist schon an sich pathologisch. Zwischen normal und pathologisch kann man aber nicht allein durch Registrierung der pulsatorischen Bewegung des Herzens differenzieren.

Es ist nicht nur wichtig zu wissen, ob das Herz in irgendwelchen Abschnitten, sondern auch ob es in seinem Gesamtvolumen vergrößert ist. Es gibt viele Beispiele eines insuffizienten Herzens, das in Ruhe normal konfiguriert ist. Bei Zirkulationsstörungen im kleinen Kreislauf im Sinne einer Stauung oder eines lokalen Ödems, kann auch bei muskulärer Insuffizienz das Herz nach Form und Größe normal erscheinen. Für den Kardiologen ist es wichtig, das Schlagvolumen zu kennen und zu wissen, ob dieses als Ganzes in die Flußrichtung befördert wird oder zum Teil in die Kammer regurgitiert wird, in welcher Phase der Systole der Auswurf erfolgt und ob dies der Augenblick des Maximalvolumens ist.

Es ist weiter von Bedeutung, ob eine Hypertrophie des Myokards vorliegt, d.h. ob seine Masse gegenüber der Norm vergrößert ist, oder ob ein begrenzter ischämischer Schaden die Beweglichkeit der Kammerwand verändert (Akinesie, Hypokinesie und Dyskinesie). Die moderne Röntgenologie kann mit ziemlicher Exaktheit alle diese Fragen beantworten und ist anderen Methoden gleichwertig. Die subtilen Prozesse der Herzmuskelfaserkontraktionen können beim Menschen fast ausschließlich röntgenologisch erforscht werden, da das Studium der Bewegung der Herzoberfläche und der großen Gefäße und ihrer Amplitude nicht vollständig die Verformungen der endokardialen Oberfläche widerspiegelt.

Die kleinen Bewegungen der Herzkontur in der Spitzenzone z.B sind nicht selten von sehr großen Bewegungen des Innenraums infolge der Verdickung des Myokards in der Systole begleitet. Dagegen zeigt die lateralsystolische Bewegung der linken Kammer im Bereich der Einflußbahn oberflächlich sehr große Amplituden und gibt die entsprechenden Durchmesserschwankungen des Ventrikelraums in dieser Ebene wieder.

Die Pulsation der aufsteigenden Aorta ist systolisch von einer Durchmesservergrößerung um 5–10% begleitet infolge des systolischen Auswurfs des Blutes aus der linken Kammer in den Aortenwindkessel. Man kann die Länge dieser Phase beurteilen, wenn man in graphischen Aufzeichnungen die Pulsation der Aorta den Pulsationsbewegungen der Kammer gegenüberstellt. Die zeitlichen Koinzidenzen sind dabei exakt definierbar. Eine quantitative Bestimmung des Blutvolumens, das in den Aortenwindkessel bei jeder Systole einströmt, ist nicht möglich, weil die Pulsationsamplitude durch viele Faktoren bestimmt wird. z.B. die Elastizität der Aortenwand und den diastolischen aortalen Druck. Eine veränderte Aortenklappe, sowohl eine Stenose wie eine Insuffizienz, kann eine vergrößerte Pulsationsamplitude bedingen. Es gibt eine Reihe patholgischer Zustände der Aorta, die ihre Pulsationsamplitude beeinflussen und u. U. sogar unterdrücken. Anderseits verändern sich die Parameter der Kammerfunktion, wenn ein Kontrastmittel in die Höhle eingeführt wird. Deshalb müssen unbedingt auch die Reaktionen des Herzens auf die Einführung des Katheters und des Kontrastmittels berücksichtigt werden.

Es ist wünschenswert, die Aufnahme und die Messungen in den ersten 10–15 s nach der schnellen Injektion des Kontrastmittels in die Kammerhöhle zu beenden. Im Laufe dieser Zeit verändert das Herz seine Funktionen noch nicht sichtbar. Danach aber erreicht die Kontrastmasse die peripheren Gefäße, die sich unter diesem Einfluß erweitern, so daß der arterielle Druck abfällt und reflektorische Tachykardien und andere vasomotorische Veränderungen, die die Arbeit des Herzens wesentlich beeinflussen, auftreten (Hammermeister et al. 1974).

Nach unseren eigenen Befunden erscheint eine erkennbare Beeinflussung des arteriellen Systems durch die Kontrastmasse erst nach 20–30 s.

Viele Untersucher haben aufgrund vergleichender Studien gezeigt, daß das Volumen der linken Kammer und seine dynamische Veränderung während des Herzzyklus schon sehr genau mit Hilfe der Kinoventrikulographie in *einer* Projektion zu bestimmen sind (Dodge et al. 1973; Kasser u. Kennedy 1969; Benzing et al. 1970; Hammermeister et al. 1974; Gulotta et al. 1974; Kennedy et al. 1970). Für besonders günstig wird die RAO-Projektion gehalten, weil sich hierbei die Achse der linken Kammer im rechten Winkel zum Zentralstrahl befindet. Viele bevorzugen einen Drehwinkel des Patienten von 30°. Bei 45° trennt sich die Herzsilhouette gut von der Wirbelsäule, und man kann die Mitralklappensegel exakt differenzieren.

Bei der Volumenbestimmung der linken Kammer sollten gewisse Regeln beachtet werden. Das Filmserienbild ist durch verschiedene Faktoren verfälscht (Projektionsvergrößerung infolge der Divergenz des Strahlenbündels, Veränderung der Abbildung durch die elektromagnetischen Linsen des Verstärkers und des optischen Linsensystems der Kinokamera). Das Ausmaß der Verzerrung kann man mit Hilfe eines Maßstabgitters (Maßstabraster) bestimmen, das vor jeder Untersuchung aufgenommen wird. Dieser Raster mit Kästchen von 1 cm² muß bei der Filmaufnahme auf dieselbe Entfernung vom Bildverstärker eingestellt werden, in der sich auch die Längsachse der linken Kammer befindet. Dazu muß man bei der Lagerung des Patienten und Zentrierung der Röntgenröhre die Lage des Kontrastkatheters in der linken Kammer auf der Haut des Kranken markieren. Dann mißt man den Abstand von dieser Markierung zum Verstärker und bringt den Patienten in die richtige Lage für die Filmaufnahme. Mit einem automatischen Injektor werden 3mal hintereinander 15–20 ml Kontrastmasse jeweils in der Diastole injiziert. Die Kamera muß sich noch vor Injektion der Kontrastmasse einschalten. Auf dem Oszillographen (bei einer Papiertransportgeschwindigkeit von 100 mm/s) werden gleichzeitig die Zeitmarke, das EKG, das Phonokardiogramm, die Einschaltung der Röhre und Beginn und Dauer der Injektion des Kontrastmittels in die linke Kammer registriert. Die Filmgeschwindigkeit sollte nicht weniger als 30 Bilder/s sein, 60 Bilder/s und mehr sind wünschenswert. Zur Betrachtung des Films eignet sich nur ein Projektor mit Rückspulmöglichkeit, so z.B. der Typ „Tagarno". Jetzt wird von Siemens das Gerät „Zipro" angeboten; es hat vielfältigere technische Möglichkeiten, ist aber für den Routinebetrieb weniger robust.

Das Lävogrammbild muß nun auf den getrennt aufgenommenen Raster projiziert werden. Dabei wird man feststellen, daß das Gitter verzogen ist. Im zentralen Teil haben die Kästchen eine reguläre Form, aber zur Peripherie hin nicht. Besonders deutlich wird die Verfälschung an den Winkeln des Netzes (Abb. 100); sie werden auseinandergezogen, und das Netz nimmt die Form eines „Nadelkissens" („pincushion") an.

Bei der Projektion des Lävogramms auf dieses Netz kann man durch Auszählen der Kästchen, die sich im Bereich der Ventrikelhöhle

befinden, deren Fläche bestimmen. Wenn man dann das Bild der Kammer auf eine weiße Fläche projiziert, die Kontur mit einem Bleistift nachfährt und danach planimetriert, wird man feststellen, daß diese Fläche größer ist als die Fläche, die man durch Auszählen der Netzquadrate bestimmt hatte. Kasser u. Kennedy (1969) empfehlen, einen Korrekturkoeffizienten zu benutzen, der diese Verfälschung berücksichtigt.

Dieser Koeffizient wird durch das Verhältnis der Fläche, die nach der Zahl der Kästchen bestimmt wurde, zu der Fläche, die planimetrisch definiert war, bestimmt. Die Untersuchung muß in aller Konsequenz durchgeführt werden. Noch vor der Kontrastmittelinjektion nach Einführung des Katheters wird eine simultane Registrierung des Kammerdrucks, des EKG, des Phonokardiogramms (PhKG) und der Pulsation der Karotiden aufgezeichnet. Der Vergleich dieser Parameter ergibt eine quantitative Charakteristik der systolischen Intervallzeit. Dadurch kann man sich eine Vorstellung von der Fördermenge der linken Kammer machen, was Parisi et al. (1974) mit Erfolg für die Bestimmung der funktionellen Veränderungen im Herz-Gefäß-System bei Thyreotoxikose angewandt haben. Die Kurvenanalyse von EKG, PhKG und Karotidenpuls schließt folgende Befunde ein:
1) allgemeine Länge der elektromechanischen Systole $Q-S_2$ (EMS);
2) das Herzschallintervall von S_1-S_2 und die Auswurfzeit aus der linken Kammer (ATZ).
Aufgrund dieser Intervalle werden folgende Parameter bestimmt:
a) die Vorauswurfphase (ASZ, PEPh, „preejection phase"), die dem Intervall $Q-S_2$ abzüglich der Auswurfzeit aus der linken Kammer (ATZ) entspricht;
b) die Periode der isovolumetrischen Kontraktion (IKZ), die der Differenz zwischen der Periode des Auswurfs aus der linken Kammer (ATZ) und dem Schallintervall S_1-S_2 entspricht und
c) die Periode $Q-S_1$.
Das gesammelte Material dieser Befunde läßt die Qualität und die Zuverlässigkeit der funk-

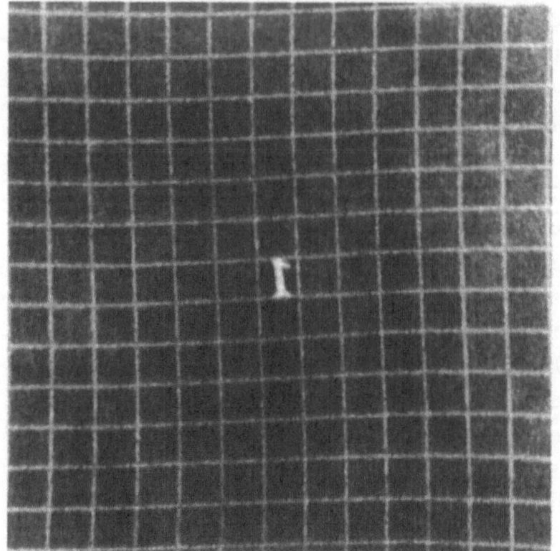

Abb. 100. Verformung des 1cm-Rasters als Resultat der Fokussierung der elektromagnetischen Linsen (Bildverstärker), des optischen Systems der Kinokamera und des Projektors. Die peripheren Quadrate sind im Vergleich mit den zentralen diagonal verzogen (Nadelkisseneffekt)

tionellen Tests erkennen, mit Hilfe derer die kontraktile Leistungsfähigkeit des Herzens bestimmt wird.

Für die Berechnung der Fördermenge der linken Kammer ist es sehr wichtig, den Kammerdruck und den Aortendruck zu registrieren.

Außerdem werden, wie schon gezeigt, die Ebene der größten Schnittfläche der Kammerhöhle nach der Lage des Katheters und ihr Abstand vom Primärschirm des Röntgenbildverstärkers bestimmt. In eben diesem Abstand wird vor dem Ventrikulogramm der Maßstabraster aufgenommen.

Manche Untersucher bevorzugen es, das Kontrastmittel in die obere Hohlvene, den Truncus pulmonalis, den linken Vorhof oder über transseptale Punktion zu injizieren. (Uglow et al. 1974); dabei wird das Kontrastmittel unter fast natürlichen Bedingungen bewegt. Wenn man das Kontrastmittel in die rechte Kammer oder auch in den Truncus pulmonalis injiziert, benötigt man allerdings eine größere Menge als bei direkter Einführung in die linke Kammer, weil es auf dem Weg über die Lunge durch nicht kontrastiertes Blut stark verdünnt wird.

Größere Mengen können aber stärkere reflektorische Reaktionen der Gefäße des kleinen Kreislaufs auslösen. Die Methode der transseptalen Punktion ist immer noch wenig verbreitet und nicht jeder Untersucher wagt, sie zu benutzen, da in der Vorhofscheidewand Arterien verlaufen, die eine wichtige Rolle im Anastomosensystem spielen.

Um die Prozedur nicht zu komplizieren, benutzt man am häufigsten den retrograden Weg mit transaortaler Injektion des Kontrastmittels durch den Katheter in die linke Kammer.

Es wird nur eine kleine Menge Kontrastmittel benötigt, wenn man gezielt in einer bestimmten Phase des Herzzyklus injiziert. Die Dauer der Filmaufnahme ist bedeutend kürzer als bei anderen Injektionswegen, und infolgedessen ist auch die Strahlendosis für den Patienten geringer. Leider treten bei Berührung der Kammerwände durch den Katheter häufig Extrasystolen auf, die man bei der Analyse nicht mit berücksichtigen kann. Außerdem wird dadurch die Abstimmung des automatischen Injektors, der für die Injektion der Kontrastmasse in der Diastole sorgen soll, gestört. Nach Bearbeitung und Auswertung des Films kann das Lävogramm auf das Bild des Rasters projiziert werden. Auf dem Hintergrund des Netzes wird dann die Fläche der Kammerhöhle in cm^2 durch Auszählung der ganzen Kästchen und der angeschnittenen Teile bestimmt. Kennt man die Fläche und Längsoder Querdurchmesser, kann man nach der Formel des Ellipsoids das Volumen der linken Kammerhöhle in jeder beliebigen Phase des Herzzyklus — und wenn nötig auf jedem Serienbild — bestimmen.

Für eine genaue Analyse der Kontraktionsfunktion der Kammer genügen 30–60 Einzelbilder/s. Es wird aber auch eine Geschwindigkeit bis zu 200 Bilder/s empfohlen. Zur Vereinfachung der weiteren Arbeiten kann man den Raster auf Papier nachzeichnen und die restlichen Bilder des Ventrikulogramms darauf projizieren. Auf dem Papier müssen bestimmte Orientierungshilfen markiert werden, wie die äußeren Koordinaten des Films, Rand des Filmbilds, Wirbelkörper, Katheter in der Aorta und andere. Wenn man die Bilder der Höhlenkontur in verschiedenen Phasen des Herzzyklus übereinander legt, kann man den Formenwandel und die Veränderung der Größe der Kammerhöhle in den verschiedenen Phasen verfolgen. Für viele Symptome genügt es, die endsystolische und enddiastolische Fläche zu bestimmen (Abb. 101).

Das Auszählen der Rasterkästchen führt zu annähernd realen Werten.

Die Teile der Kästchen, die nicht ganz die Höhlenfläche bedecken, werden nach ihrer Größe geschätzt. Schneller kann die Fläche planimetrisch oder mit der Wägemethode bestimmt werden, aber infolge der oben beschriebenen Verfälschungen ist das Ergebnis größer als die Fläche, die durch das Auszählen der Kästchen errechnet wird. Deshalb muß man die planimetrisch berechnete Fläche mit dem Korrekturfaktor (CF = 0,81) multiplizieren (s. S. 168).

Um eine lineare Größe, d.h. den Abstand zwischen 2 Punkten, zu bestimmen, ist der gemessene Wert mit der Quadratwurzel des Korrekturfaktors zu multiplizieren. Mit diesem Korrekturfaktor und der beschriebenen Rechentechnik werden gleichzeitig die Röntgenvergrößerung und das „Pincushionphänomen" ausgeglichen (Kasser u. Kennedy 1969). Da es praktisch nicht möglich ist, die Fläche des Lävogramms auf 30–50 Serienfilmbildern eines ganzen Herzzyklus auszuzählen, sollte das nur auf einem Bild durchgeführt werden, um den Korrekturfaktor zu bestimmen. Auf allen anderen Serienbildern wird dann die Fläche rechnerisch bestimmt.

Bei der Wägemethode werden die Flächen auf Papier gezeichnet und ausgeschnitten. Wenn man das Gewicht des Papiers pro cm² kennt, ist es möglich, auch die Fläche zu berechnen. Kennt man die Projektionsfläche der Kammerhöhle und ihre lange Achse, von der Aortenklappe zur Spitze, kann man das Volumen mit der Annäherung der Form an ein längliches Ellipsoid bestimmen.

Für die praktische Durchführung der Berech-

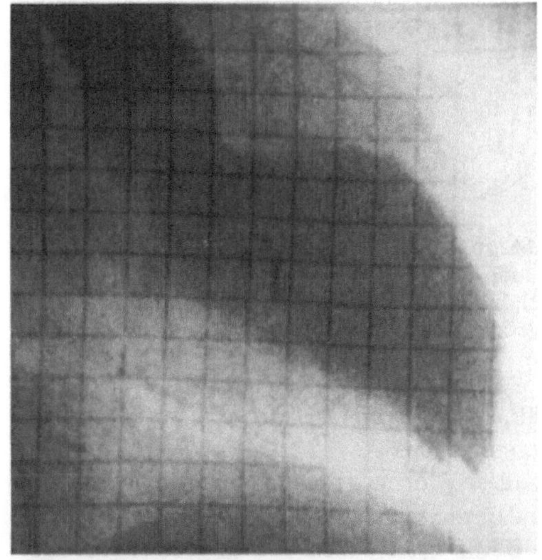

a

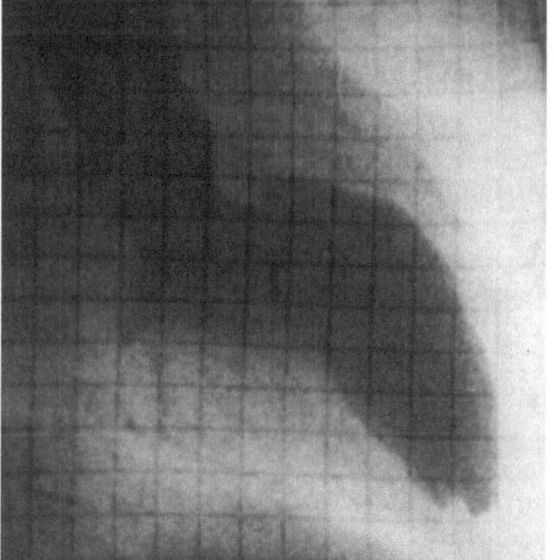

b

Abb. 101 a,b. Filmaufnahme des Röntgenbildes der linken Kammer (RAO-Projektion) auf dem Hintergrund des 1cm-Rasters. 46 jähriger Patient M. mit einer ischämischen Erkrankung des Herzens. **a** Diastole; **b** Systole. Die vordere Grenze der linken Kammerhöhle ist unbeweglich (Akinesie). Neben diesem Abschnitt, näher der Aorta, wölbt sie sich aus (Dyskinesie). Die Beweglichkeit über der diaphragmalen Kontur (Hinterwand) ist vergrößert (Hyperkinesie)

nung ist die linke Kammerhöhle in der Diastole als Rotationsellipsoid anzunehmen und damit die Prozedur der Volumenbestimmung in der RAO-Projektion unter Anwendung der

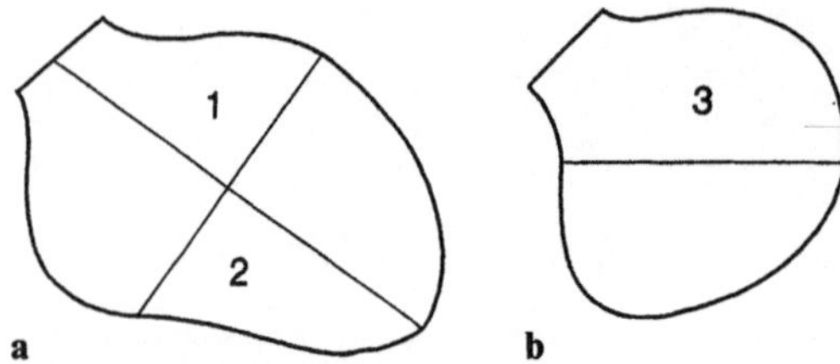

Abb. 102 a,b. Hauptachsen der Fläche der linken Kammer. **a** RAO, lange Achse (*1*) und kurze Achse (*2*); **b** LAO, Achse des Tiefendurchmessers (*3*), der der kurzen Achse in RAO-Projektion entspricht

Ellipsoidformel $V = \frac{4\pi}{3} a \cdot b^2$ wesentlich zu vereinfachen.

In dieser Formel ist a die lange Ellipsoidachse und b die kurze, wobei man davon ausgeht, daß die „Tiefenachse" (in der LAO-Projektion im rechten Winkel zur Ellipsoidfläche, d.h. zur Silhouette der Kammer in der ROA-Projektion) dieselbe Länge hat (Abb. 102).

Wenn das gesuchte Volumen als Resultat der Rotation von Flächen betrachtet wird, darf man nur mit den Halbachsen operieren (Abb. 103).

Die endgültige Volumenformel, nach der Methode des Rotationsellipsoids bestimmt, sieht dann folgendermaßen aus: $V = 0{,}523 \cdot la \cdot lb^2 \cdot k^3$; dabei ist „la" die lange Halbachse, „lb" die kurze Halbachse und „k" der Faktor der Projektionsvergrößerung (nach dem Prinzip der reziproken Quadratwurzel, wie in der Röntgentechnik üblich, bestimmt).

Das Volumen der linken Kammer kann auch mit Hilfe der Computerauswertung des Ventrikulogramms bestimmt werden. Dabei werden die Konturen der Höhle mit der „Licht-

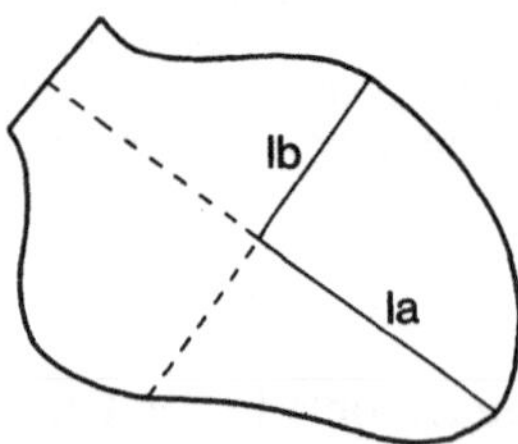

Abb. 103. Halbachse derselben Höhle wie in Abb. 104 in RAO-Projektion. *la* lange Halbachse; *lb* kurze Halbachse

feder" nachgefahren und in die dadurch erhaltene Figur wird eine Linie eingezeichnet, die der Längsachse entspricht: Der Computer bestimmt das Kammervolumen nach der oben beschriebenen Methode aus Fläche und Länge. So kann man schnell ganze Volumenserien in den verschiedenen Phasen des Herzzyklus bestimmen. Die erhaltenen Daten erlauben, die Größe verschiedener funktioneller Parameter zu definieren.

Die Differenz zwischen enddiastolischem und endsystolischem Volumen ergibt das Schlagvolumen in ml. Man hat berechnet, daß normalerweise das enddiastolische Volumen $68-95$ ml/m² Körperoberfläche (im Mittel 80 ml/m²) beträgt. Die Relation des Schlagvolumens zum enddiastolischen Volumen wird als Austreibungsfraktion bezeichnet („ejection fraction"); dieser Wert liegt normalerweise bei $0{,}56-0{,}75$ (im Mittel 0,64).

Interessant sind die Befunde von Graham et al. (1971). Sie fanden, daß bei Aortenstenose das enddiastolische Volumen normal bleibt. Darüber hinaus beobachtet man bei einigen Kranken mit Aortenstenose eine erhöhte Funktion der linken Kammer, d.h. daß die Größe der Auswurffraktion die Norm übersteigt und 75% des diastolischen Volumens beträgt. Das größte enddiastolische Volumen, das man bei einem Menschen bisher beobachtet hat, war 393 ml/m² Körperoberfläche (Hammermeister et al. 1974).

Lewis u. Sandler (1971) haben eine enge lineare Beziehung zwischen der prozentualen Verkleinerung des Querdurchmessers der linken Kammer in RAO-Projektion (kurze Achse) und der Größe der Austreibungsfraktion festgestellt. Die prozentuale Durchmesserverkleinerung in Zahlenwerten beträgt fast genau die Hälfte der Austreibungsfraktion.

Auf diese Weise können Austreibungsfraktion und Schlagvolumen durch die Bestimmung des Kammervolumens in Systole und Diastole definiert werden (Abb. 104).

Die rechnerischen Methoden ermöglichen eine schnellere und genauere Bestimmung der Austreibungsfraktion, weil beim Umfahren der Kammerkonturen wegen der durch die

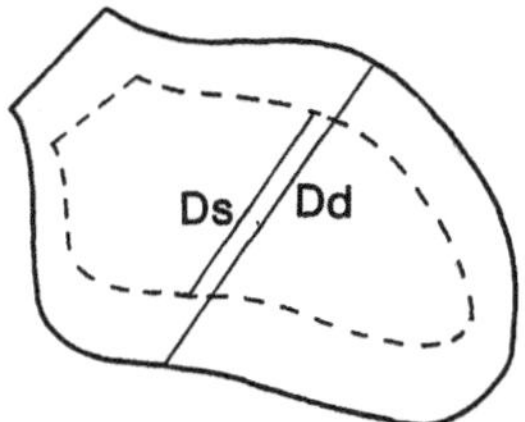

Abb. 104. Veränderung des Querdurchmessers in Systole (*Ds*) in Relation zur Diastole (*Dd*). Die Berechnung der Verkürzung dieses Durchmessers in % ermöglicht die Bestimmung der Austreibungsfraktion

Muskeltrabekel verursachten Ungenauigkeit, viele potentielle Fehler entstehen. So ergibt z.B. ein Fehler von 1 mm beim Umfahren eine Ungenauigkeit in der Volumenberechnung von 10%. Die prozentuale Veränderung des Durchmessers gibt sehr genau die Austreibungsfraktion unabhängig von Größe und Typ der Kammerkontraktion an. So beträgt nach Lewis u. Sandler (1971) z.B. bei einem enddiastolischen Volumen von 89 ml (nach dem Lävogramm bestimmt) das Schlagvolumen 53 ml; die Austreibungsfraktion ist dann 59%. Die Verkleinerung des Durchmessers von 4,66 cm am Ende der Diastole auf 3,28 cm am Ende der Systole entspricht 29,5%. Die Verdopplung dieses Wertes ergibt die Größe der Austreibungsfraktion, die man durch Teilung der Volumendifferenzen durch das enddiastolische Volumen erhält. Wenn man die Größe der Austreibungsfraktion in Prozent kennt, kann man nach ihr die Volumina bestimmen und daraus die Menge des in den verschiedenen Phasen der Austreibungsperiode in der Aorta ausgeworfenen Blutes. Diese Möglichkeit hat große praktische und theoretische Bedeutung, wie die Untersuchung von Johnson et al. (1975) beweist.

Vergleicht man die endsystolische und die enddiastolische Form der linken Kammerhöhle, läßt sich feststellen, daß die Längsachse infolge der Kontraktion der Kammerwände verschiedene räumliche Lagen einnimmt: Am Ende der Systole wird die Längsachse an der Herzspitze gering nach oben abgelenkt (Abb. 105).

Zur Bestimmung des Größenunterschieds zwischen enddiastolischer und endsystolischer Fläche der Kammersilhouette in der RAO-Projektion legen viele Autoren die Bilder aufeinander. Dabei müssen aber die Längsachsen und die Zentralpunkte, die sie halbieren, exakt zusammenpassen. Hierbei erfolgt jedoch eine künstliche Übereinanderlagerung des endsystolischen Bildes der Kammerhöhle im Raum. Die Größen der Kammerhöhlen werden so miteinander verglichen, daß man von einem gemeinsamen Zentrum ausgeht, dem sog. inneren (schwimmenden) Referenzsystem. Es liefert wichtige Daten über das Gesamtvolumen und die Austreibungsfraktion. Will man jedoch die Bewegung der Wände der linken Kammer analysieren, ist dieses Referenzsystem nicht anwendbar, weil es keine echte Vorstellung über Ausmaß und Richtung der Bewegung der endokardialen Kontur wiedergibt. Außerem kann bei diesem Prinzip auch die Zone einer plötzlichen Verkleinerung oder einer paradoxen Bewegung verdeckt werden, weil die beiden Bilder der Kammerhöhle gegeneinander „schwimmen" müssen, um in einem Punkt, dem Referenzzentrum, fixiert zu werden.

Zur Analyse der Kammerwandbewegungen muß man so vorgehen, daß viele nacheinan-

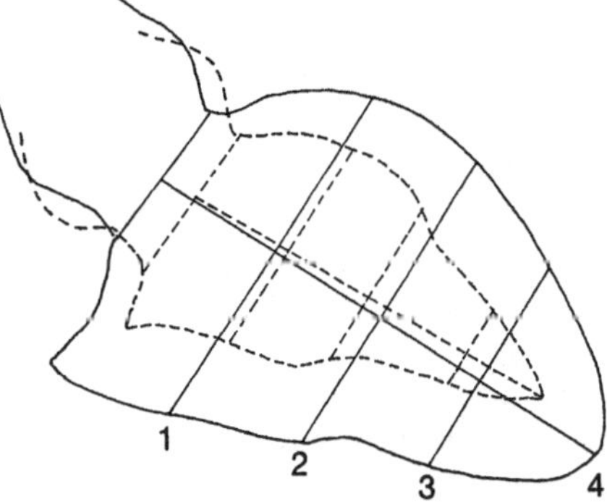

Abb. 105. Schema zur Messung des Längs- und Querdurchmessers der linken Kammer; Bestimmung des Kontraktionsgrades der Zirkulärfasern des Myokards. *1* basaler Durchmesser; *2* mittlerer Durchmesser; *3* apikaler Durchmesser; *4* Längsdurchmesser (——— Kontur von Kammerhöhle und Aorta in Diastole; – – – – in Systole)

der folgende Konturbilder der Kammerhöhlen aufeinandergelegt werden, wobei man sich nur nach anatomischen Details richten darf, die außerhalb des Herzens liegen (Wirbelsäule, Aorta, Diaphragma) oder aber man muß Metallmarken benutzen, die vor der Aufnahme auf dem Körper des Patienten oder dem Sekundärschirm des Verstärkers befestigt wurden. So erhält man ein äußeres (fixiertes, unbewegliches) Referenzsystem.

Nach Meinung mancher Autoren ist dieses System ungenau durch die Interferenzen infolge Rotation bzw. totaler Verlagerung des Herzens im Verlauf des Zyklus. Solche Bewegungen werden jedoch überbewertet. Die Untersuchungen von Mirro et al. (1979) am gesunden Menschen mit Hilfe des Echokardiogramms und von Ingels et al. (1975) mit der Methode der Implantation von Metallmarken in die linke Kammerwand haben gezeigt, daß im mittleren Bereich der linken Kammerhöhle (Äquatorialebene) die rotativen Bewegungen $2-4°$ nicht übersteigen und basal und apikal nicht mehr als $8-12°$ betragen, was praktisch keinen Einfluß auf die Bestimmung der Wandbewegung der Kammer hat. Solche „Pendelbewegungen" sind außerdem infolge der Fixierung des Herzens durch die geblähten Lungen in der tiefen Einatmungsphase begrenzt, in der Angiokardio- und Ventrikulographien gemacht werden.

Die *Muskelmasse* der linken Kammer wird nach der Dicke ihrer freien Vorderwand in RAO-Projektion bestimmt, und zwar an der Grenze zwischen den oberen zwei Dritteln und dem unteren apikalen Drittel. Der Wert wird aus einigen Messungen entlang der Längsachse im Abstand von 4 cm nach beiden Seiten ermittelt (Dodge et al. 1973). Die Masse erhält man als Differenz zwischen dem Gesamtvolumen der linken Kammer und dem Volumen ihrer Höhle.

Der so erhaltene Wert der Muskelmasse der linken Kammer in g (cm^3) muß noch durch Multiplikation mit dem spezifischen Gewicht 1,050 berichtigt werden.

Die Schnittfläche der Kammerwand erscheint als ein die Höhle umfassendes breites Band. In der Systole ist es außerordentlich schwierig, die Dicke der Wand der linken Kammer genau zu bestimmen, weil sie sich in den einzelnen Abschnitten nicht gleichmäßig kontrahiert und weil sich ihre Orientierung durch die sich der Wand dicht anlegenden kräftigen Papillarmuskeln stark verändert. Deshalb erscheint die Wand hier stellenweise stark verdickt. Die Frage über das Ausmaß der Verdickung des Myokards ist noch nicht ganz geklärt. Das gleiche kann man auch über die enddiastolische Dicke der freien Kammerwand und des Septums sagen, das zur Wand der linken Kammer gerechnet wird. Nach den Angaben von Dodge et al. (1973) beträgt in der Norm die Masse der linken Kammer 92 ± 16 g/m² Körperoberfläche. Bei Männern ist die Dicke und Masse der Wand etwas größer als bei Frauen, in Übereinstimmung mit der Körperoberfläche und der Körpermasse. Es wird eine deutliche Parallele zwischen Masse und Volumen der linken Kammer bei Kindern und Erwachsenen beschrieben. Die Relation der Masse der linken Kammer zum enddiastolischen Volumen beträgt im Mittel $1,12 \pm 0,22$ g/ml. Es ist festzustellen, daß der Hypertrophiegrad der linken Kammer gewöhnlich der Größe der Erweiterung der linken Kammer entspricht. Die Relation der Masse der linken Kammer zum enddiastolischen Volumen bleibt normal. Abweichungen sprechen für einen erschwerten Auswurf des Blutes aus der linken Kammer, hypertonische Erkrankung, beginnende Insuffizienz des Myokards, Erweiterung ohne Hypertrophie u. a.. Eine Verkleinerung der Relation zwischen Masse der linken Kammer und enddiastolischem Volumen deutet auf eine Erweiterung der linken Kammer hin, die nicht von einer klassischen Hypertrophie begleitet ist.

Nach Kennedy et al. (1970) kann bei ausgesprochener Rechtshypertrophie das Myokard der rechten Kammer zur linken hin verdrängt werden. Bei diesen Fällen kann man die Dicke der linken Kammerwand nicht im Ventrikulogramm in der p.-a.-Projektion messen. Wenn man sie in der RAO-Projektion untersucht, besteht die Wahrscheinlichkeit, daß das Myokard der rechten Kammer einbezogen wird. Die RAO-Projektion ist für die Bestimmung der Masse der linken Kammer in erster Linie nur bei solchen Patienten anwendbar, die Schäden der linken Herzhälfte aufweisen. Das wird auch von Sandler u. Alderman (1974) bestätigt, die betonen, daß die Massenbestimmung der linken Kammer auf diese Weise spezielle Interpretationen verlangt, besonders in bezug auf die Wanddicke bei Vorliegen eines deutlichen Aneurysmas oder einer großen akinetischen Zone. Das enddiastolische Volumen der linken Kammer und ihr Schlagvolumen korrelieren dann nicht mit der Körperoberfläche sondern mit der Herzfrequenz.

Mit der beschriebenen Methode kann man nicht nur das Volumen in den jeweiligen Endphasenzuständen (endsystolisch und enddiastolisch) bestimmen, sondern in jedem beliebigen Zeitabschnitt, solange das Kontrastmittel sich noch gut im Ventrikulogramm abhebt. Wenn man das Volumen der linken Kammer in jedem Serienfilmbild ausrechnet und die Werte für die Zeitdauer eines ganzen Herzzyklus als Kurve aufträgt, kann man, wenn kein Septumdefekt und keine Regurgitationssymptomatik vorliegen, die Geschwindigkeit von Aortenströmung und Volumenveränderung zu einem bestimmten Zeitpunkt bestimmen und die Dynamik der Kontraktion der linken Kammer rekonstruieren. Eine so differenzierte Analyse erlaubt nicht nur, summarisch den Auswurf des Blutes in der Systole zu bestimmen, sondern auch festzuhalten, in welcher Zeitphase und auf Kosten welches Kammerabschnitts die Reduktion der Kammerhöhle erfolgt. Das Studium der Veränderung des Kammervolumens und der verschiedenen Maße des Ventrikels (Längs- und Querdurchmesser) erscheint heute als das wichtigste Mittel zur Bestimmung der Leistungsfähigkeit des Myokards und der kontraktilen Eigenschaften seiner Fasern. Dabei hält man die Verkürzungsgeschwindigkeit der Muskelfasern, die systolisch die Verkleinerung (Verengung) der Zirkumferenz der linken Kammerhöhle bewirken, und das Ausmaß dieser Verengung fest („circumferential fiber shorte-

ning velocity"). Die Kontraktionsgeschwindigkeit der Fasern drückt sich in der Verringerng des Umfangs pro Sekunde und dem prozentualen Ausmaß der Verkleinerung in der Systole in Relation zur Diastole aus. Der erste Wert beträgt im Mittel 0,59/s und die Querschnittsverkleinerung beträgt 30% (Stein et al. 1974). Daraus geht hervor, daß in der Norm während einer Auswurfphase die Zirkumferenz der linken Kammerhöhle sich ungefähr um 1/3 verkleinert; dieser Prozeß erfolgt mit einer solchen Geschwindigkeit, daß der ursprüngliche Wert in 1s um mehr als die Hälfte reduziert wird. Wenn man den Volumenunterschied in der linken Kammer auf 2 Serienbildern vergleicht, kann man nach dem Zeitabstand zwischen ihnen mathematisch auch das Auswurfvolumen in die Aorta errechnen. Die parallele Kontrolle der Blutströmung in der aufsteigenden Aorta (im Sinus Valsalvae) mit Hilfe des elektrischen Flowmeters und die Analyse mit der Ventrikulographiemethode zeigen praktisch die gleichen Resultate. In jedem Fall zeigt das Flußvolumen in der Aorta, mit dem elektromagnetischen Flowmeter gemessen, einen systematischen Abfall.

Hammermeister et al. (1974) sehen die Erklärung darin, daß ein Teil des Bluts aus der linken Kammer das elektromagnetische Flowmeter noch nicht erreicht hat, wenn es in die Koronararterien abfließt. Die Übereinstimmung der Befunde, die man mit 2 prinzipiell unterschiedlichen Methoden erhalten hat, zeigt die hohe Genauigkeit der Lävokardiographie. Das Verhältnis dV/dt* in der Systole bei Fehlen von mitraler Regurgitation oder Shunt in Kammerebene, muß mit dem Flußvolumen im Bulbus der Aorta identisch sein. Der Koronarblutfluß in der Systole ist unbedeutend (die intramuralen Arterien sind zusammengepreßt, intermittierende Stenose-

---

* Die Formel drückt die augenblickliche Geschwindigkeit der Blutströmung in jedem gegebenen Moment aus (Volumen V in der Zeiteinheit t); d ist eine unendlich kleine Größe. Diese an sich bekannte Formel wurde erstmals für die Berechnung der Auswurffraktion aus der linken Kammer von Dodge u. Baxley (1968) angewandt.

arterien, Puff 1983), man kann diesen Volumenanteil vernachlässigen.

Wenn man das Volumen auf jedem Filmbild während des Herzzyklus ausrechnet und darauf eine Graphik über die Veränderung des Volumens in der Zeit aufbaut, kann man anschaulich die Größe des momentanen Flusses in der Aorta in jeder dieser Phasen während jedes einzelnen Filmbilds zeigen. Für die Berechnung des Flußvolumens in der Aorta muß man deren Durchmesser bestimmen, ebenfalls unter Berücksichtigung des Korrekturfaktors. Die mittlere Größe des Flußvolumens in der Aorta beim Gesunden beträgt 267 ml/s. Während einer Ventrikulographie sollte die Schnelligkeit des Papiertransports am Oszillographen mindestens 100 mm/s betragen, weil es sonst schwierig wird, die Bildanzahl der Hochfrequenzkamera zu zählen.

Das Mittel des systolischen Auswurfs dV/dt, nach dem Ventrikulogramm berechnet, beträgt bei Gesunden 427 $\pm$ 129 ml/s. Bei vielen Koronarpatienten und auch bei Patienten mit Myokarderkrankungen bleibt die Auswurffraktion in diesen Grenzen. Sie vergrößert sich wesentlich nur beim Vorhandensein einer Regurgitation. Der Parameter der Geschwindigkeit der Kammervolumenveränderung dV/dt ist sehr wichtig, aber er charakterisiert nicht immer genau die kontraktilen Fähigkeiten der Kammer. Das Ausmaß der Kammertätigkeit und der Grad einer Volumenüberlastung variieren oft unabhängig voneinader. Darum spiegelt die systolische Veränderung des Kammervolumens in der Zeiteinheit (S dV/dt) diese Qualitäten der linken Kammer deutlicher wider, wenn man sie in Relation zum enddiastolischen Volumen bringt: S dV/dt = enddiastolisches Volumen. In der Norm beträgt diese Größe 2,84 $\pm$ 0,5^{-1}/s.

Johnson et al. (1975) haben mittels sehr exakter Analysen der funktionellen Merkmale der linken Kammer im Ventrikulogramm festgestellt, daß bei Gesunden im *ersten Drittel* der Auswurfperiode die größte Blutmenge aus der Kammer in die Aorta gelangt. Bei Myokardinsuffizienz infolge der Verengerung der Lichtung des vorderen absteigenden Koro-

nararterienastes wird die größte Blutmenge im *zweiten Drittel* ausgeworfen. Dieser Parameter zeigt im Vergleich zu anderen eine höhere Empfindlichkeit auch bei pathologischen Zuständen, wie bei Kontraktionsschwäche des Myokards und Drucküberlastung (Tichonow et al. 1983).

Bei Aorteninsuffizienz setzt sich das Schlagvolumen der linken Kammer aus 2 Fraktionen zusammen, dem ausgeworfenen und dem zurückfließenden Blutvolumen.

Bei Vergrößerung der aortalen Regurgitation behält das Auswurfvolumen seinen normalen Umfang, so daß das enddiastolische Volumen sehr genau das Ausmaß der Regurgitation widerspiegelt. Erst wenn die linke Kammer dekompensiert, ändern sich diese Verhältnisse.

Außer zur Charakterisierung der kontraktilen Fähigkeiten des Myokards („circumferential fiber shortening velocity") kann man diese Methode auch zur Bestimmung der Verkürzung der Längsachse (LA) der linken Kammer und des Querdurchmessers (im rechten Winkel) benutzen (Abb. 105).

Zu den Querschnitten gehören (von der Aorta zur Spitze) der Mitralklappenring (MK) und danach in gleichen Abständen voneinander der basale Diameter (BD), der mittlere Diameter (MD) und der apikale Diameter (AD). Mit dieser Methode wurde die kontraktile Leistungsfähigkeit in der Norm und bei pathologischen Zuständen in a.-p.-Projektion von Liedtke et al. (1973), in RAO-Projektion von Gulotta et al. (1974) untersucht (Tabelle 4).

Dies ist die sog. segmentale geometrische Analyse der linken Kammerhöhle. Normalerweise findet man die stärkste systolische Verkleinerung der linken Kammerhöhle im Bereich des mittleren Durchmessers. Von vielen Autoren wird vorgeschlagen, den Mittelwert der myokardialen Faserverkürzung in der Kammerwand dadurch zu berechnen, daß die Verkleinerung des größten inneren Umfangs durch die Zeit geteilt wird, in der der Auswurf vollzogen wird, d.h. durch das Intervall zwischen dem enddiastolischen und dem endsystolischen Filmbild.

Tabelle 4. Prozentuale, systolische Verkürzung von langer Achse und Querdurchmessern der Höhle der linken Kammer

Maße	a.-p.-Projektion nach Liedtke et al. (1973)		RAO-Projektion nach Gulotta et al. (1974)	
	Norm	Myokard-insuffizienz	Norm	Mitralinsuffizienz
La			33,4 ± 6,7	13,2 ± 10,7
BD	38,6	22,2	54,1 ± 9,3	41,4 ± 11,7
MD	40,3	37,5	68,2 ± 7,9	41,6 ± 14,9
AD	46,8	40,5	66,9 ± 9.0	49,2 ± 15,9

Liedtke et al. (1973) empfehlen, dieses Intervall auf 50 ms zu verkürzen, was der isovolumetrischen Periode entspricht. Die Muskelfaserverkürzung kann man relativieren, indem man sie zum enddiastolischen Umfang in Beziehung setzt.

Pathologische Bewegungen der linken Kammerwand sind auf dem Ventrikulogramm genau zu verfolgen (s. Abb. 98). Man wird auf die große Beweglichkeit (Hyperkinesie) der supradiaphragmalen linken Kammerwand sogar schon in der Norm aufmerksam. Sie liegt in gleicher Ebene mit einer Zone der geringeren Beweglichkeit (Hypokinesie) im Bereich der Vorderwand, wo man außerdem eine systolische Vorwölbung (Dyskinesie) bemerkt, die sich aber als eine gewisse Kompensation einer kontraktilen Insuffizienz präsentiert. Meist bemerkt man bedeutend größere Schwankungen der Breite der Kammerhöhle im mittleren Segment. Bei pathologischen Veränderungen des Myokards, besonders bei lokaler Ischämie, sind bestimmte Zonen nicht in der Lage, den normalen Kontraktionsablauf aufrechtzuerhalten, und dann sieht man die verschiedensten Abweichungen, die durch Messung und Ausrechnung, wie bereits beschrieben, leicht zu erfassen sind.

Außer dem schon erwähnten Referenzsystem gibt es noch ein Koordinatensystem, mit dessen Hilfe Veränderungen von Form und Größe der linken Kammer sowie Richtung und Amplitude der lokalen (regionalen) Wandbewegung für die Bewertung des Myokardzustands bei ischämischen Erkrankungen bestimmt werden. Bei dieser schon früher entwickelten Methode — bekannt als das System der kleinen Gipfel oder Spitzen — wird die Längsachse im rechten Winkel von vielen Querachsen, die ihren Mittelpunkt in der Längsachse haben, durchschnitten.

Um die Bewegung der Kammerwände genau zu studieren, wird eine große Zahl (bis zu 48) kurzer Achsen benötigt. Heute scheint jedoch die Vorstellung von der besonderen Bedeutung der radialgerichteten Bewegung der linken Kammer in der RAO- wie auch in der LAO-Projektion anerkannt zu sein, so daß polare und radiale Koordinatensysteme genauer und gezielter angewandt werden können.

Bei dem System mit Zentralreferenzpunkt gehen unter gleichen Winkeln 48 Radien ab, unter Aussparung der Zone der Aortenklappe, die an die Figur der Kammerhöhle angrenzt (Abb. 106).

Der Zentalreferenzpunkt für die Höhle in der RAO-Projektion wird von der Mitte der Längsachse gebildet. Für die Figur der Höhle in der LAO-Projektion erscheint der Referenzpunkt als der Massenschwerpunkt oder der Mittelpunkt des größten Horizontaldurchmessers am Ende der Diastole (Abb. 107).

Das Radialkoordinatensystem ist sensibler, weil es erlaubt, auf jedem Radius die prozentuale Wandbewegung der Kammer in Relation zur Position in der enddiastolischen Phase zu bestimmen. In dem von der American Heart Association (AHA) übernommenen Schema wird die Projektionsebene der Kammerhöhle in Sektoren (Segmente) geteilt,

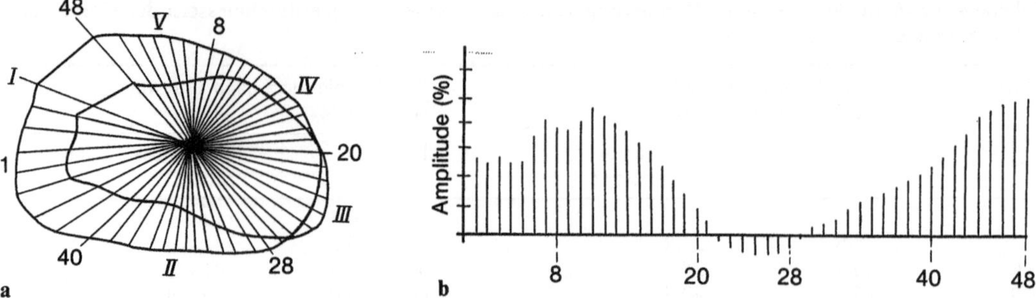

Abb 106. a Radiales Koordinatensystem der Figur der linken Kammer in RAO-Projektion. Große Segmente: *I* posterobasal, *II* diaphragmal, *III* apikal, *IV* anterolateral, *V* anterobasal; **b** Die Verkleinerung der linken Kammer in % entsprechend dem Koordinatensystem in **a**

die Radien von 8 – 12° beinhalten (man beginnt unterhalb der Aorta im Gegenuhrzeigersinn: 1 posterobalsal (8°), 2 diaphragmal (12°), 3 apikal (8°), 4 anterolateral (12°), 5 anterobasal (8°).

Die in Prozenten errechnete Verkleinerung oder Vergrößerung des Radius in Relation zu ihrer enddiastolischen Länge, können durch eine Reihe von Bälkchen dargestellt werden, die eine anschauliche Zeitphasenkurve ergeben. Diese veranschaulicht den Bewegungscharakter der Wände der linken Kammer in allen Abschnitten ihrer Kontur. Eine so feine Analyse der Bewegung der Kammerwand ist für die Kontrolle des Zustands des sich kontrahierenden Myokards sehr nützlich. In der LAO-Projektion ist die Zahl der Segmente kleiner: 1 septal, 2 apikal, 3 posterolateral. Es ist aber darüber hinaus noch ein 4. posterobasales Segment zu berücksichtigen. Das äußere

Referenzsystem wird auch bei den neuesten Methoden angewendet wie z.B. bei der Kernspintomographie („nuclear magnetic resonance system") oder der diagitalen „video substraction angiographie", ebenso bei der Echokardiographie. In der Echokardiographie sind heute die gleichen Projektionen zur Bestimmung der Form der Kammerhöhle und des Volumens wie bei der Ventrikulographie gebräuchlich. Die Gegenüberstellung der Resultate simultaner Studien hat gezeigt, daß die Daten beider Methoden übereinstimmen (Erbel 1983). Man muß aber unbedingt berücksichtigen, daß die Echokardiographie nur eine Untersuchung in Schichten erlaubt und darum ist die konsequente Beibehaltung der Strahlungswinkel ungeheuer wichtig. Verschiedene Winkel geben unterschiedliche Abstände zwischen den Kammerwänden wieder, was sich wesentlich auf das Meßresultat auswirken muß. Außerdem muß man auch die Atemphase beachten, in der die Echokardiographie durchgeführt wird, da sie auf die Größe der linken Kammer einwirkt. Die Ventrikulographie wird in tiefer Einatmung ausgeführt, die Echokardiographie in der Ausatmungsphase.

Das neueste bildgebende Verfahren, die Kernspintomograhie, läßt eine rasante Weiterentwicklung erkennen, die Hoffnung auf große Erfolge in der Zukunft gibt. Faszinierende Bilder wie z.B. vom menschlichen Gehirn lassen sich aus technischen Gründen nicht ohne

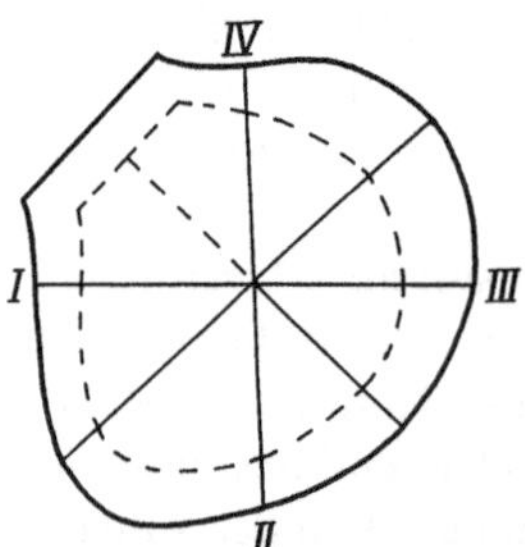

Abb. 107. LAO-Projektion der linken Kammer mit radialem Koodinatensystem. Die Segmente: *I* septal, *II* apikal, *III* posterolateral, *IV* posterobasal

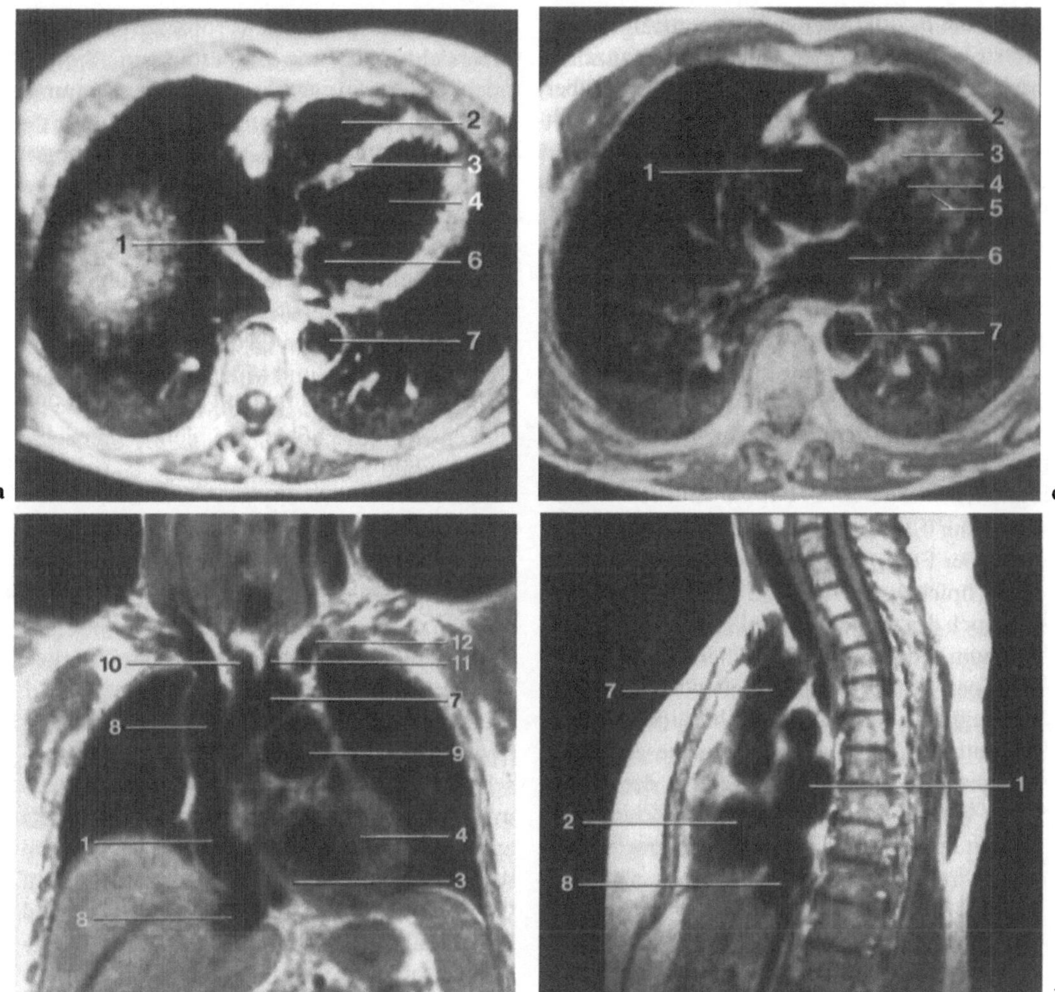

Abb. 108 a – d. NMR-Thoraxaufnahmen: **a** transversal in enddiastolischer Phase des Herzens, **b** in endsystolischer Phase (in beiden Fällen Synchronisation des NMR-Anregeimpulses mit EKG-Triggerung), **c** frontal, **d** sagittal; *1* rechter Vorhof, *2* rechte Kammer, *3* Kammerseptum, *4* linke Kammer, *5* linke Papillarmuskeln, *6* linker Vorhof, *7* Aorta, *8* Vv. cavae, *9* A. pulmonalis, *10* A. brachiocephalica, *11* A. carotis communis sinistra, *12* A. subclavia sinistra

weiteres auch vom Herzen gewinnen. Die schnelle Bewegung während der Herzaktion verfälscht die Signale bei der relativ langen Aufnahmezeit. Erst mit Hilfe der EKG-Triggerung gelingt es, differenzierte Bilder der Ventrikelräume, der Kammerscheidewand und der übrigen Wandbezirke sowie der Papillarmuskeln zu bekommen (Abb. 108a,b). Die Methode wird sich auch zur Bestimmung des Volumens, der Auswurffraktion und zur Analyse der Bewegung einzelner Wandbezirke (Zeitler 1984; Higgins et al. 1984) eignen. Darüber hinaus ist zu erwarten, daß es in Kürze möglich sein wird, phasenbezogene ventrikuläre Funktionsparameter mit dieser Methode zu gewinnen (Buschsieweke et al. 1984). Der große Vorteil dieser Methode ist, daß weder ionisierende Strahlen noch Kontrastmittel angewendet werden müssen.

Von Bedeutung ist auch die Untersuchung der Papillarmuskelbewegung in Relation zum Mitralklappenring. In der RAO-Projektion sieht man beide Papillarmuskelgruppen am besten; allerdings ist die untere Papillarmuskelgruppe viel deutlicher zu erkennen.

Liedtke et al. (1973) fanden, daß sich normalerweise das Verhältnis des Abstands zwischen den Köpfchen des hinteren Papillarmuskels und dem Mitralklappenring (MR) zur Entfernung Herzspitze-Mitralklappe von der Diastole zur Systole um 0,08 (von 0,41 auf 0,49) vergrößert. Bei Myokardschwäche und bei Mitralinsuffizienz ändert sich diese Beziehung infolge der Störung der kontraktilen Fähigkeiten des unteren Papillarmuskels stark und kann 0,1 (von 0,42 auf 0,32) betragen. Bei normaler Funktion der linken Kammer bleibt das Köpfchen des hinteren (und wahrscheinlich auch des vorderen) Papillarmuskels in Bezug zum Äquator der Kammer fixiert. Beide Gruppen der Muskeln finden sich im mittleren Segment der Kammerhöhle und nehmen das mittlere Drittel der Längsache ein. Eine Schwäche des Papillarmuskels in der Folge eines Wandinfarkts an seinem Fußpunkt erscheint später als die mitrale Regurgitation. Dies wird erst am Ende der Systole sichtbar, weil am Anfang die noch intakten Segelklappen ein Durchsickern des Blutes in den linken Vorhof nicht erlauben. Aber am Ende der Systole, wenn der Druck in der linken Kammer den höchsten Wert erreicht hat, sind die geschwächten Papillarmuskeln nicht mehr in der Lage die Mitralsegel zu halten und unter dem Druck des Blutes prolabieren diese im letzten Moment in den linken Vorhof hinein. Das ist auch der Fall bei Patient M (s. auch S. 178). Obwohl der vordere Papillarmuskel nicht zu sehen ist, zeugen die hypokinetischen Bewegungen dieses Wandabschnittes von der Insuffizienz dieses Teils der Ventrikelwand und des Papillarmuskels. Für seine Insuffizienz spricht auch die mitrale Regurgitation, die im Ventrikulogramm gut zu sehen ist (s. Abb. 100).

Goebel et al. (1979) haben die Möglichkeiten untersucht, einige Parameter der linken Kammerhöhle auf der vorderen Röntgenübersichtsaufnahme zu bestimmen. Sie vergleichen die Längsachse der linken Kammer auf dem Röntgenkinematogramm mit der Herzlänge auf der p.-a.-Aufnahme (gemessen von einem Punkt, wo die Längsachse den basalen Durchmesser überkreuzt, bis zur Spitze).

Bei manchen pathologischen Zuständen ergibt sich eine statistisch gesicherte Korrelation zwischen diesen Größen (Aortenstenose, Koronarsklerose und Mitralinsuffizienz). Das eröffnet auch die Möglichkeit, die Größe der linken Kammerhöhle auf dem Übersichtsröntgenbild zu bestimmen.

Nach den Befunden der Ventrikulographie erfolgt die Reduktion der Kammerhöhle in der Systole in Form einer synchronen konzentrischen Bewegung aller Teile der inneren Oberfläche nach innen in einer bestimmten Zeitfolge. Das bezeichnet man als Synergie, welche für eine maximale produktive Arbeit bei minimalem Energieaufwand sorgt. Die Störung dieses Zusammenspiels und die zeitliche versetzte Kontraktion wird mit dem Terminus Asynergie charakterisiert. Das schließt Akinesie (Mangel an Bewegung), Dyskinesie (paradoxe Vorwölbung eines Teiles der Kammerwand in der Systole) und Asynchronie (Störung der zeitlichen Kontraktionsfolge) ein.

Ursachen einer solchen Asynergie in einem oder mehreren Abschnitten können eine Ischämie als Folge der Okklusion von Koronararterienästen, eine Hypertrophie des Myokards mit Störung der Sauerstoffaufnahme in irgendeiner Zone, eine Hypertonie oder eine Kardiomyopathie sein.

Am schwierigsten ist die Kontraktionsanalyse und das Verständnis für einen veränderten Mechanismus bei der *Dyskinesie*. Anstelle einer normalerweise nach innen gerichteten Bewegung entsteht im geschwächten Myokardabschnitt eine paradoxe Bewegung nach außen. Es erscheint eine Vorwölbung mit kleinerem Radius des Kreisbogens als in den gesunden Abschnitten der Kammerwand, wodurch der betroffene Abschnitt dem inneren

Druck bei geringerer Spannung standhalten kann (Herman u. Gordon 1969).

Bei Ausfall der Kontraktion oder einer fehlerhaften Verschiebung zur äußeren Kontur des Herzens, besonders bei Okklusion einer benachbarten Arterie, entsteht der Eindruck einer gleichzeitigen morphologisch und funktionell geschlossenen Kontraktion der Kammerwand.

Eine solche zeitsynchrone Kontraktion des ganzen Herzens fanden wir auch im experimentellen Schenkelblock.

Das Myokard wird von einzelnen Bündeln gebildet, die verschiedene Richtung haben.

Die bindegewebige Umwandlung (Narbe) eines ischämischen Bezirks, die vom Ausmaß der Degeneration abhängig ist, muß keine große funktionelle Bedeutung haben, weil dieser Teil in der Kontraktion den gesund verbliebenen Abschnitten der Muskelbündel folgen muß. Wegen dieses geschwächten Abschnitts ist es nötig, die Geschwindigkeit der Kontraktion zu vergrößern, um eine genügende Spannung in der Phase der isovolumetrischen Periode der Systole zu entwickeln. Das führt zur Verminderung des systolischen Auswurfs, weil die lokale Störung des Herzens einen starken Einfluß auf die Koordinierung der Kontraktion und auf den Blutauswurf haben kann.

An der Stelle des Fußpunktes des vorderen großen Papillarmuskels an der Vorderwand der rechten Kammer findet sich häufig — bis zum Endokard reichend — eine muskelarme oder sogar muskelfreie Bindegewebszone, die wahrscheinlich nicht als eine postischämische „Narbe" anzusehen ist. Wir deuten das eher funktionell als Muskelursprungssehne für den vorderen großen Papillarmuskel mit einer den Trigona fibrosa analogen Funktion.

Je nach Form und Grad der Myokardinsuffizienz können die Herzmaße und das Volumen der linken Kammer normal sein. Pathologische Veränderungen sind nur in der Verminderung des Verkürzungsradius der zirkulären Muskelfasern in irgendeinem Kammersegment erkennbar. Wenn man auf *einem* Magnetband gleichzeitig die Dauer der Ein-

schaltung des Stroms, das EKG und den Kammerdruck registriert, kann man die Korrelation des Volumens zum Druck in der linken Kammer während eines Herzzyklus analysieren. Aus dem Verhältnis dieser Parameter in der Systole kann man die Kompressionsfähigkeit der linken Kammer und damit die mittlere hydraulische Energie des Auswurfs bestimmen (Benzing et al. 1970). Die Leistungsfähigkeit der linken Kammer (p_w) ist gleich dem augenblicklichen systolischen Druck mal der Beziehung des Differenzvolumens (dV) zur Differenz (dt), d.h. der Größe der Volumenveränderung, die in der Zeiteinheit geschieht (dV/dt):

$$p_w = p \frac{dV}{dt} \,.$$

Der normale Ventrikel erbringt eine Leistung von bis zu 500 g/s. Bei aortaler Regurgitation beträgt die Leistung der linken Kammer in Ruhe 2000 g/s und mehr. Dodge et al. (1973) bestimmen die Leistungsfähigkeit („Druckerhöhungsmöglichkeit") in der linken Kammer aus der Beziehung von Druck zu Volumen pro Schlag nach der Formel:

$$\frac{\text{Leistungsfähigkeit}}{\text{Schlag}} = \frac{Vs}{Vd} \cdot pdV,$$

wobei Vs und Vd das endsystolische und enddiastolische Volumen darstellen, P den Druck und V das Volumen in der systolischen Periode. Die ausführliche Analyse und mathematische Bearbeitung des Ventrikulogramms sind in der Monographie von Kolessow et al. (1974) dargestellt.

Im Zusammenhang mit der Entwicklung der komplexen Methoden der röntgenologischen Untersuchung des Herzens und dem großen Fortschritt in der röntgenologischen Diagnose der Herzerkrankungen muß klar herausgestellt werden, daß Röntgenmethoden mit und ohne Kontrastmittel sich gegenseitig ergänzen und die Information über den Zustand des Herzens vergrößern. Die Ergebnisse der beschriebenen Untersuchungsmethoden sind die Grundlage für das Verständnis der kontraktilen Funktion des gesunden und pathologisch veränderten Herzens. Dazu zählen die Untersuchung der lateralsystolischen Bewegungen der Einflußbahn der Kammer, die den physiologischen Myokardzustand charakterisieren, die detaillierte Untersuchung des Formwandels der inneren Struktur der linken Kammer mit der Methode der Ventrikulographie und die Methode der Schlagvolumenbestimmung der linken Kammer mit der Densometrie während des gesamten Zyklus auf einzelnen Filmbildern. Sie erlaubt, die Funktion des Herzens quantitativ zu charakterisieren. Die Resultate aller dieser Untersuchungen tragen dazu bei, die funktionelle Röntgenanatomie des Herzens zu vervollständigen und unsere heutigen Kenntnisse zu bereichern.

Literatur

Die mit *(R)* gekennzeichneten Titel wurden ins Deutsche übersetzt (Originalarbeit in Russisch).

Amplatz K (1963) Technics of coronary arteriography. Circulation 27:101–106

Arkusski JI (1948) Röntgendiagnostik der Erkrankungen des Herzens und der Gefäße Medgis Moskau *(R)*

Armour JA, Lippincott DB, Randall WC (1973) Functional anatomy of the interventricular septum. Cardiology 58:65–79

Aronowa PN (1970) Der Koronarkreislauf und seine Regulation. Medizina, Moskau *(R)*

Arvidsson H (1967) Angiokardiographic determination of left ventricular volume and its applications. Radiology 7:200–205

Assmann H (1929) Die klinische Röntgendiagnostik der inneren Erkrankungen, 14. Aufl. Vogel, Leipzig

Babski EB, Subkow AA (1966) Blutkreislauf. In: Babski EB, Subkow AA, Kosizki GI, Hodorow BI (Hrsg) Physiologie des Menschen. Medizina, Moskau, S 70–133 *(R)*

Babski EB, Subkow AA, Kosizki GI, Chodorow BI (1972) In: Babski EB (Hrsg) Physiologie des Menschen. Medizina, Moskau *(R)*

Barteley O (1958) Cardiac valve calcifications and registration of their movements. Acta Radiol 49:329–347

Bassan M, Ganz W, Marcus H (1975) The effect of intracoronary injection of contrast medium upon coronary blood flow. Circulation 51:442–445

Becker M–L (1972) Röntgenologische Funktionsanalyse des Ausflußtraktes des linken Ventrikel. Med. Dissertation, Universität Bonn

Benninghoff A. (1948) Anatomische Beiträge zur Frage der Verschiebung der Ventilebene im Herzen. Ärtzl Forsch 2

Benninghoff A, Nitzschke (1936/37) Gestaltwechsel des Herzens in der Funktion. Anat Anz 83:155, Erg. H Verh Anat Ges 44:27

Benzing G, Stockert J, Nave E et al. (1970) Evaluation of left ventricular performance circumferential fiber shortening and tension. Circulation 49:925

Bergström K, Bäcklund L, Erikson U (1971) Roentgenologic determination of the variations in heart volume during the cardiac cycle. Acta radiol [diagn] (Stockh) 11:380–384

Berne R, Levy M (1972) Cardiovascular physiology, 2nd edn. Mosby, St. Louis

Best P, Heath D (1964) The right ventricle and small pulmonary arteries in aneurismal dilatation of the left atrium. Br. Heart J 26:306–312

Bevegard S, Holmgren A, Jonsson B (1963) Circulatory studies in well-trained athletes at rest and during heavy exercises with special responses to stroke volume and the influence of body position. Acta Physiol Scand 57:26–50

Bloschtschizyn BM (1964) Tomographie des Herzens bei Mitralfehlern. Röntgennachrichten 2:10–15 *(R)*

Bogatina ED (1964) Das Röntgenbild der V. azygos bei Herzgefäßerkrankung. Klin Med 42:94–98 *(R)*

Böhme W (1936) Über den aktiven Anteil des Herzens an der Förderung des Venenblutes. Ergeb Physiol 38:251

Booth R, Melette H, Swiss E et al. (1960) Hemodynamics of valsalva maneuver in normal subjects. Clin Res 8:178

Bourassa M, Massard J (1972) Coronarographie – selective percutanée. J Radiol 53:583–591

Brandt W (1953) Structure and function of the crista supraventricularis of the human heart. Acta anat (Basel) 18:202

Braunwald E, Ross J, Sonnenblick E (1968) Mechanisms of contraction of the normal and failing heart. Churchill, London

Brecher GA (1956) Venous return. Grune Stratton, New York London

Brecher GA, Galetti H (1966) Anatomy of cardiac pumping. In: Hamilton W (ed) Circulation. William & Wilkins, New York (Handbook of physiology, vol 2, sect 2)

Büchner H (1963) Radiometrie, Theorie und Praxis röntgenologischer Meßmethoden. Springer, Berlin Göttingen Heidelberg

Burch J, De Pascuale P, Phillips Y (1968) The syndrome of papillary muscle disfunction. Am Heart J 75:399–415

Buschsieweke U, Kutzim H et al. (1984) Quantitative Analyse von MR-Aufnahmen des Herzens. Röntgenstrahlen 52:10–13

Carson R, Lozzara R (1970) Hemodynamic responses initiated by coronary stretch receptors with special reference to coronary arteriography. Am J Cardiol 25:571–578

Chaitman B, Bristow J, Rahimtoola S (1973) Left ventricular wall motion assessed by using fixed external reference systems. Circulation 48:1043–1054

Chalfen ES (1972) Ischämische Erkrankung des Herzens. Medizina Moskau (R)

Chiechi MA, Lees WM, Thomson R (1956) Functional anatomy of the normal mitral valve. J thorac Surg 32:378

Cignolini P (1934) Die Röntgenkymographie mit unterbrochenem Schlitz. Fortschr Röntgenstr 49:224–240

Cignolini P (1954) Analitic roentgenkymography (RKA). Acta radiol [Suppl] (Stockh) 116:221–233

Cignolini P (1955) Semeiotica del cuore e dei grandi vasi con la roentgenchimografia. Societa Editrice Universo, Roma

Cignolini P (1964) L'applicazione della tecnica televisia alla roentgenchimografia analitica per lo studio dell'attivita meccanica dell cuore e dei grandi vasi. La memochimografia (MK). Consiglio Nationale delle Ricerche, Roma

Cignolini P (1965) Evaluation of cardiac function by methods using the x-ray. In: Luisada A (ed) Examination of the cardiac patient. McGraw-Hill, New York pp 198–226

Clayton P, Bulawa W, Klausner S, Urie P, Marshall H, Wagner R (1979) The characteristic sequence for the onset of contraction in the normal human left ventricle. Circulation 59:671–679

Comroe J (1966) The main functions of the pulmonary circulation. Circulation 33:146–158

Desilets D, Beckenbach E (1971) Myocardial function from cineangiocardiograms with a digital computer. Radiology 99:319–325

Dienerowitz H (1956) Zur pathologischen Anatomie der Herzohren. Zentralbl allg Pathol 95:23–33

Dodge H, Baxley W (1968) Hemodynamic aspects of heart failure. Am J Cardiol 22:24

Dodge HT, Kennedy JM, Petersen JL (1973) Quantitative angiocardiographic methods in the evaluation of valvular heart disease. Prog cardiovasc dis 16:1–23

Doerr F, Egidy H von (1967) Zur Methodik der röntgenologischen Herzvolumenbestimmung. Radiologe 7:205–208

Dotter C, Steinberg J (1953) Angiocardiography, 3.Aufl. Hoerber, New York

Downey JM, Downey HF, Kirk ES (1974) Effects of myocardial strains on coronary blood flow. Circ Res 34:286–292

Dulfano M, Rienzo A (1962) Laminographic observations of the lung vasculature in chronic pulmonary emphysema. AJR 88:1043–1060

Eber L, Greenberg H, Cooke J, Gorlin R (1969) Dynamic changes in left ventricular free wall thickness in human heart. Circulation 39:455–464

Elisberg E et al. (1953) Effect of valsalvamanoever in circulation. Role of autonomous nervous system in production of overshoot. Am Heart J 45:227–236

Erbel R (1983) Funktionaldiagnostik des linken Ventrikels mittels zweidimensionaler Echokardiographie. Steinkopf, Darmstadt

Estes EH, Dalton F, Entman M et al. (1966) The anatomy and blood supply of the papillary muscles of the left ventricle. Am Heart J 71:356–369

Evans DW, Carpenter PB (1965) Errors involved in radiological heart volume determination by the elipsoid – aproximationtechnic. Br Heart J 27:429–439

Fabel H (1972) Pathophysiologische Grundlagen einer Röntgendiagnostik des Herzens und der großen Gefäße. Röntgenblätter 25:467–473

Fanardjan WA (1958) Röntgendiagnostik der Erkrankung der Brustorgane, Aipetrat, Erewan (R)

Feigenbaum H (1981) Echokardiography, 3rd edn Lea Febinger, Philadelphia

Fleischner F et al. (1952) Dilatation of the azygos vein. AJR 67:569

Fridkin WJ (1963) Anatomisch-physiologische Grundlagen des Röntgenbildes der Lunge. Staatl. Medizinverlag, Moskau (R)

Friedberg C, Donoso E (1971) Pathophysiology and differential diagnosis in cardiovascular disease. Grune & Stratton New York London

Fuchs G, Bayer O (1953) Eine neue Methode zur Bestimmung des Herzvolumens. Fortschr Geb Röntgenstr 78:709–713

Fuchs WA (1976) Die Röntgendiagnostik der Insuffizienz des linken Herzens. Fortschr Geb Röntgenstr 125:22–26

Gazura WW (1969) Pharmakologische Regulation des kollateralen Koronarkreislaufes. Medizina, Moskau (R)

Gebhard W et al. (1960) Zur methodischen Fehlerbreite der röntgenologischen Herzvolumenbestimmung. Acta Med Scand 6:467

Gelstein WE, Golubewa KA (1973) Korrelation des Symptoms der Verbiegung der Speiseröhre mit anderen röntgenologischen Zeichen von Herzkrankheiten. Röntgennachrichten 1:74–82 (R)

Gen M, Frik W (1964) Zur Darstellung der Lungenvenen mit verschiedenen Untersuchungsmethoden ohne Kontrastmittel. Fortschr Geb Röntgenstr 100:711–712

Glover L, Baxley W, Dodge H (1973) A quantitative evaluation of the heart size measurements from chest roentgenograms. Circulation 47:1289–1296

Goebel N, Gander M, Wellauer J, Hess OM (1979) Die Korrelation zwischen Laevokardiogramm und Nativthoraxröntgenbild bei der Herzmuskelinsuffizienz. Fortschr Geb Röntgenstr 130:14–18

Gorlin R, Knowles H, Storey C (1957) The valsalva maneuver as a test of cardiac function. Am J Med 22:197–212

Graham TR, Jarmakani JM, Canent RV (1971) Left heart volume estimation in infancy and childhood. Circulation 43:89

Gregg DE (1950) Coronary circulation in health and disease. Lea & Febinger, Philadelphia

Gregg DE (1963) Physiology of coronary circulation. Circulation 27:1128

Gribbe P, Hirvonen L, Lind J et al. (1959) Cineangiocardiographic recordings of the cyclic changes in volume of the left ventricle. Cardiologia 34:348–366

Grube E, Backs B, Zywietz M (1981) Analysis of ventricular function. Med. Universitätsklinik, Bonn

Gulotta S, Gulco L, Padmanabhan V et al. (1974) The syndrom of systolic click murmur and mitral valve prolapse – and cardiomyopathy? Circulation 49:717–728

Gurewitsch IB (1963) Methodische Hinweise zur Durchführung röntgenkymographischer Untersuchungen des Herzens und der großen Gefäße. Gnirri MS RSFSR, Moskau (R)

Gurewitsch IB (1970) Röntgenkymographie, In: Gurewitsch IB, Iwanitskaja MA, Kewesch EL Lindenbraten LD, Petrossian JS, Rabkin IH, Ruschanow II (Hrsg) Röntgendiagnostik der Herz- und Gefäßkrankheiten. Medizina, Moskau, S 17–22 (R)

Gurewitsch IB, Sodiew WW, Iwanizkaja MA et al. (1970) In: Iwanizkaja MA (Hrsg) Röntgendiagnostic des Herzens und der Gefäße. Medizina, Moskau (R)

Hammermeister KE, Brooks RC, Warbasse JR (1974) The rate of change of left ventricular volume in man. Circulation 49:729–738

Heckensellner H (1955) Koronaranomalien unter 1000 auslesefrei untersuchten Herzen. Anat Anz 101:123

Heintzen PH (1971) Röntgen-Cine- und -Videodensiometrie. Thieme, Stuttgart

Henke W (1872) Beiträge zur Anatomie des Menschen mit Beziehung auf Bewegung. Heidelberg

Herman M, Gorlin R (1969) Implications of left ventricular asynergy. Am J Cardiol 23:538–547

Higgins C, Reinke R, Jones N, Borderick T (1978) Left atrial dimension on the frontal thoracic radiograph: A method for assessing left atrial enlargement. AJR 130:251–255

Higgins CB, Stark D, McNamara M, Lanzer P, Crooks L, Kaufman L (1984) Multiple magnetic resonance imaging of the heart and major vessels. Studies in normal volunteers. AJR 142:661–667

Hochrein M, Keller J, Mancke R (1930) Die Durchströmung der Coronararterien. Arch Exp Pathol 151:146

Hopf R, Böhmer D, Kaltenbach M (1977) Röntgenologische Herzvolumenbestimmung. Fortschr Geb Röntgenstr 127:167–169

Ilinski SP (1971) Die Thebesischen Gefäße. Medizina, Leningrad (R)

Ingels J, Daughters IG, Stinson E, Alderman E (1975) Measurement of midwall myocardial dynamics in intact man by radiography of surgically implanted markers. Circulation 52:859

Iwanizkaja MA (1963) Röntgendiagnostik der Mitralfehler des Herzens. Staatl. Medizinverlag, Moskau (R)

Iwanizkaja MA, Saweliew WS (1960) Röntgenologische Untersuchungen bei angeborenen Herzfehlern. Medizina, Moskau (R)   .

Iwanizkaja MA, Petrosjan JS, Chomutowa MG (1971) Röntgenkinematographie in der Diagnostik der Herzkrankheiten. Medizina, Moskau (R)

James T (1960) The arteries of the free ventricle walls in man. Anat Rec 136:371–384

James TN (1961) Anatomy of the coronary arteries. Hoeber, New York

Jengo J, Mena J, Blaufuss A, Criley J (1978) Evaluation of left ventricular function (ejection fraction and segmental wall motion) by single pass radioisotope angiography. Circulation 57:326–332

Johnson L, Ellis K, Smidt D, Weiss M, Carmon P (1975) Volume ejected in early systole. A sensitive index of left ventricular performance in coronary artery disease. Circulation 52:378–389

Johnsson KA (1969) Collateral circulation between bronchial and coronary arteries. Acta Radiol 8:393–400

Jonsell S (1939) Method of determination of heart size by teleroentgenography (heart volume index). Acta Radiol 20:325–340

Judkins MP (1967) Selective method of coronary angiography. Radiology 89:815–816

Kahlstorf A (1932) Über eine orthodiagraphische Herzvolumenbestimmung. Fortschr Geb Röntgenstr 45:123

Kasser IS, Kennedy JW (1969) Measurement of left ventricular volumes in man by single-plane cineangiocardiography. Invest Radiol 4:83–90

Kattan KR (1970) Angled view in pulmonary angiography. Radiology 94:79–82

Keats TE (1979) An atlas of normal variants that may simulate disease, 2nd edn. Year Book Medical Publishers, Chicago, p 454

Keats TE, Enge IP (1965) Cardiac mensuration by the cardiac volume method. Radiology 85:850–855

Keats TE, Martt JM (1962) False paradoxic movement of the posterior wall of the left ventricle simulating myocardial aneurysm. Radiology 78:381–387

Kennedy JW, Trenholme SE, Kasser IS (1970) Left ventricular volume and mass from single-plane cineangiocardiogram. A comparision of anteroposterior and right anterior oblique methods. Am Heart J 80:343–352

Kienböck R, Eisler F (1910) Verlagerung der Brusteingeweide bei Kniehang (bei umgekehrt hängendem Körper). In: Verhandlungen der Deutschen Röntgenologischen Gesellschaft. (6. Kongreß, Hamburg). S 106–110

Kjellberg SR (1949) Symposium on roentgenological heart volume determinations. Cardiologia 14:374

Kjellberg S, Lönroth H, Rudhe U (1951) The effects of various factors on the roentgenological determination of the cardiac volume. Acta Radiol 35:413

Kneese KH (1963) Topographie des Herzens. In: Bargmann W, Doerr W (Hrsg) Das Herz des Menschen, Bd I Thieme, Stuttgart S 260–312

Koch W (1922) Der funktionelle Bau des menschlichen Herzens. Urban & Schwarzenberg, Berlin

Köhler A (1908) Teleröntgenographie des Herzens. Dtsch Med Wochenschr 33:5

Kolessow AP, Silin WA, Suchow WK, Sorin AB (1974) Kinoangiokardiographie. Qualitative und quantitative Analyse. Medizina, Leningrad (R)

Komadel L, Barta E, Kokaveč M (1968) Physiologische Vergrößerung des Herzens. Slowakische Akademie der Wissenschaften, Bratislava (R)

Kovats F, Zsebök Z (1958) Röntgenanatomische Grundlagenforschung an der Lunge. Akademiai Kiado, Budapest (R)

Kugel M, Gross L (1925/26) Gross and microscopical anatomy of the blood vessels in the valves of the human heart. Am Heart J 304–340

Lackner K, Thurn P (1980) EKG-gesteuerte Kardiocomputertomographie. Fortschr Geb Röntgenstr 132:164–169

Landrigan P, Gudkowicz L (1962) Effect of valsalva and Müllermaneuvers on arterial oxygen saturation in normal subjects and in patients with congenital heart disease. Am Heart J 64:187–197

Lane E, Whalen J (1969) A new sign of the left atrial enlargement: Posterior displacement of the left bronchial tree. Radiology 93:297

Larsson H, Kjellberg S (1948) Roentgenological heart volume determination with special regard to puls rate and the position of the body. Acta Radiol 29:159

Laurell H (1928) Röntgenologische Herzstudien. Upsala Lakereforen Forh 34

Lavender JP, Doppman J, Shawdon H, Steiner RE (1962) Pulmonary veins in left ventricular failure and mitral stenosis. Br J Radiol 35:293–302

Lavine P, Filip Z, Najmi M et al. (1974) Clinical and hemodynamic evaluation of coronary collateral vessels in coronary artery disease. Am Heart J 87:343–349

Levin DC, Kauff M, Baltaxe HA (1973a) Coronary collteral circulation. AJR 119:463–473

Levin DC, Sos TA, Lee JG et al. (1973b) Coronary collateral circulation and distal coronary runoff: The key factors in preserving myocardial contractility in patients with coronary artery disease. AJR 119:474–483

Lewis T (1917) Upon the motion of the mammalian heart. Proc R Soc Med 89:560

Lewis T, Rothschild AM (1915) The excitatory process in the dog's heart. Part II: The ventricles. Philos Transact Roy Soc, London Biol Sc 206:181

Lewis R, Sandler H (1971) Relationship between changes in left ventricular dimensions and the ejection fraction in man. Circulation 44:548–557

Liedtke AJ, Gault JH, Leaman DM et al. (1973) Geometry of left ventricular contraction in the systolic click syndrome. Characterization of a segmental myocardial abnormality. Circulation 47:27–35

Liljestrand G, Lysholm G, Nylun G et al. (1939) Normal heart volume in man. Am Heart J 17:406–415

Lind J (1950) Heart volume in normal infants. Acta Radiol 62

Lind J, Spencer R, Wegelius C (1955) Differential analysis of opacification in angiocardiography. A graphic interpretation of cardiac function. Circulation 11:609–614

Linderholm H. Strandell T (1958) Heart volume in the prone and erect positions in certain heart cases. Acta Med Scand 162:247–282

Linzbach R, Felix P, Thurn P (1972) Der Koronarkreislauf bei Gefäßverschluß. III. Zur Kontraktionsinsuffizienz des Ventrikelmyokards nach akuter Koronarokklusion. Fortschr Geb Röntgenstr 116:599–606

Lopuchin JM, Schjoltikow NS (1971) Chirurgische Anatomie des Brustkorbs. In: Petrow BW (Hrsg) Atlas der Brustchirurgie. Medizina, Moskau, S 9–97 (R)

Ludwig C (1849) Über den Bau und die Bewegungen der Herzventrikel. Z Rationel Med 7:197

Luisada AA (1965) Examination of the cardiac patient. – A monograph from cardiology. An encyclopedia. McGraw-Hill, New York Toronto Sydney

Luisada A, Fleischner F (1965) Electrokymography: Practical applications. In: Luisada A (ed) Examination of the cardiac patient. McGraw-Hill, New York, pp 208–217

Madeira HC et al. (1974) Echokardiographic assessment of left ventricular volume overlood. Br Heart J 36:1175

Marshall RJ, Shepherd JT (1968) Cardiac function in health and disease. Saunders, Philadelphia London Toronto

Masaew PN, Kostjutschenok BM, Grischkewitsch AM (1971) Röntgenologische Diagnostik der Tricuspidalfehler. Medizina, Moskau (R)

Maseri A (1976) Pathophysiologic studies of the pulmonary and coronary circulation in man. Am J Cardiol 38:751

Masuda Y, Yoshida H, Morooka N et al. (1982) ECG-synchronized computed tomography in clinical evaluation of total and regional cardiac motion: Comparison of postmyocardial infarction to normal hearts by rapid sequential imaging. Am Heart J 103:230–238

McAlpin RN, Abbasi AS, Grollman JH et al. (1973) Human coronary artery size during life. A cineangiographic study. Radiology 108:567–576

McDonald DA (1960) Blood flow in arteries. London

Meschalkin EN (1954) Sondierung und Kontrastuntersuchung des Herzens und der Stammgefäße. Staatlicher Medizinverlag, Moskau (R)

Du Mesnil de Rochemont W (1974) Die Bedeutung der regionalen Weite der Lungengefäße im Röntgenbild. Röntgenblätter 27:440–449

Meyer-Waarden K (1970) Untersuchungen der elektrischen Quellenstruktur des Warmblüterherzens und deren Beziehung zum Thorax-EKG. Dissertation der Fakultät der Elektrotechnik, Universität Karlsruhe

Milne E (1984) Interrelationships of the heart and lungs with emphasis on the „vascular pedicle". Radiology

Milne E, Pistolesi M, Miniati M, Guintini C (1984) The vascular pedicle of the heart and the vena azygos. Part I: The normal subject. Radiology 152:1–8

Milne E, Imray T, Pistolesi M, Miniati M, Guintini C (1984) The vascular pedicle and the vena azygos. Part III: In trauma – the „vanishing" azygos. Radiology 153:25–31

Mirro M, Rogers E, Weyman A, Feigenbaum H (1979) Angular displacement of the papillary muscles during the cardiac cycle. Circulation 60:2

Moore CB, Kraus WL, Dock DS, Woodward E, Dexter L (1959) The relationship between pulmonary arterial pressure and roentgenographic appearance in mitral stenosis. Am Heart J 58:576–582

Moritz F von (1900) Eine Methode, um beim Röntgenverfahren aus dem Schattenbild eines Gegenstandes dessen wahre Größe zu ermitteln, (Orthodiagraphie) und die exakte Bestimmung der Herzgröße nach dem Verfahren. MMW 29:992

Moritz F von (1928) Zur Bestimmung der Herzgröße. Fortschr Geb Röntgenstr 38:993

Musshoff K (1964) Die Methoden der röntgenologischen Herzvolumenbestimmung und ihre Fehlerbreite. Fortschr Geb Röntgenstr 100:165–180

Musshoff K (1965) Die Ergebnisse röntgenologischer Volumenbestimmung über die normale Herzgröße. Fortschr Geb Röntgenstr 102:237–250

Musshoff K, Reindell H (1956) Zur Röntgenuntersuchung des Herzens in vertikaler und horizontaler Körperstellung. I. Mitteilung. Der Einfluß der Körperstellung auf das Herzvolumen. Dtsch Med Wochenschr 81:1001

Niizuma S, Kobayashi S (1973) X-ray examination of the rectosigmoid region in the prone position with horizontal beam. XIII Int. Congr. of Radiology, Madrid (Abstr). Excerpta Med Int Cong Ser 301:444

Nordenström B (1960) Contrast examination of the cardiovacular system during increased intrabronchial pressure. Acta Radiol (Stockh), Suppl 200:1–110

Odgen JA (1970) Congental anomalies coronary arteries. Am J Cardiol 25:474–479

Ogden JA, Stansel HC (1971) Roentgenographic manifestations of congenital coronary artery disease. AJR 113:538

Ognew BW, Sawwin WN, Sawelewa LA (1954) Blutgefäße des Herzens in normalen und pathologischen Bedingungen. Staatlicher Medizinverlag, Moskau (R)

Ohlsson NM (1962) Left heart and aortic blood flow in the dog. Precession motion analysis of the high speed (270 frames/sec.). Cineflourographic recordings. Acta Radiol [Suppl] (Stockh) 213:1–80

Parisi AF, Hamilton BP, Thomas CN (1974) The short cardiac pre-ejection period. Circulation 49:900–904

Paulin S (1964) Coronary angiography. Acta Radiol (Stockh), Suppl 233:1ff

Pech HI, Münster W (1968) Zur Volumenbestimmung des linken Vorhofs durch Angiocardiographie. Cardiologia 53:129–138

Pernkopf E (1964) Atlas der topographischen und angewandten Anatomie des Menschen, Bd II. Urban & Schwarzenberg, München Berlin

Petrosjan JS, Singerman LS (1974) Koronarographie. Medizina, Moskau *(R)*

Pistolesi M, Milne E, Miniati M, Guintini C (1984) The vascular pedicle of the heart and vena azygos. Part II: Acquired heart disease. Radiology 152:9–17

Poliner L, Dehmer G, Lewis S, Parkey R, Blomquist C, Willerson J (1980) Left ventricular performance in normal subjects: A comparison of the responses to exercise in the upright and supine positions. Circulation 62:528–534

Puff A (1954/55) Über die Verformung der Herzkammerbasis beim Menschen unter der Funktion. Gegenbaurs Morphol Jahrb 95:330–368

Puff A (1958) Zeitlupenstudie zur funktionellen Anatomie der rechten Herzkammer mit Farbfilmvorführung. In: Heilmeyer L (Hrsg) 1. Freiburger Colloquium über Kreislaufmessungen, 7.–9. März. Banaschewsky, München, S 75–84

Puff A (1960a) Die funktionelle Bedeutung des elastisch-muskulösen Systems in den Kranzarterien. Gegenbaurs Morphol Jahrb 100:546–558

Puff A (1960b) Der funktionelle Bau der Herzkammern. Thieme, Stuttgart (Zwanglose Abhandlungen aus dem Gebiet der normalen und pathologischen Anatomie, H 8)

Puff A (1960c) The morphology of ventricular contraction and its time relation to the ECG. VII. Int. Anatomenkongress, New York. Anat Anz 198:342–350

Puff A (1965) Funktionelle Anatomie des Herzklappenapparates. Verh. d. Dt. Ges. f. Kreislaufforschg. 31. Tagung, 1–15

Puff A (1971) Über das funktionelle Verhalten des Endokards bei Volumenänderung der Ventrikelbinnenräume. Thoraxchirurgie 19/2:119–120

Puff A (1976a) Funktionelle Anatomie des Herzens. In: Derra E, Bircks W (Hrsg) Herzchirurgie. Springer, Berlin Heidelberg New York (Handbuch der Thoraxchirurgie, Ergänzungswerk, S 3–61)

Puff A (1976b) Ultrastruktur der Purkinjefasern und ihre funktionell-morphologische Bedeutung für die Herzarbeit. Mezniereba, Tbilisi, S 138 *(R)*

Puff A (1978) Funktionelle Anatomie des Herzens in chirurgischer Sicht. In: Borst HG, Klinner W, Senning A (Hrsg) Herz und herznahe Gefäße. Springer, Berlin Heidelberg New York (Allgemeine und spezielle Operationslehre, Bd 6/2, S 15–99)

Puff A (1981) Ultrastrukturelle Unterschiede verschiedener Abschnitte des Myokards mit verschiedenen Arbeitsbelastungen in ein und demselben Herzen. 2. Symposion über Ultrastruktur des cardio-vaskulären Systems unter normalen und pathologischen Bedingungen. Medizina, Moskau *(R)*

Puff A (1983) Funktionelle Anatomie des Herzens. In: Roskamm H, Reindell H (Hrsg) Lehrbuch der Herzkrankheiten, 2. neubearb. Aufl. Springer, Berlin Heidelberg New York, S 1–3

Puff A, Barrenberg M (1965) Röntgenkinematographische Untersuchungen über den Bewegungsmechanismus der Mitralklappe. Fortschr Geb Röntgenstr 102:607–618

Rabkin IC (1963) Röntgenologische Untersuchung der Gefäße des kleinen Kreislaufs bei Mitralfehlern. Staatlicher Medizinverlag, Moskau *(R)*

Rabkin IC (1967) Röntgensemiotik (Symptomatologie) der Lungenhypertension. Medizina, Moskau *(R)*

Rabkin IC, Grigorjan EA (1973) Röntgenologische Untersuchung der operierten Herzen. Medizina, Moskau *(R)*

Rabkin IC, Abugow AM, Schabalkin BW (1973) Bewertung des koronaren Blutflusses nach der selektiven Koronarographie. Kardiologija 11:15–18 *(R)*

Rabkin IC, Abugow AM, Matewosow AL (1976) Arterioszinthographie des Herzens und der Lunge. ANN. I. Moskauer Medizinisches Institut, Moskau *(R)*

Raphael M, Allwork S (1974) Angiographic anatomy of the left ventricle. Clin Radiol 25:95–105

Redwood D, Scherer J, Epstein SE (1974) Biventricular cineangiography in the evaluation of patients with asymmetric septal hypertrophy. Circulation 49:1116–1121

Reindell H, Musshoff K (1956) Zur Röntgenuntersuchung des Herzens in horizontaler und vertikaler Körperstellung; der Einfluß der Körperstellung auf das Herzvolumen. Dtsch Med Wochenschr 81:1001–1008

Reindell H, Musshoff K (1967) Die Dynamik des gesunden und kranken Herzens als Grundlage einer Beurteilung seiner Größe und Form. Radiologe 7:169–175

Richter KH (1963) Die zentrale Lungenschlagader im Röntgenbild. Akademie, Berlin

Rissanen V (1973) Microvasculature in the left ventricular wall of the human heart. Angiology 24:345–358

Robb R, Ritman E (1979) High speed synchronous volume computed tomography of the heart. Radiology 133:655–661

Roessler H (1937) Clinical roentgenology of the cardiavascular system. Thomas, Springfield Baltimore

Rohrer F (1916/17) Volumenbestimmung an Körperhöhlen und Organen auf orthodiagraphischem Wege. Fortschr Geb Röntgenstr 24:285

Romaniuk P, Thomas G, Rosenberger M (1968) Physiologische Strukturveränderungen der Gefäße und des Lungenparenchyms in Abhängigkeit von Körperlage und Atemphase. Radiol Diagn 9:266–279 (R)

Roskamm H, Reindell H, Musshoff K, König K (1961) Die Beziehung zwischen Herzgröße und Leistungsfähigkeit beim männlichen und weiblichen Sportler im Vergleich zu männlichen und weiblichen Normalpersonen. Arch Kreislaufforsch 35:67–102

Roskamm H, Gauly H, Hilsmann H et al. (1967) Neuere Untersuchungen zur Form des Herzens in den verschiedenen Altersstufen. Radiologe 7:168–169

Rushmer RF (1956) Initial phase of ventricular systole: Asynchronous contraction. Am J Physiol 184:188–194

Rushmer RF (1981) Dynamik des Herz-Gefäßsystems. Übersetzung aus dem Englischen von G. N. Kositzkovo. Medizina, Moskau (R)

Rutishauser W et al. (1970) Blood flow measurement through single coronary arteries by roentgen densiometry. AJR 109:12–20

Samoilowa SW (1970) Anatomie der Blutgefäße des Herzens. Medizina, Moskau (R)

Sandler H, Alderman E (1974) Determination of left ventricular size and shape. Circ Res 40: 1–8

Sarnoff S et al. (1948) Mechanism of the arterial pressure response to the valsalva test: The basis for its use, as an indicator of the intactness of the sympathetic outflow. Am J Physiol 154:316–327

Schad N (1970) Concentration of contrast material in angiocardiography during phased and continuous injection. AJR 109:25–36

Schäde A, Thurn P (1957) Zur Frage des systolischen Restblutes beim Menschen. Fortschr Geb Röntgenstr 86:696–710

Schaefer H (1951) Das EKG. Springer, Berlin Göttingen Heidelberg

Schermuly W, Janssen N, Odenwälder J (1969) Die meßbaren Lungenstrukturen im Röntgenbild. Fortschr Geb Röntgenstr 111:68–76

Schoenmackers J (1965) Die Angiomorphologie der Koronarogramme. Fortschr Geb Röntgenstr 102:349–368

Schwedel JB et al. (1957) The roentgenologic diagnosis of pulmonary hypertension in mitral stenosis. Am Heart J 53:163

Simon M (1963) Pulmonary vessels: Their haemodynamic evaluation using routine radiographs. Radiol Clin North Am 1:363–376

Simon G (1968) The limitation of the radiograph for detecting early heart enlargement. Br J Radiol 41:862–865

Simon G (1974) How to look at a chest radiograph. Br J Hosp Med 12:707–710

Simon G (1979) Principles of chest X-ray diagnosis. Butterworth, London Boston

Sinelnikow RD (1973) Atlas der Anatomie des Menschen, Bd II. Medizina, Moskau, S 256 (R)

Smith C, Amplatz K (1973) Angiographic demonstration of Kugel's artery (arteria anastomotica auricularis magna). Radiology 106:113–118

Smojalnikow AW, Naddaschina TA (1960) Zur Frage des Typs der Blutversorgung des Herzens. Arch Pathol 10:17 (R)

Sniderman AD, Marpole D, Fallen E (1973) Regional contraction patterns in the normal and ischemic left ventricle in man. Am J Cardiol 31:484–489

Sodiew WW(1957) Röntgendiagnostik der Herz- und Gefäßkrankheiten. (Staatl. Medizinverlag, Moskau (R)

Sokolow JN et al. (1968) Zur Methodik der röntgenologischen Untersuchung der pathologischen Veränderungen der Lungenwurzel. Thoraxchirurgie 3:101–107

Sones F (1972) Indications and value of coronary arteriography. Circulation 46:1155–1160

Sosman MC (1943) Technique for locating and identifying pericardial and intracardial calcifications. AJR 50:461–468

Soto W et al. (1973) Angiographic anatomy of the Kugel's artery. Arteria anastomotica auricularis magna. AJR 119:503–507

Souza AS, Bream PR, Elliot LP (1978) Chest film detection of coronary artery calcification. The value of the CAC-triangle. Radiology 129: 7–10

Spalteholz W (1924) Die Arterien der Herzwand. Hirzel, Leipzig

Spee F von (1909) Bemerkungen betreffend Spannung, Bewegung, Nomenklatur der Brustorgane. Verh Anat Ges 23:169–180

Spiller F et al. (1975) Geometrische Änderungen des linken Ventrikels während der isovolumetrischen Kontraktion bei Gesunden und Koronarkranken. Z Kardiol 64:1001–1013

Stecken A (1964) Das Röntgenbild erworbener und angeborener Herzfehler, Bd 1. Akademie, Berlin

Stein P, Lewinson H, Potts K (1974) Cardiac size and left ventricular performance. Lack of correlation with silhouette measurement. J A M A 229:1614–1620

Steinberg I (1966) Angiocardiographic findings in ventricular aneurysm due to arteriosclerotic myocardial infarction. AJR 97:321–337

Stender HS, Kahlstorf J (1972) Das Röntgenbild des Herzens bei Druck- und Volumenbelastungen. Röntgenblätter 25:459–466

Stumpf P, Weber H, Weltz G (1936) Röntgenkymographische Bewegungslehre innerer Organe. Thieme, Leipzig

Sundberg CG (1928) A fluoroscopic method of studying the heart action in animals. Upsala Läkarefören Foerh 33

Swart B (1959) Die Breite der V. azygos als röntgendiagnostisches Kriterium pathologischer Kollateralkreisläufe. Fortschr Geb Röntgenstr 91:415–444

Szamosi A (1978) Anterior border of the left atrium on conventional heart films. Acta Radiol [Diagn] (Stockh) 191:61

Takahashi S (1957) Rotation radioraphy. Jpn Soc Promotion Science, Nagoya

Takahashi SH, Skinozaki T (1954) Solidography of the heart. Acta Radiol 41:435–440

Tandler J (1913) Anatomie des Herzens. In: Bardelebens Handbuch der Anatomie, Bd 3/1. Fischer, Jena

Thurn P (1954) Die Bedeutung der Bronchographie für die Therapie der Lungentuberkulose. Fortschr Geb Röntgenstr 80:198–208

Thurn P (1959) Zur röntgenologischen Volumenbestimmung des Herzens. Fortschr Geb Röntgenstr 90:290–299

Thurn P (1961) Probleme und neuere Ergebnisse in der Röntgendiagnostik der Mitralfehler. Radiologe 1:2–18

Thurn P (1968) Topographie des normalen Herzens im gewöhnlichen Röntgenbild. In: Schinz Hr, Baensch WE, Frommhold W et al. (Hrsg) Lehrbuch der Röntgendiagnostik, Bd 4. Thieme, Stuttgart, S 1–11

Thurn P, Düx A, Hilger H (1963) Zur Physiologie und Morphologie des Koronarkreislaufs im Koronarprogramm. Fortschr Geb Röntgenstr 98:381–398

Tichonow KB (1950) Die pulsatorischen Bewegungen des Herzens und der Blutbahnen. Klin Med 1:48–55 (R)

Tichonow KB (1954) Die Bewegung des Brustkorbes und des Kreislaufs. Klin Med 327:17–24 (R)

Tichonow KB (1962) Angiographie. Staatlicher Medizinverlag, Leningrad (R)

Tichonow KB (1975) Über die Bewegung der Herzoberflächen. Radiol Diagn 5:691–698 (R)

Tichonow KB The geometry of the left ventricle in the isovolumic period. Radiologe (im Druck)

Tichonow KB, Bairak WG (1981) Einfluß der Schwerkraft auf Intensität und Masse des pathologischen Schattens der Lunge. Nachr Röntgenol Radiol 4:64–70 (R)

Tichonow KB, Bairak WG (1983) Redistribution of the pulmonary blood flow in pneumonia patients under influence of gravitation. Fortschr Geb Röntgenstr 136:660–663

Tichonow KB, Konjuchowa MM (1970) Veränderung der Größe des Herzens in unterschiedlichen Körperstellungen bei Kranken mit Mitralfehlern. Kardiologia 5:110–112

Tichonow KB, Lowjagin EW (1969) Die Venen des vorderen Mediastinums bei Bronchialmetastasen. Röntgennachrichten 2:3–9 (R)

Tichonow KB, Rabinowitsch RM, Tereschtschenko OI (1974) Rationelle Methode der Röntgenuntersuchung der Lungenwurzel. Röntgennachrichten 4:3–8 (R)

Tichonow KB, Smirnow AD, Seydlitz WN (1978) Informative Zeichen bei der Katheterisierung und Ventrikulographie der linken Herzkammer. Medizina, Moskau (R)

Tichonow KB et al. (1983) Die Untersuchung der Lungenventilation mit Röntgendensiometrie bei Patienten mit verschiedenen Erkrankungen der Atmungsorgane. Radiol Diagn (Berlin) 224:189–196

Towne WD (1973) Classification of chorda tendineae. Circulation 47:209

Turner F, Lau F, Jacobson G (1972) A method for the estimation of pulmonary venous and arterial pressures from the routine chest roentgenogram. AJR 116:97–106

Uglow, FG, Neklasow JF, Gerasin WA (1974) Herzkatheter und selektive Angiokardiographie. Medizina, Leningrad (R)

Vix VA, Klatte EC (1970) The lateral chest radiograph in the diagnosis of hilar and mediastinal masses. Radiology 96:307–316

Weber EF (1851) Über ein Verfahren den Kreislauf des Blutes und die Funktion des Herzens willkürlich zu unterbrechen. Arch Anat Physiol Wiss Med 88–111

Wegelius C, Lind J (1953) Modern trends in diagnostic radiology (2nd series). Acta Radiol 39:177

West E (1963) Distribution of gas blood in normal lungs. Br Med Bull 19:5358

Westcott JL, Ferguson D (1976) The right pulmonary artery –left atrial axis line. Radiology 118:265–274

Whitley JE, Martin JF (1964) The Valsalvamanoever in roentgenologic diagnosis. AJR 91:297–306

Wiggers C (1954) Circulatory dynamics. Physiologic studies. Grune & Stratton, New York

Winogradow AW, Wichert AM, Dorofewa SS, Tschasow EI (1971) Myokardinfarkt. Medizina, Moskau (R)

Wojtowicz J (1964) Some tomographic criteria for an evaluation of the pulmonary circulation. Acta Radiol [Diagn] (Stockh) 2:214–224

Woods P (1969) Disease of the heart and circulation, 3rd edn. Eyre & Spottiswoode, London

Zeitler E (1984) Kernspintomographie. Deutscher Ärzte-Verlag, Köln

Zeitler E, Schnierer G, Wojtowicz M, Reichenberger H, Wirth A, Stetler E, Wulfen H (1984) EKGgetriggerte NMR-Tomographie des Herzens. Fortschr Geb Röntenstr 140:487–493

Zdansky E (1952) Die Funktion des Herzens im Röntgenbild. Fortschr Geb Röntgenstr 76:295

Zdansky E (1962) Röntgendiagnostik des Herzens und der großen Gefäße. Springer, Berlin Heidelberg Göttingen

Zimmermann R, Bussmann WD (1972) Kombinierte TV-Monitordatensichtstation zur Aufzeichnung und Auswertung von Videobildern. Biomed Tech (Stuttg) 16:189–191

Zumbo A et al. (1964) Preatheromaphase of coronary arteriosclerose in man. Exp Mol Pathol 3:475–484

Sachverzeichnis

Absorptionskoeffizient   138
Aderlaß   136
adrenerge Fasern   154
Akinesie   110, 176, 188
akoronarer Sinus   89
aktive Muskelinsuffizienz   141
aktiver Muskeltonus   161
alveoläre Verengung   162
Amplitude der Kammerpulsation   65
Analyse, segmentale geometrische   184
analytische Kymographie   72
Anastomosen   92, 99
Anastomose (Bogen des Visenius), interkoronare
  4, 100
angeborene Koronarfehler   102
Angiokardiographie   2, 32, 56, 72, 110, 111, 122,
  171
Angiopneumographie   162
Anodenstrom   2
anuläre Chorden   85
Anulus fibrosus sinister   45, 57, 61
Aorta   4, 23, 32
Aorta, Flußvolumen   183, 184
Aorta, Pulsation   176
aortale Regurgitation   184
aortales Mitralsegel   57
Aortenbogen   6, 23, 32
Aortenbulbus   32
(Aortenfenster)   32
Aorteninsuffizienz   184
Aortenklappe   5, 22, 25
Aortenklappenschluß   64
Aortensinus   89
Aortenströmung, Geschwindigkeit   183
Aortenwindkessel   176
Aortographie   149
apikobasale Bewegungsamplitude   64
„Äquatorebene"   71
Arrhythmie   91, 105
A. anastomotica auriculris magna   96
A. coronaria dextra   108
A. coronaria sinistra   108
A. Kugeli   96, 99
A. lobi medii   114
A. lobi superioris   114
A. pulmonalis dextra   119

A. thoracica (mammaria) interna   104
Aa. segmenti inferioris   114
arterieller Lungenkonus   29
arterielles Blutdruckniveau   138
Arteriogramm   124, 126, 128
arterioalveoläre Druckdifferenz   160
arteriobronchialer Index   130
atherosklerotische Veränderung   89, 111
arteriovenöse Druckdifferenz   160
Aschoff-Tawara-Knoten   35
asthenischer Habitus   31, 152
„asynchrone Kontraktion"   82, 110, 188
Asynergie   110, 188
Atembewegungen   40
Atemrhythmus   151
Atrioventrikularfurche   5, 90
atrioventrikuläres Ostium, Einschnürung
  44, 86
Atrioventrikularklappen, Bewegungsmechanismus
  56
Atrioventrikularknotenarterie   93
Autoregulationsphänomen   109
Ausflußbahn   6, 44
Austreibungsphase   76, 181
Auswurfzeit   177
auxotonischer Druck   64
AV-Block   80

Bauchlage   154
Bauchpresse   136
Bewegung, lateralsystolische   141
Bewegungsamplitude, apikobasale   64
Bewegungsmechanismus, Atrioventrikularklappen
  56
Bifurkation   8, 32, 130
Blutbahnen   7
Blutdruckniveau, arterielles   138
Blutfluß, Hohlvene   37
Blutmenge, Lunge   156
Blutversorgung, Myokard   97, 104
Blutverteilung, kleiner Kreislauf   162
Blutvolumen   154
Blutvolumen, systolische Verlagerung   67
Blutzufluß zum Herzen   136
Bradykardie, reflektorische   111, 138
Bronchialvenen   132

Chordae tendineae   57, 82
Chorden, anuläre   57
Chorden, valvuläre   57
„circumferential fiber shortening velocity"   183
Computertomogramm bei Myocardinfarkt   21
Computertomographie   18, 21
Conus arteriosus sinister   48
Cor pulmonale   161
Crista supraventricularis   6, 33, 64

Dehnungsrezeptoren   55
Dextrogramm   6, 42, 120
Diagnostik, Myokardschäden   160
Diastole   56
diastolische Pause   48
diastolisches Herzvolumen   79
Differentialdiagnose, Pneumonie und Lungen-
   krebs   156
diffuser Kontraktionstyp   70
Diffusionstyp   68
Dilatation, linke Kammer   78, 97
Dilatation, rechte Kammer   32
Doppelkontrastangiogramm   10, 40 ff
Drehung der Herzachse   31
Druck, auxotonischer   64
„Druckerhöhungsmöglichkeit"   189
Drucküberlastung   78, 162
Druckdifferenz, arterioalveoläre   160
Druckdifferenz, arteriovenöse   160
Druckdifferenz, hydrostatische   160
Ductus Botalli   140
Dyskinesie   110, 176, 185, 188

Echokardiographie   186
Einflußbahn   6, 44, 64, 76
Einflußbahn, lateralsystolische Bewegung   190
Einschichttomographie   120
Einschnürung der Venenmündung   80
EKG-Triggerung   187
Elektrokymographie   70
Elektrophysiologie   64
Emphysem   162
„Endarterien", funktionelle   99
enddiastolische Phase   48, 49
enddiastolisches Volumen   180
Endokardfläche, intertrabekuläre   54
endsystolische Phase   49
Entleerung der Lungenvenen   64
epigastrischer Winkel   152
Epikard   75
epikardiale Koronargefäße   52, 97, 100
Ernährung der Koronargefäße   97
Erschlaffung, isovolumetrische   64
expiratorischer Preßdruck   165

Fascies diaphragmatica   6
Fenster, leuchtendes   117
Fettlager   75

Fibrose, diffuse   104
Filmanalyse   73
Flächenröntgenkymogramm   57
Flußvolumen in der Aorta   183, 184
Fördermenge, linke Kammer   178
Formveränderung des Herzens, Altersgruppen
   173
Formveränderung, rechte Kammer   39
Formwandel des Innenreliefs   45
Füllung, enddiastolische   48
funktionelle Insuffizienz   162
„funktionelle" systolische Geräusche   61
funktionelle Vorhof-Kammer-Scheidewand   43

gedehnte Kymogramme   72, 73
Gefäße, intramural   104
„Gefäßfüßchen" („vascular pedicle")   9
Gefäßkaliber, Lunge   160
Gefäßstruktur der Lunge   3
Geräusche, „funktionelle" systolische   61
Gewebe, perihiläre   113
Gewebedruck   106
Gravitationseffekt   156

Hämodynamik   33
halbselektive Koronarangiographie   85
Hartstrahltechnik   7, 18, 20
„Hebeltyp"   65
Herzachse, Drehung   31
Herzdilatation   161
Herzfehler, organische   138
Herzfernaufnahme   2
Herzgeräusche   137
Herzgröße, Veränderung   161, 165
Herzgröße, Verminderung   139
Herzgröße, Wechsel der Körperlage   155
Herzindex   168
Herzmaße, Therapiekontrolle   167
Herzmaße, Variabilität   166
Herzmuskelreserven   161
Herzniveau   152
Herzoberfläche, Bewegung   65, 70
Herzschallintervall   177
Herzsilhouette frontal, Fläche   167
Herzsilhouette, Grundmaße   166
Herzskelett   57
Herzspitzenstoß   47
Herztaille   6
Herzvolumen, Altersabhängigkeit   172
Herzvolumen, diastolisch   79
Herzvolumenberechnung   143, 167
Herz-Zwechfell-Winkel   12, 24, 25
Herzzyklus   29
high tension roentgenography   18, 20
Hilusoval   133
His-Bündel   33
Hochdruck, pulmonaler   56, 133
Hochfrequenzzeitlupe   34, 56, 64, 76

Hohlvene, Blutfluß   37
Hohlvene, obere   4
„Holzknecht"   12
„Homokoronare"   99
hydrostatische Druckdifferenz   160
Hypertension   2, 161
Hypertension, portale   132
Hypertonie   56, 188
Hypertrophie   97, 176
Hypertrophie der rechten Kammer   67
Hypokinesie   23, 110, 185
Hypomochlion   60

Immobilisation   154
Infarktzeichen   18
Infarktzone   23
Index, kardiothorakaler   167
Infundibulum   96
Injektion von Kontrastmitteln   91
Innendruck der Wand   109
Innenrelief, Formwandel   45
Insuffizienz, funktionelle   162
Insuffizienz, kontraktile   78
intégrales Oszillogramm   72
interkoronare Anastomose (Bogen des Visenius)
   4, 100
Interlobulärarterie   130
Intermediärarterie   119
Intermediärtyp   93
„intermittierende Stenosegefäße"   100
interpapillärer Raum   7, 29, 44, 46, 52, 66
intersegmentale Venen   128
interstitielles Ödem   2, 160
intertrabekuläre Endokardfläche   54
Interventrikularsulkus, vorderer   6, 75
Interventrikularvene   90
intrabronchialer Druck, Erhöhung   136, 139
intramurale Gefäße   97, 104
intrathorakaler Druck   154
Ischämiezone   110, 185
isometrische Kontraktion   56, 76, 82
isovolumetrische Erschlaffung   64
isovolumetrische Phase   47, 49, 52, 64, 82, 85,
   141, 177

Kalzifizierung   111
Kammer, Dilatation der rechten   32
Kammerdurchmesser   27
Kammermyokard   76, 81
Kammermyokard, kontraktile Leistungen   133
Kammerpulsation, Amplitude der   65
Kammer, rechte   33
Kammerscheidewand   9, 21, 31, 35, 37
Kammersegment   65
Kammerverformung, Phasenfolge   41
Kammervolumen   18
Kammervolumen, Berechnung   173
Kapillarniveau   97

Kardiomyopathie   188
kardiothorakaler Index   167
Karotissinus, artifizielle Blockierung   138
Kernspintomographie   186
Kinematographie   73
kinematographische Analyse der Ventrikel-
   kontraktion   73
Kinoventrikulographie   176
Kirsch, Gesetzmäßigkeit   56
Klappenapparat   81
Klappenebene   57
Klappenebene, systolische Bewegung   61
Klappeninsuffizienz   60, 77
Klappen, Lage   25
Körperlage   151, 154
Körperoberflächenbestimmung (Normogramm)
   171
kollaterales Arteriennetz   99
Kollateralkreislauf   99
Komma   113
Kommissurotomie   60
kongenitale Vitien   137
Kontaktfeld   12, 65
kontraktile Insuffizienz   78, 185
Kontraktion der Einflußbahn   76
Kontraktion, isometrische   56
Kontraktion, isotonische   56
Kontraktionsphase, isovolumetrische   47, 49,
   106, 141
Kontraktion, zeitlicher Ablauf   37
Kontraktionsfolge   55
Kontraktionsrhythmus   3
Kontrastangiokardiographie   7
Kontrastmitteleinführung, Komplikationen   105
Kontrastmittelpassage   79
Konus, pulmonaler   6
Koronarangiogramm   89
Koronarangiographie, halbselektiv   85, 105, 106
Koronarangiographie, selektive   105
Koronararterien, diastolisches Maximum   105
Koronararterien, fehlerhafte Ursprünge   102
Koronararterienstenose   111
Koronararterien, systolisches Maximum   105
Koronararterien, verkalkte, „Dreifuß"   111
Koronararterien, Versorgungstypen   98
Koronareinstrom   101
Koronarfehler, angeborene   102
Koronarflußgeschwindigkeit   109
Koronarfluß, isometrische Erschlaffung   109
Koronarfluß, systolisch   109
Koronarflußvolumen   108
Koronargefäße   89
Koronargefäße, epikardiale   52
Koronargefäße, Röntgenphysiologie   104
Koronargefäße, sekundäre Anomalien   103
Koronarogramme   49, 77, 92, 111
Koronarogramm, selektives   55, 105 ff
Koronarographie   2

Koronarographie, Kontraindikation 110
Koronarsklerose 188
Koronarsinus 89, 109
Korrekturkoeffizient 167, 169
Kranzarterie 3, 102
Kreuz, Zone des 90, 108
Kymogramm 175
Kymogramm, bei Valsalva-Probe 139
Kymogramme, gedehnte 71
Kymographie, analytische 72

Längsachse 34
Längsmuskulatur 101
Lävogramm 26, 49, 110, 177
LAO-Projektion 4, 27
lateralsystolische Bewegung 49, 52, 57, 66, 67,
    77, 82, 85, 86, 141, 176, 190
Lingulavene 113
linke Kammer, Muskelmasse 182
linke Kammer, Bewegungscharakter der Wände
    186
linke Kammer, Fördermengenberechnung 178
linke Koronararterie 90
linker Vorhof 7, 13
linker Vorhof, Sagittaldurchmesser 18
Linksherzinsuffizienz 132, 133
Links-Rechts-Shunt 137
Linkstyp 98, 101
lokale Ischämie 185
Lunge, Gefäßstruktur 3
Lunge, Stauungserscheinungen 140
Lungenarterie 4, 11, 113
Lungenarterienhypertension 133
Lungenarterienkonus 92
Lungenbogen 133
Lungenfelder 113
Lungengefäße 140
Lungengefäße, Topographie 122
Lungengefäßbett 146, 156, 160
Lungengefäßnetz, Strukturveränderungen 162
Lungengefäßzeichnung 162
Lungenödem 133, 161
Lungenrinne 156
Lungensegmente 11, 115
Lungenstauung 81, 162
Lungenvenengruppe 4, 11, 113
Lungenvenen, Entleerung 64
Lungenvenenblut, Reservoir 80
Lungenwurzel 11, 113, 117
Lungenwurzel, „Köpfchen" 113 ff
Lungenwurzel, Schichtaufnahme 120
Lungenwurzel, Venogramm 128

Margo acutus 64
Margo obtusus 27, 44, 101
Mechanorezeptoren (Dehnungsrezeptoren) 111
Mediastinum 140
Mikrokoronarogramm 97, 103

mitrale Regurgitation 188
Mitralinsuffizienz 13, 61, 67, 78, 162, 188, 175
Mitralinsuffizienz, relative 61, 110
Mitralinsuffizienz, Verlagerung der Speiseröhre
    12
Mitralklappe 5, 23, 82
Mitralklappenschluß 64
Mitralschaden 11
Mitralsegel, aortales 57
Mitralsegel, murales 57
Mitralstenose 13, 60, 67, 77, 80, 106, 130, 138
Mitralstenose, frühe Diagnostik 132
Mittellappenvene 113
Mittellinkstyp 101
Mittelrechtstyp 101
Mittelschatten 152
Moderatorband 6, 33
Muskelbrücken 100
Muskelfasern, Verkürzungsgeschwindigkeit 183
Muskelfasersysteme 72
Muskelinsuffizienz, aktiv 141
Muskelmasse, linke Kammer 182
Myokard, bindegewebige Umwandlung 189
Myokard, Hypertrophie 176
Myokard, Blutversorgung 104
Myokardinfarkt 133
Myokardinfarkt, Computertomogramm 21
Myokard, ischämischer Bezirk 189
Myokard, Leistungsfähigkeit 111
Moykardschäden, Diagnostik 160
Myokardversorgung, kollaterale Wege 104
Myokard, funktioneller Zustand 175, 190
Myokard, Umstrukturierung 173

Niereninsuffizienz, Lungendurchblutung 162
Normaltyp 98
Normogramm, Körperoberfläche 171
Normostheniker 31

Oberlappenbronchus, links 146
Oberlappenbronchus, rechts 146
Ödem, interstitielles 160, 162
Öffnungszeit 57
Ösophagusvenen 132
Orthodiagraphie 165
orthostatische Probe 151
Ostium bulbi 6, 33, 35
Ostium venosum dextrum 45
Oszillogramm, integrales 72
overshoot 138, 144, 149

p.a.-Projektion 3
Papillarmuskel 5, 8, 25, 29, 30, 33, 44, 60, 81,
    85
Papillarmuskel, Achse 23
Papillarmuskel, Blutversorgung 103
Papillarmuskel, Fußpunkt des vorderen 189
Papillarmuskel, Verletzung 61

Papillarmuskelbewegung 188
Pars glabra 6
Pars sternalis, Zwerchfell 152
Pause, diastolische 48
Pause, systolische 48
„Pendelbewegungen" 182
Perfusionsdruck 106
Phase, atonische 139
Phase, enddiastolische 52
Phase, endsystolische 52
Phase, isovolumetrische 49, 64
Phasen, Herzzyklus 72
Phasendauer 76
Phasenfolge der Kammerverformung 41
Phlebogramm 124
Phonokardiographie 72
Photomultiplier 72
physiologischer Myokardzustand 190
„pincushion" 177, 179
Plan, raum-zeitlicher 34, 55
planimetrische Techniken 165
Pneumomediastinum 23
Potentialfeld 65
„preejection phase" 177
Preßdruck 135, 136
Pressorezeptoren 138
Prismatoid, Formel n. Simpson 168
Projektion, Aortenklappe 25
Projektion, linke seitliche 12 ff
Projektion, linkslateral 3
Projektion, p.a. 3
Projektion RAO 3
Projektion, schräge 27
Projektion, vordere 4
Projektionsverzerrung 168
pulmonaler Hochdruck 56, 124, 133, 139
pulmonaler Hochdruck, Frühstadien 133
pulmonaler Konus 6
pulmonales Segment 10
Pulmonalklappe 23, 24, 32
Pulmonalsegmente 10
Pulmonalstenose 39, 40, 41
Pulsationsamplitude 140
pulsatorische Bewegung des Herzens 81
punctum fixum 43
punctum mobile 43
Purkinje-Fasern 34
Pulscharakteristik 135
Pykniker 31

QRS-Komplex 47
„Quellpunkt" 34

Radionukleotidmethode 154
radioplastische Methode 167
RAO-Projektion 23
Rr. aortales 108
R. circumflexus 49, 90

R. descendens (intermedius) arteriae pulmonalis
    dextrae 114
R. diagonalis 49, 108
R. interventricularis anterior 49, 90, 108
R. interventricularis posterior 90, 108
R. marginalis 90, 108
R. medius arteriae pulmonalis 130
R. nodi sinoatrialis 108
R. septalis anterior 108
raum-zeitlicher Plan 34, 55
Recessus, Einflußbahn 41
Recessus costodiaphragmaticus 125
rechnerische Methoden 180
rechte Koronararterie 90
rechter Oberlappenbronchus 146
rechtes Herz, Regulatorfunktion 40
Rechts-Links-Shunt 137
Rechtsherzinsuffizienz 132
Rechtshypertrophie 182
Rechtstyp 98, 101
reflektorische Tachykardien 176
Reflexsysteme 151
Referenzsystem, fixiertes 182
Referenzsystem, schwimmendes 181
Regelmechanismen 151
Regulatorfunktion, rechtes Herz 40
Regurgitation 184
Reizleitungssystem 33
Reizleitungssystem, funktioneller Zustand 175
relative Mitralinsuffizienz 61
Relaxation 136, 137, 145
Restblut 3, 35, 37, 48, 54, 56, 67, 77, 78, 141,
    161
Retrokardialraum 23
retrosternaler Raum 12
Rezessus, Einflußbahn 35
Röntgenkinematographie 41, 65
Röntgenkymographie 65, 70
Röntgenkymogramm, gedehnt 72
Röntgenphysiologie der Koronargefäße 104
Rotationsbewegung des Herzens 66
Rückenlage 154
Rückpendeln des Restbluts 78
Rückstrom, venöser 64
Rundschatten 139

Sauerstoffsättigung 138
Sauerstoffverbrauch, myokardial 109, 110
Saug- und Druckpumpe 39
Saugwirkung, systolische 43
Sagittaldurchmesser des linken Vorhofs 18
Schattendifferenz 130
Schenkelblock 66
Schereffekt 106
Schlagvolumen 3, 77, 80, 154, 155, 180
Schlagvolumen, Berechnung 41
Schlagvolumen, unterschiedlich re-li 78
Shunt 79, 106

Segment, pulmonales 10
Segmentarterien 11, 113, 116
selektives Koronarogramm 55, 105
semiselektive Methode 89
Septum, Verlagerung 18
Septum aorticomitrale 61
Septumdefekt 137, 140
Serienangiokardiogramm 2, 48
Sinus aortae 52
Sinus coronarius cordis 98, 99
Sinus phrenicocostalis 125
Sinus Valsalvae aortae 89
Sinushorn, rudimentäres linkes 99
Sinusknoten 91
Sinusknotenarterie 105
Speiseröhre, Verlagerung 12, 14
Stammbronchus 146
Stauungserscheinungen 2, 140
stereometrische Methoden 168
Streustrahlenblende 2
supravalvuläre Aortenstenose 103
suprapapillärer Raum 85
Sympathikotonus 138, 151
Synergie 188
System der kleinen Gipfel 185
Systole 56
systolische Auswurffraktion 79
systolische Bewegung, Ventilebene 44, 61
systolische Pause 48
systolische Saugwirkung 43
systolischer Koronarfluß 109
systolisches Herzvolumen 79
systolisches Restblut 56, 141
Szintigramme 155

Tachykardie 80
Tawara-Schenkel 33
Teleröntgenogramm 2, 166
Tetralogie (Fallot) 103
Thermosonde 111
Thoraxübersichtsaufnahme 162
Tomogramm 120, 144
Tomogramm, Lunge 125
Tomogramm, seitliches 133
Tomogramm, vertikales 128
Topographie der Herzvenen 99
Topographie der Koronararterien 89
Trabecula septomarginalis 33
Trabeculae carneae 48
Trabekel 6
Transposition der großen Gefäße 103
transseptale Punktion 18, 19, 178
Trikuspidalebene, Bewegung 77
Trikuspidalinsuffizienz 132
Trikuspidalklappe 5, 23, 31
Trikuspidalklappe, Verlagerung 76
Trikuspidalklappenring, Beweglichkeit 40
Tropfenherz 93

Truncus anterior 113
Truncus brachiocephalicus 96
Truncus pulmonalis 4, 6, 11, 24, 32, 133
tubuläres (T-) System 104
Türflügelphänomen 40
T-Zacke 70

Übersichtsröntgenaufnahme 117, 143
Umformungsphase 35
Umgehungskreislauf 99

Valsalva-Effekt 9, 165
Valsalva-Probe 135
Valsalva/Weber 135
Valvula Thebesii 99
valvuläre Chorden 57
Valvula sinus coronarii 98
Vascular pedicle 9, 166
Vasa vasorum 97
Vaskularisationstyp 101
V. azygos 9, 24, 130, 161
V. brachiocephalica 32
V. cava superior 114
V. cordis magna 90, 99
V. cordis media 98
V. cordis parva 90, 98
V. lobi superioris 114
V. marginalis 99
V. obliqua (Marshalli) 99
V. pulmonalis superior sinistra 122
Venen, intersegmental 128
Venendurchmesser 130
Venengruppe, untere 113
Venenzustand, Bewertung 132
venöser Index 132
venöse Kollektoren 146
venöser Rückstrom 64
venöser Sinus 119
venöse Stauung 133
Venogramm, rechte Lunge 127, 128
Venographie im Bauchraum 149
Ventilebene 12, 35, 43, 48, 61, 85, 172
Ventilebene, Hub 39
Ventilebene, systolische Bewegung 44
Ventilebene, Verlagerung 37, 77, 86, 108
Ventrikel, rechter 5
Ventrikeldruck 106
Ventrikelkontraktion, kinematographische
Analyse 73
Verharrungszeit 35, 37, 76
Verkleinerung der Einflußbahn 64
Verkleinerung des Herzens, orthostatische 154
Verlagerung der Kammerscheidewand 31
Verlagerung der Speiseröhre 14
Verlagerung der Trikuspidalklappe 76
Verlaufskontrolle, röntgenologische 15
Versorgungstypen der Koronararterien 98, 101
video substraction angiography 186

vis a tergo   37
Visenius-Klappe   99
Visenius-Ring   29, 90, 92
Volumen, enddiastolisches   180
Volumenbestimmung   169
Volumenformel   180
Volumenüberlastung   31, 78, 161
vorderer Papillarmuskel   84
Vorhof, linker   7
Vorhof, linker, Projektion   18
Vorhof, Vergrößerung des rechten   32
Vorhofdilatation bei Linksinsuffizienz   163
Vorhofdilatation bei Ödemzeichen   163
Vorhofdruck, Senkung   40
Vorhofflimmern   80
Vorhof-Kammer-Scheidewand, funktionelle   43

Vorhofkontraktion   57, 60, 80
Vorhofscheidewand   18
Vortex   47, 60, 61, 67

Wägemethode   179
Wandspannung   66
Windkesselwirkung der Aorta   105
Wirbelbildung   57
Wurzelfasern, apikale   46

Zeitlupenuntersuchung   81
zirkulierende Blutmenge   136, 154
zirkulatorische Blutmenge, Verminderung   138
Zone, hypokinetische   23
Zone des „Kreuzes"   108
Zwerchfellstand   31, 162

Errata

Seite	Spalte	Zeile	anstelle von	muß es heißen
23	linke	12 v.o.	im vorderen Drittel	im mittleren Drittel
55	linke	3 v.u.	nach 18 ms	nach 13 ms
65	rechte	8 v.u.	horizontal zum	horizontal vom
94		Legende zu Abb. 61	in RAO-Projektion (1) und LAO-Projektion (2)	in RAO-Projektion (2) und LAO-Projektion (1)
132		Legende zu Abb. 85	*7* Pars infrasegmentalis	*7* V. basalis inferior; zusätzlich: *10* Pars infrasegmentalis
132	rechte	12 v.u.	Beziehung 1+3/5+6	Beziehung 1+3/6+7
146	linke	15 v.u.	(Abb. 89)	(Abb. 90)
161	linke	24 v.o.	ihrer Längenausdehnung	ihrem Längsdurchmesser
161	linke	25 v.o.	der Durchmesser	der Querdurchmesser
162	linke	7/6 v.u.	Neben dem interstiellen Ödem kommt es zu einer alveolären Verengung.	Neben dem interstitiellen kommt es zu einem alveolären Ödem.
166		Legende zu Abb. 97	*8* horizontaler Durchmesser; *9* basaler Durchmesser	*8* basaler Durchmesser; *9* horizontaler Durchmesser
167	linke	12 v.o.	4) *der mittlere Durchmesser*	4) *der basale Durchmesser*
167	linke	23 v.o.	der Ellipse	der Ellipsoid

<u>Abbildungen in geänderter Fassung:</u>

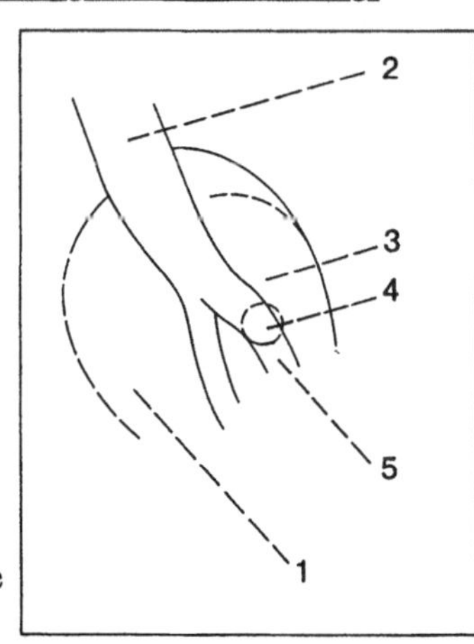

Abb. 76 b
unten/Mitte
(Seite 123)

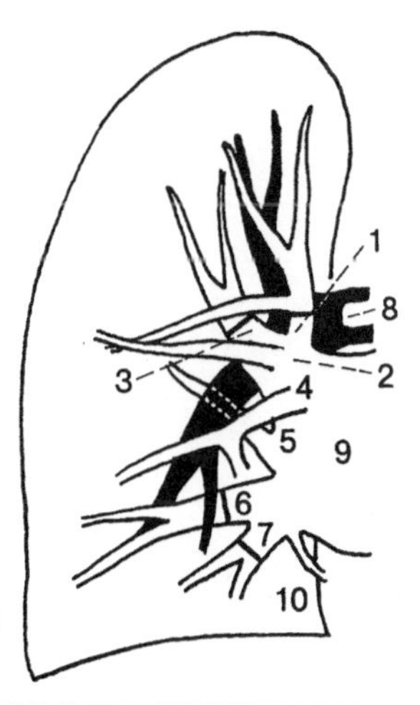

Abb. 85
(Seite 132)